A. Wiater, G. Lehmkuhl, D. Alfer
Praxishandbuch Kinderschlaf

Alfred Wiater, Gerd Lehmkuhl, Dirk Alfer

Praxishandbuch Kinderschlaf

Grundlagen, Diagnostik, Therapie

1. Auflage

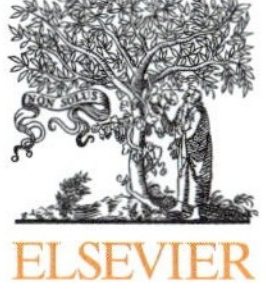

Elsevier GmbH, Hackerbrücke 6, 80335 München, Deutschland
Wir freuen uns über Ihr Feedback und Ihre Anregungen an books.cs.muc@elsevier.com

ISBN 978-3-437-23441-5
eISBN 978-3-437-09755-3

1. Auflage 2020

Wichtiger Hinweis für den Benutzer
Ärzte/Praktiker und Forscher müssen sich bei der Bewertung und Anwendung aller hier beschriebenen Informationen, Methoden, Wirkstoffe oder Experimente stets auf ihre eigenen Erfahrungen und Kenntnisse verlassen. Bedingt durch den schnellen Wissenszuwachs insbesondere in den medizinischen Wissenschaften sollte eine unabhängige Überprüfung von Diagnosen und Arzneimitteldosierungen erfolgen. Im größtmöglichen Umfang des Gesetzes wird von Elsevier, den Autoren, Redakteuren oder Beitragenden keinerlei Haftung in Bezug auf jegliche Verletzung und/oder Schäden an Personen oder Eigentum, im Rahmen von Produkthaftung, Fahrlässigkeit oder anderweitig, übernommen. Dies gilt gleichermaßen für jegliche Anwendung oder Bedienung der in diesem Werk aufgeführten Methoden, Produkte, Anweisungen oder Konzepte.

Für die Vollständigkeit und Auswahl der aufgeführten Medikamente übernimmt der Verlag keine Gewähr.
Geschützte Warennamen (Warenzeichen) werden in der Regel besonders kenntlich gemacht (®). Aus dem Fehlen eines solchen Hinweises kann jedoch nicht automatisch geschlossen werden, dass es sich um einen freien Warennamen handelt.

Bibliografische Information der Deutschen Nationalbibliothek
Die Deutsche Nationalbibliothek verzeichnet diese Publikation in der Deutschen Nationalbibliografie; detaillierte bibliografische Daten sind im Internet über https://www.dnb.de abrufbar.

20 21 22 23 24 5 4 3 2 1

Um den Textfluss nicht zu stören, wurde bei Patienten und Berufsbezeichnungen die grammatikalisch maskuline Form gewählt. Selbstverständlich sind in diesen Fällen immer alle Geschlechter gemeint.

Planung: Ursula Jahn
Projektmanagement: Cornelia von Saint Paul
Redaktion: Dr. Antje Kronenberg, Gronau (Westf.)
Bildredaktion und Rechteklärung: Elisabeth Pilhofer, München
Herstellung: Dietmar Radünz, Leipzig
Satz: Thomson Digital Noida/Indien
Druck und Bindung: Drukarnia Dimograf Sp. z o. o., Bielsko-Biała/Polen;
Umschlaggestaltung: SpieszDesign, Neu-Ulm
Titelfotografie: Colourbox.de; M. von Saint Paul (mittleres Bild)

Aktuelle Informationen finden Sie im Internet unter **www.elsevier.de.**

Vorwort

Schlafstörungen haben in der kinder- und jugendärztlichen, kinder- und jugendpsychiatrischen/-psychotherapeutischen und psychologischen Praxis eine zunehmende Relevanz. Auch im Bereich der Allgemeinmedizin und in der internistischen Praxis sind Schlafstörungen, insbesondere bei Jugendlichen, ein bedeutsames Thema. Als eine Folge der Digitalisierung sind immer mehr Kinder und Jugendliche von Schlafstörungen betroffen, die mit der Nutzung elektronischer Medien zusammenhängen. Schlafstörungen wirken sich nicht nur unmittelbar auf die Betroffenen aus, sondern sie beeinträchtigen häufig das gesamte familiäre Beziehungsgefüge. Hinzu kommt, dass sie auch bei Kindern und Jugendlichen einen hohen Chronifizierungsgrad aufweisen und zu organischen und psychischen Folgeproblemen führen können. Konzentration, Ausdauer und Lernvermögen sind ebenfalls betroffen.

Aufgrund der komplexen Problematik und des großen Zeitaufwands, den spezielle Untersuchungen und Beratungen im Zusammenhang mit Schlafstörungen erfordern, wird einerseits das Thema Schlaf in der kindermedizinischen Praxisroutine häufig vermieden und nicht ausreichend beachtet.

Andererseits fordern die hohe Prävalenz von Schlafstörungen und die Verflechtung mit einer Fülle anderer Symptome und Erkrankungen die Kinder- und Jugendmediziner und Psychotherapeuten zunehmend heraus. Die Beschäftigung mit dem Schlaf wird immer mehr zu einem Kernthema in der kindermedizinischen Praxis.

Wenn wir uns dem verschließen, laufen wir Gefahr, der umfassenden kindermedizinischen Versorgung nicht mehr gerecht werden zu können. Für Eltern, Kinder und Jugendliche ist der niedergelassene Arzt für Kinder- und Jugendmedizin die erste Anlaufstelle bei Schlafstörungen, sodass er über entsprechende Kompetenzen verfügen sollte. Je mehr wir uns mit der Schlafthematik beschäftigen, umso wichtiger wird es, physiologische und pathophysiologische Zusammenhänge zu kennen, die unserem Anspruch der ganzheitlichen und vielfältigen Arbeit in der kinder- und jugendmedizinischen Praxis entsprechen.

Für die Kinderschlafmedizin bedeutet dies, dass nahezu alle pädiatrischen Subdisziplinen einen Bezug zum Kinderschlaf aufweisen. So wie der niedergelassene Kinder- und Jugendmediziner hinreichende Kenntnisse aus den kindermedizinischen Subdisziplinen erworben haben sollte, um sich als Allroundspezialist für Kinder qualifizieren zu können, so sollte die Kinderschlafmedizin integraler Bestandteil der Allgemeinpädiatrie sein.

Da die Kinderschlafmedizin in Deutschland ein junges Fach ist mit erst 30-jährigem Verlauf, haben sich kinderschlafmedizinische Themen bisher nur unzureichend in Studium und Facharztweiterbildung etabliert. Infolge der aktuellen schlafmedizinischen Herausforderungen in der kinder- und jugendmedizinischen Praxis ist insofern eine Lücke entstanden zwischen Basiswissen einerseits und Praxisanforderungen andererseits.

Diese Lücke soll durch unser Praxishandbuch Kinderschlaf geschlossen werden. Die Autoren weisen langjährige klinische und wissenschaftliche Erfahrungen in der Kinderschlafmedizin und in der Umsetzung von medizinischem Fachwissen in praxisrelevante Fortbildungsinhalte auf. Sowohl die organisch als auch die psychisch bedingten Schlafstörungen werden beschrieben, einschließlich möglicher Interdependenzen.

Dabei ist die Wissensvermittlung so angelegt, dass eine rasche Orientierung in der Praxis möglich ist und für die Praxisroutine diagnostische Maßnahmen und therapeutische Strategien mit vertretbarem Zeitaufwand eingeleitet und durchgeführt werden können. Entscheidend ist, dass in der kinder- und jugendmedizinischen Praxis Schlafstörungen erkannt werden und die Patientinnen und Patienten unverzüglich der adäquaten Diagnostik und Therapie zugeführt werden. Dabei sollen die Aufgaben in der Praxis keineswegs das Spektrum eines schlafmedizinischen Zentrums abbilden. Das Praxishandbuch soll dabei helfen, für die betroffenen Kinder und Jugendlichen und ihre Eltern als kompetenter erster Ansprechpartner zur Verfügung zu stehen.

Die Gliederung des Praxishandbuchs ist bewusst nicht als Auflistung unterschiedlicher Krankheitsbilder vorgenommen worden. Vielmehr wurde eine altersbezogene Gliederung gewählt, in der die in der jeweiligen Altersgruppe relevanten Störungen sowohl aus kinder- und jugendärztlicher als auch aus kinder- und jugendpsychiatrischer Sicht besprochen werden. Die altersbezogene Gliederung wird auch der Tatsache gerecht, dass viele Krankheitsbilder sich unterschiedlich darstellen, je nachdem, in welchem Alter und Entwicklungsstatus des Kindes oder Jugendlichen sie auftreten.

Das differenzialdiagnostische Spektrum umfasst jeweils Krankheitsbilder und Störungen, die Folgen für den Schlaf haben, ohne als Schlafstörungen zu gelten. Die schlafmedizinischen Krankheitsbilder und Störungen beinhalten die für das jeweilige Alter besonders relevanten Schlafstörungen sowie psychische Störungen, bei denen die Schlafproblematik besonders ausgeprägt ist.

Die altersbezogene Gliederung ermöglicht einen zielgerichteten Einblick in die jeweiligen praxisrelevanten Fragestellungen, wenn Kinder oder Jugendliche in der Praxis vorstellig werden, ohne sogleich alle Aspekte der Kinderschlafmedizin überblicken zu müssen.

Das Praxishandbuch richtet sich an die Kolleginnen und Kollegen aus der Kinder- und Jugendmedizin, der Kinder- und Jugendpsychiatrie und -psychologie sowie an Kinder- und Jugendlichen-Psychotherapeuten aus anderen Fachgebieten. Es enthält zielführende Informationen auch für Kolleginnen und Kollegen aus den Bereichen Allgemeinmedizin, HNO, Innere Medizin, Kieferorthopädie und Zahnmedizin, die schlafgestörte Kinder und Jugendliche betreuen.

Das Autorenteam hofft, Ihnen durch das Praxishandbuch die tägliche kinder- und jugendmedizinische Arbeit zu erleichtern und dazu beizutragen, die schlafmedizinische Versorgung unserer Kinder und Jugendlichen zu verbessern.

Köln, im Sommer 2020

Dr. Alfred Wiater
Prof. Dr. Gerd Lehmkuhl
Dr. Dirk Alfer

Adressen

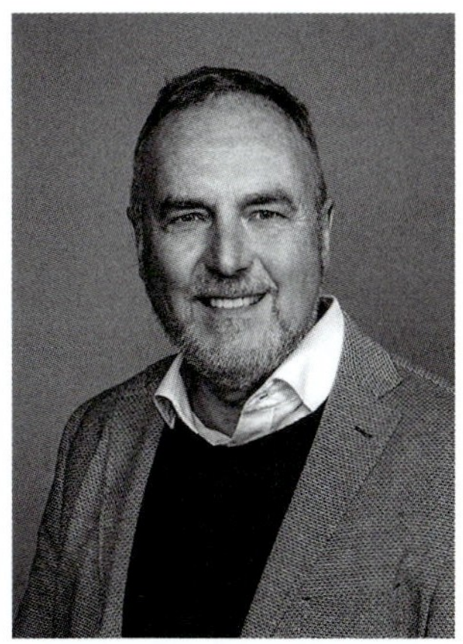

Dr. med. Alfred Wiater
Kinder- und Jugendarzt/Schlafmedizin
ehem. Chefarzt und Ärztl. Direktor am Krankenhaus Porz am Rhein in Köln
Vorsitzender der Deutschen Gesellschaft für Schlafforschung und Schlafmedizin (DGSM) 2012–2018
Große Neugasse 6
50667 Köln

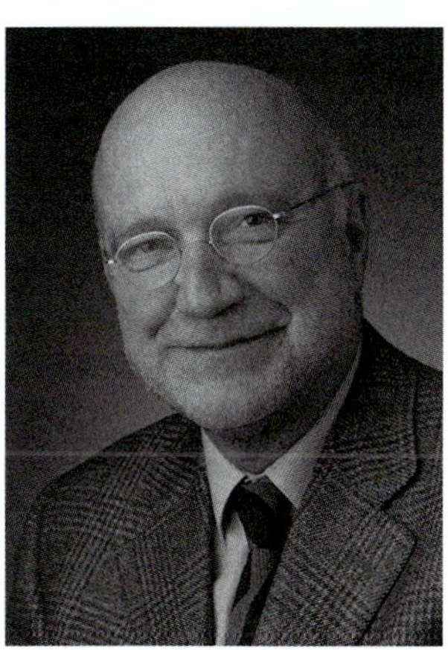

Prof. em. Dr. med. Dipl.-Psych. Gerd Lehmkuhl
Arzt für Neurologie und Psychiatrie, Kinder- und Jugendpsychiatrie und Psychotherapie
Klinik und Poliklinik für Psychiatrie, Psychosomatik und Psychotherapie des Kindes- und Jugendalters
der Universität zu Köln
Robert-Koch-Str. 10
50931 Köln

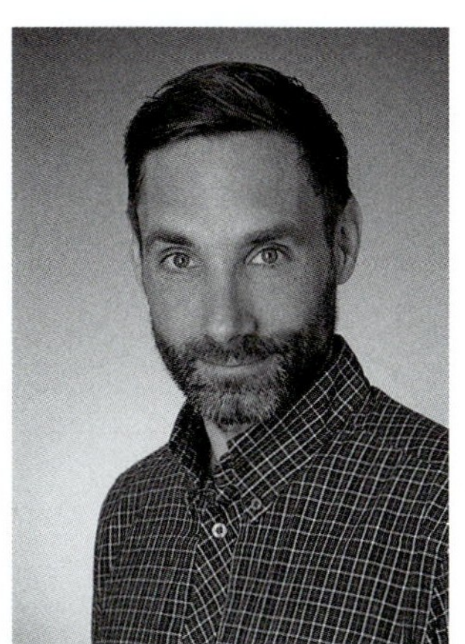

Dr. med. Dipl.-Psych. Dirk Alfer
Kinder- und Jugendarzt, Kinder- und Jugendpsychiater
Klinik und Poliklinik für Psychiatrie, Psychosomatik und Psychotherapie des Kindes- und Jugendalters
Universitätsklinik Köln
Robert-Koch-Str. 10
50931 Köln

Danksagung

Dank an Dr. med. Anna Wings, Kinder- und Jugendärztin, Ärztliche Redakteurin bei AMBOSS GmbH, für ihre konstruktive Mitarbeit und an Dr. Sandra Overmann, Kinder- und Jugendärztin / Schlafmedizin, Leiterin des Schlafmedizinischen Zentrums der Kinderklinik Köln-Porz, für die kritische Durchsicht des Manuskriptes.

Köln, im Sommer 2020

Dr. Alfred Wiater
Prof. Dr. Gerd Lehmkuhl
Dr. Dirk Alfer

Benutzerhinweise

MERKE

Wichtige Hinweise oder Aussagen

CAVE

Bitte unbedingt beachten

Fallbeispiel

Fallbeispiele aus der Praxis

Abkürzungen

ADHS	Aufmerksamkeitsdefizit-/Hyperaktivitätsstörung
AHI	Apnoe-Hypopnoe-Index
ALTE	Apparent Life-Threatening Event
ANF	atrialer natriuretischer Faktor
AS	Active Sleep
BfArM	Bundesinstitut für Arzneimittel und Medizinprodukte
BiPAP	Bilevel Positive Airway Pressure
BNS	Blitz-Nick-Salaam
BVKJ	Berufsverband der Kinder- und Jugendärzte e. V.
BZgA	Bundeszentrale für gesundheitliche Aufklärung
CCHS	kongenitales zentrales alveoläres Hypoventilationssyndrom
CCT	kraniale Computertomografie
CO_2	Kohlendioxid
CPAP	Continuous Positive Airway Pressure
CSC	Kinderschlafcomic
CSHQ-DE	Children's Sleep Habits Questionnaire, deutsche Version
CSWS	Continuous Spikes and Slow-Waves during Slow Sleep
DAKJ	Deutsche Akademie für Kinder- und Jugendmedizin e. V.
DGAAP	Deutsche Gesellschaft für Ambulante Allgemeine Pädiatrie e. V.
DGKJ	Deutsche Gesellschaft für Kinder- und Jugendmedizin e. V.
DGSPJ	Deutsche Gesellschaft für Sozialpädiatrie und Jugendmedizin e. V.
DLMO	Dim Light Melatonin Onset
D-MEQ	deutsche Fassung des Morningness-Eveningness-Questionnaire
EBV	Ebstein-Barr-Virus
ECoG	Elektrocortikogramm
EEG	Elektroenzephalografie
EKG	Elektrokardiogramm
EMG	Elektromyogramm
EOG	Elektrookulogramm
ESS-K	Epworth Sleepiness Scale Kind
FASD	Fetal Alcohol Spectrum Disorder
FSK	Fragebogen zur Sozialen Kommunikation
HLA	Human Leukocyte Antigen
HNO	Hals-, Nasen-, Ohren
ICSD	International Classification of Sleep Disorders
IS	indeterminierter oder intermediärer Schlaf
KG	Körpergewicht
KiSS	Therapeutenmanual für Kinder mit Schlafstörungen
KVT-I	Kognitive Verhaltenstherapie für Insomnie
M.	Musculus
MBAS	Marburger Beurteilungsskala
MCTQ	Munich Chronotype Questionnaire
MRT	Magnetresonanztomografie
MSLT	Multipler Schlaf-Latenz-Test
MWT	Maintenance of Wakefulness Test
N.	Nervus
NIV	nichtinvasive Beatmung
NO	Stickoxid
NPARM	Nicht-Polyalanin-Repeat-Mutationen
NREM-Schlaf	Schlaf ohne Rapid-Eye-Movement
oAHI	obstruktiver Apnoe-Hypopnoe-Index
OSA	obstruktive Schlafapnoe
PARM	Polyalanin-Repeat-Mutation
PG	Polygrafie
PLMS	Periodic Limb Movements in Sleep
pO_2	Sauerstoffpartialdruck
PSG	Polysomnografie
PSQ-DE	Pediatric Sleep Questionnaire, deutsche Version
PTBS	posttraumatische Belastungsstörung
QS	Quiet Sleep
REM-Schlaf	Rapid-Eye-Movement-Schlaf
RLS	Restless-Legs-Syndrom
RR	(Blutdruckmessung nach) Riva Rocci
SaO_2	Sauerstoffsättigung
SDQ	Strengths and Difficulties Questionnaire
SDSC	Sleep Disturbance Scale
SID	Sudden Infant Death
SI-KJ	Schlafinventar für Kinder und Jugendliche
SOREM	Sleep-Onset-REM-Phasen
SRS	Skala zur Erfassung Sozialer Reaktivität
SSR-DE	Sleep Self Report, deutsche Version
SSRI	selektiver Serotoninwiederaufnahmehemmer

Inhaltsverzeichnis

Fragebögen und weitere nützliche Zusatzmaterialien (wie z. B. Videos) finden Sie auch online. Mit dem Code vorne auf der Innenseite des Buches haben Sie Zugriff darauf.

Abbildungsnachweis

Der Verweis auf die jeweilige Abbildungsquelle befindet sich bei allen Abbildungen im Werk am Ende des Legendentextes in eckigen Klammern. Alle nicht besonders gekennzeichneten Grafiken und Abbildungen © Elsevier GmbH, München.

G849 Fricke, L./Lehmkuhl, G.: Schlafstörungen im Kindes- und Jugendalter. Hogrefe, 1. Aufl. 2006.

H053-003 Roenneberg, T./et al.: Epidemiology of the human circadian clock. In: Sleep Medicine Reviews. Volume 11, Issue 6, Pages 429-438. Elsevier, December 2007.

H111-001 Roenneberg, T./et al.: Chronotype and Social Jetlag: A (Self-) Critical Review. In: Biology. Volume 8, Issue 54. MDPI, July 2019.

J787 Colourbox.com.

L157 Susanne Adler, Lübeck.

L231 Stefan Dangl, München.

P617 Dr. med. Alfred Wiater, Köln.

KAPITEL

1 Besonderheiten des Kinderschlafes

Alfred Wiater

Die Fortschritte der Schlafforschung und Schlafmedizin haben unmittelbare Auswirkungen auf die Betreuung von schlafgestörten Kindern und Jugendlichen in der Praxis. Voraussetzung dafür ist die hinreichende Kenntnis der besonderen Charakteristika des Schlafes bei Kindern. Vor der konkreten Zuordnung zu den einzelnen Altersabschnitten soll deshalb im Folgenden zusammenfassend auf die im Kindes- und Jugendalter spezifischen physiologischen Abläufe hingewiesen und die Unterschiede zum Schlaf bei Erwachsenen verdeutlicht werden.

Betrachtet man die Aufteilung in REM(Rapid-Eye-Movement)-Schlaf, im frühen Säuglingsalter als aktiver Schlaf bezeichnet, und in NonREM-Schlaf, im frühen Säuglingsalter als ruhiger Schlaf bezeichnet, so fällt auf, dass beide Komponenten im Säuglingsalter gleich ausgeprägt sind. Im späteren Lebensalter nimmt der REM-Schlaf kontinuierlich ab bis auf einen Anteil von noch etwa 20 % der Gesamtschlafzeit (➤ Abb. 1.1). Der hohe REM-Schlafanteil bei Säuglingen legte nahe, zu vermuten, dass der REM-Schlaf die ontogenetisch früheste Form des Schlafes ist. Tierexperimentelle Untersuchungen haben jedoch inzwischen ergeben, dass die frühesten Merkmale des Schlafes in der vorgeburtlichen Entwicklung dem ruhigen Schlaf zuzuordnen sind und erst einige Zeit später von der REM-Schlafaktivität gefolgt werden.

Es stellt sich dennoch die Frage, wieso der REM-Schlaf in der frühkindlichen Entwicklung besonders ausgeprägt ist. Nach dem derzeitigen wissenschaftlichen Stand hängt das am ehesten damit zusammen, dass der **REM-Schlaf grundlegende Bedeutung für die Entwicklung neuronaler Netzwerke hat.** Dafür ist die Synapsenbildung ein wesentliches Kriterium. Wenn man bedenkt, dass zum Zeitpunkt der Geburt pro Neuron durchschnittlich 2 500 Synapsen vorhanden sind, bei Kleinkindern bereits 15 000 und die Zahl der synaptischen Verbindungen im frühen Kindesalter doppelt so

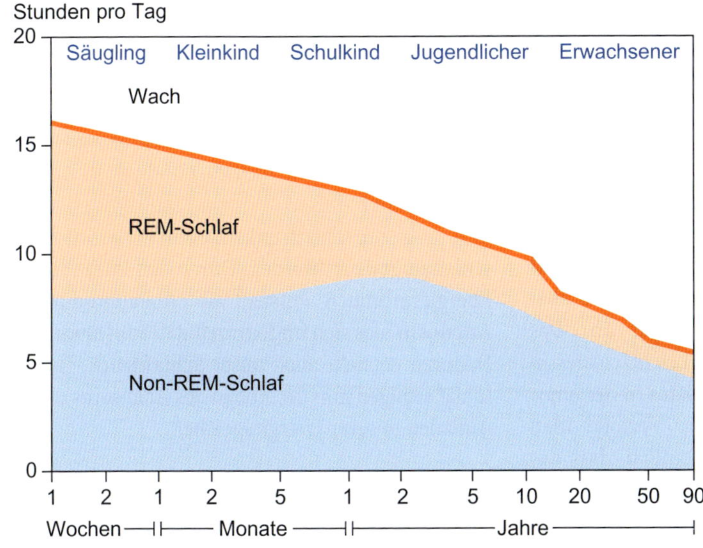

Abb. 1.1 Schlafentwicklung mit dem Lebensalter [L231]

hoch sein kann wie bei Erwachsenen, wird der hohe REM-Schlafanteil im Kindesalter nachvollziehbar. Offensichtlich bauen wir während der Kindheit deutlich mehr Synapsen auf als wir brauchen, um ein genügend hohes Anpassungs- und Lernpotenzial zu haben. Die überflüssigen oder nicht mehr benötigten neuronalen Verbindungen werden dann im weiteren Lebensalter deaktiviert.

MERKE

REM-Schlaf fördert im frühen Kindesalter die Bildung neuronaler Netzwerkstrukturen.

Im Zusammenhang mit den frühkindlichen Lernfunktionen ist auch die erhöhte Gesamtschlafdauer bei Kindern im Vergleich zu Erwachsenen erklärbar. **Denn im Schlaf findet die Gedächtniskonsolidierung statt.** Und die ist im Kindesalter in besonderem Maße erforderlich wegen der enormen Lernvorgänge, die sich in dieser Entwicklungsphase abspielen (müssen). Während der **REM-Schlaf** insbesondere die **emotionale Gedächtnisbildung** ermöglicht, wird innerhalb des NonREM-Schlafes dem **Leichtschlaf** eher das **deklarative Gedächtnis,** also das Faktenlernen, zugeordnet und dem **Tiefschlaf** möglicherweise das **Erlernen von automatisierten Prozeduren,** wie z. B. Gehen, Fahrradfahren, Tanzen etc. Allerdings ist gerade für das prozedurale Lernen der Übergang vom Tiefschlaf in den REM-Schlaf mit entscheidend, sodass man einzelne Gedächtnisfunktionen nicht eindeutig einem spezifischen Schlafstadium zuordnen kann.

Sieht man die Gedächtniskonsolidierung im Zusammenhang mit dem **Träumen,** so könnten Träume den Zuordnungsversuch von aktuell Erlebtem oder zu Erlernendem zu bereits abgespeicherten Inhalten widerspiegeln, quasi als Konstrukte im Verlauf von Abspeicherungsvorgängen. **Bezeichnenderweise spielen sich die emotional geprägten Träume im REM-Schlaf und die abstrakten Träume im NonREM-Schlaf ab.** Das korreliert mit den Funktionen des Leichtschlafes in der deklarativen und des REM-Schlafes in der emotionalen Gedächtniskonsolidierung. Verfolgt man diese Hypothese weiter, so wird deutlich, dass das Träumen schon bei jungen Säuglingen von Bedeutung ist. Da die Schlafzyklen, also die Abfolge von Leichtschlaf und Tiefschlaf (NonREM-Schlaf) und REM-Schlaf, bei Säuglingen mit ca. 45 min wesentlich kürzer sind als bei Erwachsenen und in den ersten Lebensmonaten ein Erwachen aus dem aktiven (REM-)Schlaf häufiger vorkommt als aus dem ruhigen (NonREM-)Schlaf, ist es verständlich, dass Säuglinge normalerweise nach Ablauf eines Schlafzyklus kurz aufwachen, um anschließend ungestört weiterschlafen zu wollen. Erst im späteren Kindesalter passt sich die Dauer eines Schlafzyklus der bei Erwachsenen an, die bei circa 90 Min. liegt.

MERKE

Im Schlaf findet die Gedächtniskonsolidierung statt.

Der hohe REM-Schlafanteil in der frühen Kindheit hat noch eine weitere schlafmedizinische Bedeutung. Im **REM-Schlaf** ist der Tonus unserer Skelettmuskulatur gleich Null. Das heißt, wir können uns nicht willkürlich bewegen. Grund für diesen physiologischen Zustand ist, dass dadurch verhindert wird, dass wir unsere Träume ausagieren. Da auch die Tonisierung der oberen Atemwegsmuskulatur betroffen ist, kann es eher zu einem Kollabieren der Schlundmuskulatur kommen. Dadurch wird der Atemwegswiderstand erhöht und ebenso das Risiko für **schlafbezogene Atmungsstörungen.**

Bezogen auf den **Tiefschlaf** ist besonders im Kindesalter von Bedeutung, dass in diesem Schlafstadium das **Wachstumshormon** ausgeschüttet wird, d. h., dass adäquater Schlaf Voraussetzung für das Körperwachstum ist. Ansonsten findet im Tiefschlaf insbesondere die **energetische Erneuerung** unseres Organismus statt. Deshalb ist in diesem Schlafstadium auch unsere homöostatische Regulation auf lebenswichtige Faktoren wie die Sauerstoff-, CO_2- und pH-Homöostase reduziert. Wir sind schwerer erweckbar bzw. reagieren schlaftrunken, wenn wir aus dem Tiefschlaf aufgeweckt werden. Durch den intrazellulären Energieverbrauch entsteht als Abbauprodukt das **Adenosin,** das sich im Extrazellulärraum ansammelt. Dadurch entsteht auch unser **Schlafdruck.** Im Tiefschlaf erfolgen nun der Abbau des Adenosins und das Aufladen unserer Energiespeicher.

MERKE

Der Tiefschlaf dient insbesondere der energetischen Erneuerung.

Auch die **Schlafregulation** im frühen Kindesalter unterscheidet sich von der im späteren Lebensalter.

MERKE

Grundsätzlich wird das Schlaf-wach-Verhalten durch zwei Komponenten bestimmt: die Schlafhomöostase und die innere Uhr.

Schlafhomöostase besagt, vereinfacht ausgedrückt, je länger wir wach sind, umso müder werden wir, umso höher wird unser Schlafdruck und umso mehr Tiefschlaf folgt darauf. Unsere innere Uhr, in den Nuclei suprachiasmatici im Hypothalamus unmittelbar über dem Chiasma opticum lokalisiert, bestimmt unseren zirkadianen Rhythmus. Sie wird synchronisiert auf den 24-Stunden-Tag-Nacht-Wechsel durch sogenannte äußere Zeitgeber, von denen das Licht der wichtigste ist. Nachdem es im Mutterleib dunkel ist, machen Babys ihre ersten Lichterfahrungen erst bei der Geburt. Es dauert jedoch danach noch einige Monate, bis sich das Licht als wichtigster äußerer Zeitgeber auswirken kann. Deshalb haben die Säuglinge in den ersten Lebensmonaten einen polyphasischen Schlaf-wach-Rhythmus, unabhängig vom Tageslichtwechsel. Erst wenn die Melanopsin produzierenden retinalen Ganglienzellen Lichtimpulse aufnehmen und weiterleiten können, wirkt sich die **blaue Lichtkomponente des natürlichen Lichtspektrums als wachfördernd aus; die Dunkelheit fördert die Melatoninausschüttung** aus der Epiphyse als Signal des Einschlafens.

Die Kenntnisse über den Einfluss des Lichtes auf unseren Schlaf-wach-Rhythmus haben dazu geführt, insbesondere die Bedeutung der Blaulichtkomponente des natürlichen Lichtspektrums, die am frühen Morgen am ausgeprägtesten ist, hervorzuheben. Blaues Licht führt nämlich u. a. dazu, dass der Neurotransmitter Serotonin ausgeschüttet wird, der für unser tägliches Wohlbefinden von Bedeutung ist. **Serotonin ist aber auch das Substrat für die Melatoninsynthese in der Epiphyse.** Untersuchungen zur Lichthistorie konnten so zeigen, dass Menschen, die tagsüber unzureichend dem Tageslicht ausgesetzt sind, in erhöhtem Maße Schlafstörungen haben können. Andererseits blockiert blaues Licht abends die Melatoninausschüttung und verzögert dadurch das Einschlafen. In diesem Zusammenhang sind insbesondere die blaues Licht emittierenden digitalen Geräte von Bedeutung, die bereits von Kindern und insbesondere Jugendlichen auch abends und nachts genutzt werden. Die die Melatoninausschüttung unterdrückende Wirkung von blauem Licht hält auch noch eine Viertelstunde nach Ausschalten des Gerätes an.

MERKE

Tageslicht am Morgen fördert die Serotoninausschüttung. Serotonin ist Substrat für die Melatoninsynthese bei Dunkelheit.

Unsere innere Uhr steuert nicht nur unseren Schlaf-wach-Rhythmus, sie bedingt auch im Tagesverlauf, dass wir immer mal wieder wacher und immer mal wieder müder sind. So ist die Müdigkeit um die Mittagszeit nicht nur Folge der Nahrungsaufnahme, sondern auch durch unsere innere Uhr gesteuert. **Unsere innere Uhr gibt überdies vor, ob wir Kurz- oder Langschläfer und ob wir Früh- oder Spättyp sind.** Diese Charakteristika prägen uns von Anfang an und bleiben uns auch ein Leben lang erhalten. Allerdings erfolgt während der Pubertät ein Time-shifting in Richtung Spättyp. Das bedeutet, dass die Jugendlichen später müde werden und auch erst später einschlafen können. Demzufolge sollten sie, um nicht in ein Schlafdefizit zu kommen, morgens länger schlafen können.

Messmethoden

Nachdem sich in der Erwachsenenmedizin erste Methoden zur Schlafmessung etabliert hatten, begann die systematische Untersuchung des Kinderschlafes in Deutschland Ende der 1980er-Jahre. Voraussetzungen für die Aufzeichnung des Kinderschlafes waren zum einen hinreichend miniaturisierte Sensoren, zum anderen ableitungstechnische Voraussetzungen, die der adäquaten Verarbeitung und der korrekten Wiedergabe der im Säuglings- und Kindesalter spezifischen Biosignale gerecht werden.

Messparameter des Schlafes sind die Hirnströme (EEG), die Augenbewegungen im Schlaf (Elektrookulogramm, EOG) und das Elektromyogramm (EMG). Die Hirnströme verändern sich mit der

Abfolge der Schlafstadien, jedoch deutlich unterschiedlich von den Kriterien bei Erwachsenen. Im EOG werden die schnellen Augenbewegungen im REM-Schlaf aufgezeichnet. Das EMG, zur Schlafstadienbestimmung als Kinn-EMG abgeleitet, gibt die Tonisierung der Muskulatur wieder, die den unterschiedlichen Schlafstadien entspricht, bis hin zum Tonusverlust im REM-Schlaf.

Die umfassende Schlafanalyse beinhaltet außer den schlafbezogenen Parametern im engeren Sinne auch die Analyse der während des Schlafes messbaren kardiorespiratorischen Parameter, zumal Veränderungen der kardiorespiratorischen Abläufe im Schlaf unmittelbar schlafbezogenen Erkrankungen zuzuordnen sind. Um schlafbezogene Atmungsstörungen diagnostizieren zu können, ist die Aufzeichnung des oronasalen Luftstroms sowie der Brust- und Bauchatmungsbewegungen erforderlich, zusätzlich die EKG-Ableitung, durch die ebenfalls schlafbezogene Herzrhythmusstörungen zu erfassen sind. Selbstverständlich bedarf es auch der Aufzeichnung der Oxygenierung durch Messung der Sauerstoffsättigung durch Pulsoxymetrie oder des transkutan gemessenen pO_2. Insbesondere zur Diagnose schlafbezogener Hypoventilationen bedarf es der CO_2-Messung. Da es schlafbezogene Erkrankungen gibt, die mit typischen Beinbewegungen einhergehen, z. B. das Restless-Legs-Syndrom, ist die Ableitung des M.-tibialis-EMG ebenso indiziert.

Ergänzt wird die Schlafaufzeichnung durch Lage- und Bewegungssensoren, eine Mikrofonaufzeichnung, z. B. zur Aufzeichnung von Schnarchgeräuschen, und eine Videodokumentation, um auch schlafbezogene komplexere Bewegungen zu erfassen.

Tab. 1.1 Polysomnografieparameter
6 × EEG (frontal, zentral, okzipital)
2 × EOG
EMG: submental, M. tibialis
EKG, ggf. RR
Oronasaler Luftstrom, Brust- und Bauchatmung
SaO_2 + Pulssignal, CO_2, ggf. pO_2
Körperlage, Bewegung
Mikrofon
Video

Die Aufzeichnung der aufgelisteten Parameter wird als Polysomnografie bezeichnet (➤ Tab. 1.1).

LITERATUR

Niewerth HJ, Wiater A. AG Pädiatrie der DGSM. Polysomnographische Untersuchungen für Säuglinge und Kinder–Anleitung für die Laborarbeit. Somnologie 2000; 4: 43–52.

Scholle S, Feldmann-Ulrich E. Polysomnographischer Atlas der Schlaf-wach-Stadien im Entwicklungsgang vom Säuglings- zum Jugendalter. 2. Aufl. Heidelberg: ecomed-Medizin; 2012.

Scholle S, Wiater A, Scholle HC. Normative values of polysomnographic parameters in childhood and adolescence: Quantitative sleep parameters. Sleep Medicine 2011; 12: 542–549.

Scholle S, Wiater A, Scholle HC. Normative values of polysomnographic parameters in childhood and adolescence: Cardiorespiratory parameters. Sleep Medicine 2011; 12: 988–996.

Scholle S, Wiater A, Scholle HC. Normative values of polysomnographic parameters in childhood and adolescence: Arousal events. Sleep Medicine 2012; 13(3): 243–251.

I Säuglinge

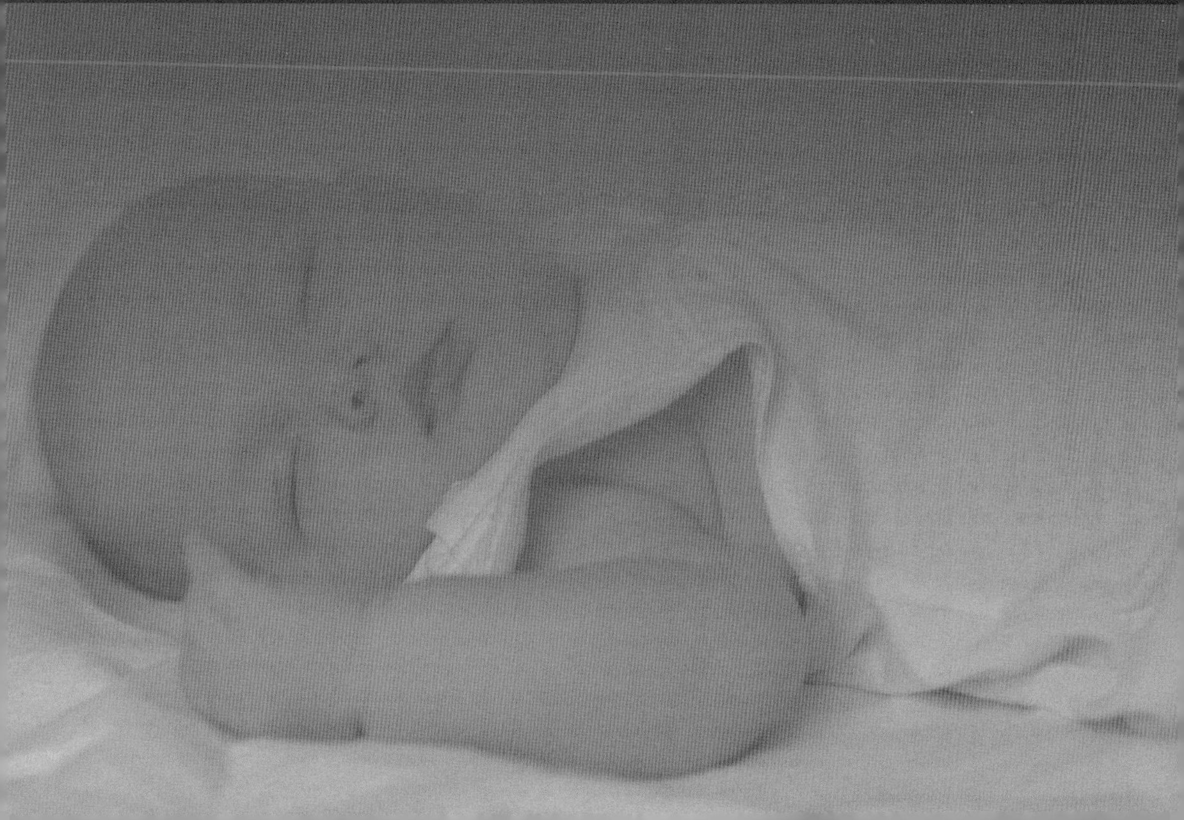

KAPITEL

2 Schlaf und Schlafstörungen bei Säuglingen

Gleich mit der Geburt kommt dem Thema Schlaf eine besondere Bedeutung zu: Der gute und ausreichende Schlaf ist gleichermaßen für Säugling und Mutter, aber auch die gesamte Familie Voraussetzung dafür, dass alles zufriedenstellend läuft und sich positiv entwickelt. Kommt es allerdings zu Störungen, wirken sich diese als massive Stress- und Unsicherheitsfaktoren aus. Deswegen sind die vielen Schlafratgeber und guten pädagogischen Ratschläge auf dem Markt, die jedoch ohne eine genaue Diagnostik und das Erkennen der zugrunde liegenden Faktoren häufig zu kurz greifen.

Der Schlaf von Säuglingen und Kindern unterscheidet sich grundlegend von den Parametern bei Erwachsenen. Dies bezieht sich insbesondere auf die hirnelektrische Aktivität. Einhergehend mit der Hirnreifung kommt es zu Änderungen von Frequenz und Amplitude hirnelektrischer Aktivität, und zwar umso häufiger, je jünger die Kinder sind. Alters- bzw. reifungsabhängige Veränderungen beziehen sich aber auch auf kardiorespiratorische und andere vegetative Parameter. Im frühen Säuglingsalter unterscheiden wir zwischen aktivem Schlaf (Active Sleep, AS) und ruhigem Schlaf (Quiet Sleep, QS) sowie dem indeterminierten oder intermediären Schlaf (IS), der weder die Kriterien des AS noch des QS erfüllt. Der AS gilt dabei als unreife Form des REM-Schlafes, der QS entwickelt sich zum NREM-Schlaf. Der **REM-Schlaf** ist charakterisiert durch schnelle Augenbewegungen, die beim Schlafenden durch die geschlossenen Augenlider erkennbar sind, daher die Bezeichnung **R**apid-**E**ye-**M**ovement-Schlaf. Die übrigen Schlafphasen werden als **Non-REM(NREM)-Schlaf** bezeichnet, der sich aus dem Leicht- und Tiefschlaf zusammensetzt.

Polysomnografische Untersuchungen bei Früh- und Neugeborenen ermöglichen, die Schlafentwicklung von Geburt an zu beurteilen. Zur umfassenderen Erforschung der Schlafentwicklung sind jedoch zusätzlich intrauterine Untersuchungen erforderlich. Im tierexperimentellen Bereich sind diese von Groh (2007) an fetalen Schafen durchgeführt worden. Danach ist bereits – einhergehend mit der Reifung des Hirnstamms – zyklische Aktivität im Elektrocortikogramm (ECoG) nachweisbar. Es zeigte sich, dass der Hirnstamm die Wechsel von kortikaler Aktivierung und Deaktivierung induziert. Die Entwicklung der synchronisierten hirnelektrischen Aktivität setzt sich fort mit der Entwicklung des Thalamus. Es sind die thalamischen Schrittmacherzellen, die das NREM-Schlaf-ECoG induzieren. Erst wesentlich später in der fetalen Entwicklung entstehen die kortikalen neuronalen Interaktionen, die im REM-Schlaf aktiv sind. Grund dafür könnte die spätere Reifung des cholinergen Systems sein, das für die Generierung und Aufrechterhaltung des REM-Schlafes essenziell ist.

Die Untersuchungsergebnisse von Groh zeigen, dass sich NREM- und REM-Schlaf unabhängig voneinander entwickeln. **Der Beginn der Schlafentwicklung mit dem NREM-Schlaf macht deutlich, dass stabile Rhythmen für unser Schlaf-Wach-Verhalten elementar sind.** Auf der Basis dieser Zusammenhänge ergeben sich direkte Konsequenzen für die Prävention und Behandlung von Schlafstörungen. Gelingt es nicht, stabile Rhythmen im Schlaf-Wach-Verhalten von Anfang an zu etablieren, so erhöht sich das Risiko für dadurch entstehende Schlafstörungen (Wiater 2016).

Nach der Geburt besteht der Schlaf zu gleichen Teilen aus aktivem (REM-) und aus ruhigem (NREM-)Schlaf. Der hohe REM-Schlafanteil und die im Vergleich zum Erwachsenen deutlich erhöhte Gesamtschlafdauer sind markante Unterschiede des Schlafes bei Kindern zum Schlaf bei Erwachsenen. Insbesondere in den ersten Lebensjahren nimmt der REM-Schlafanteil von 50 % bei jungen Säuglingen deutlich ab, bis hin zu ca. 20 % der Gesamtschlafzeit bei Erwachsenen (Roffwarg et al. 1966). Eine hinreichende Erklärung für den höheren REM-

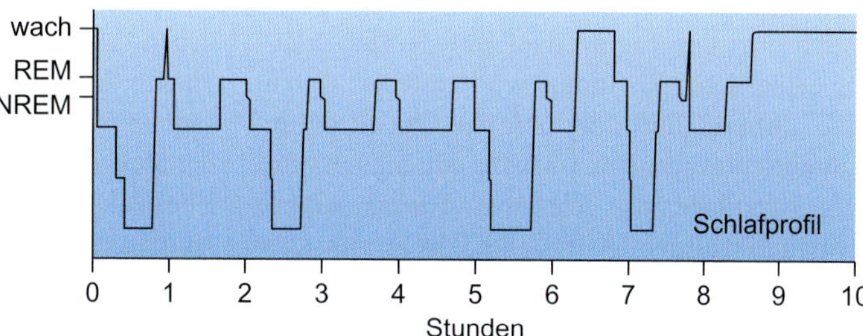

Abb. 2.1 Schlafprofil Säugling [L231]

Schlafanteil im Säuglings- und Kindesalter liegt bisher nicht vor. Nachgewiesen ist allerdings, dass eine **wichtige Funktion des Schlafes die Gedächtniskonsolidierung ist** (Plihal und Born 1997). Eine besondere Funktion des **REM-Schlafes** kommt in diesem Zusammenhang der emotionalen Gedächtniskonsolidierung zu (Nishida et al. 2009). Ebenfalls gibt es Hinweise darauf, dass der REM-Schlaf dazu beiträgt, **entwicklungsphysiologische Voraussetzungen für das Lernen** zu schaffen (Tarullo et al. 2011). Hinzu kommt, dass im **REM-Schlaf die intensivsten Träume stattfinden.** Wir träumen zwar auch im NREM-Schlaf, diese Träume sind jedoch eher abstrakt, wohingegen die REM-Schlafträume szenisch ausgestaltet sind und mit optischen und akustischen Phänomenen einhergehen können.

Unter pathophysiologischen Gesichtspunkten führt die für den REM-Schlaf charakteristische muskuläre Atonie zu einem erhöhten Risiko für schlafbezogene Atmungsstörungen, da im REM-Schlaf das Kollabieren der oberen Atemwegsmuskulatur begünstigt wird. Obstruktive Schlafapnoen sind demzufolge im REM-Schlaf besonders ausgeprägt. Wegen des hohen REM-Schlafanteils im Säuglings- und Kindesalter haben schlafbezogene Atmungsstörungen in dieser Altersgruppe eine besondere Relevanz.

Nicht nur die besondere Gewichtung des REM-Schlafes in der frühen kindlichen Entwicklung unterscheidet sich vom Schlaf des Erwachsenen, sondern auch das **Schlafprofil** bei Säuglingen und Kindern zeigt alters- und entwicklungsspezifische Besonderheiten. So ist die Dauer der Schlafzyklen umso kürzer, je jünger die Kinder sind. Sie beträgt im Säuglings- und frühen Kindesalter ca. 45–60 min; bis zum Erwachsenenalter verlängert sich der Ablauf eines NREM-REM-Schlafzyklus auf 60–90 min. Erwartungsgemäß spiegelt sich der hohe REM-Schlafanteil im frühen Kindesalter in der Summe der Dauer häufiger REM-Schlafphasen wider (➤ Abb. 2.1).

Hinzu kommt, dass die **Arousalhäufigkeit,** also der Wechsel von Tiefschlaf zu Leichtschlaf bis hin zum Erwachen, im Säuglings- und Kindesalter höher ist als im späteren Lebensalter. Im Unterschied zu Erwachsenen ist bei Kindern ein besonderes Augenmerk auf subkortikale, das autonome Nervensystem aktivierende Arousals zu legen, die sich, je nach Ausprägung, negativ auf den Schlaf auswirken können (Scholle et al. 2012).

Ein weiteres Charakteristikum des Säuglingsschlafes ist, dass in den ersten Lebensmonaten die Kinder häufiger aus dem aktiven (REM-)Schlaf aufwachen als aus dem ruhigen (NREM-)Schlaf (Zampi et al. 2002). Arousal- und Aufwachverhalten bei Säuglingen sind Ausdruck des instabilen Schlafverlaufs im frühen Kindesalter. Betrachtet man das Arousal- und Aufwachverhalten bei Säuglingen im Zusammenhang mit der relativ kurzen Schlafzyklusdauer und den häufigen mit Träumen einhergehenden REM-Schlafphasen, so ist nachvollziehbar, dass Säuglinge sich aus dem Schlaf heraus häufiger artikulieren. Wenn Eltern darauf stets mit Hochnehmen und Stillen reagieren, führt das zu einer unnötigen Unterbrechung physiologischer Schlafabläufe, beeinträchtigt den Erholungswert des Schlafes, kann regelmäßiges wiederholtes Aufwachen aus dem Schlaf konditionieren und damit Schlafstörungen bahnen. Deshalb sollte einem Säugling zunächst die Gelegenheit gegeben werden, sich selbst zu beruhigen, um spontan wieder einschlafen zu können. Dieses Vorgehen unterstützt die für die kindliche Entwicklung grundlegende Fähigkeit der Eigenregulation des Säuglings und wirkt der Entwicklung frühkindlicher Regulationsstörungen entgegen.

In den ersten Lebensmonaten ist der Schlaf polyphasisch über den Tagesverlauf verteilt. Der zirkadiane Schlaf-wach-Rhythmus wird gesteuert durch unsere **„innere Uhr"** oder „Master Clock", die in den unmittelbar über dem Chiasma opticum im ventralen Hypothalamus gelegenen Nuclei suprachiasmatici lokalisiert ist. Diese sind der Sitz unseres zentralen endogenen zirkadianen Schrittmachers. Über die Nuclei suprachiasmatici werden darüber hinaus weitere Körperfunktionen beeinflusst wie Temperatur, Atmung, Herztätigkeit, Blutdruck, Harnausscheidung, Hormonproduktion und auch kognitive Leistungen. Die Nuclei suprachiasmatici stehen über den Tractus retinohypothalamicus in unmittelbarer Verbindung mit der Retina, über die mit dem **Licht der wichtigste äußere Zeitgeber** einwirkt. Besondere Bedeutung haben die fotosensitiven, Melanopsin enthaltenden retinalen Ganglienzellen, die nicht der Bild- oder Mustererkennung dienen, sondern der stabilen Wahrnehmung der Umgebungshelligkeit. Die wichtigste Efferenz der Nuclei suprachiasmatici endet im Corpus pineale, dem Ort der Melatoninsekretion. Melatonin wird als sogenanntes Einschlafhormon ausgeschüttet, nachdem es dunkel geworden ist.

Nach der Dunkelheit im Mutterleib durchlaufen die lichtbedingten Steuerungsprozesse postpartal zunächst eine Reifungsphase, weshalb in den ersten Lebensmonaten zur Regulierung des Schlaf-wach-Verhaltens andere äußere Zeitgeber als das Licht im Vordergrund stehen. Dazu zählen akustische Reize, soziale Kontakte und insbesondere die **Nahrungsaufnahme.** Aus dem Einfluss der Nahrungsaufnahme auf unseren zirkadianen Rhythmus lässt sich folgern, dass regelmäßige Still- und Essenszeiten für die Entwicklung eines stabilen Schlaf-wach-Rhythmus förderlich sind.

Mit zunehmendem Einfluss des Lichtes auf unseren Schlaf-wach-Rhythmus verändert sich das polyphasische Schlafmuster in ein Schlafmuster mit einer längeren Nachtschlafphase und wenigen kürzeren Tagesschlafphasen. Jedoch gibt es weiterhin auch am Tag immer wieder Phasen, in denen unsere Einschlafneigung höher ist, und Phasen, in denen wir besonders wach und aufmerksam sind. Auch diese zyklischen Abläufe unterliegen der Steuerung durch unsere innere Uhr und gelten lebenslang. Im Laufe der Entwicklung synchronisiert sich unsere innere Uhr immer wieder mit regelmäßig wiederkehrenden Umgebungsfaktoren, sodass in konstitutionell determinierten Grenzen Adaptationsvorgänge infolge äußerer Zeitgeber umgesetzt werden können.

MERKE

Schlafdauer, Schlafarchitektur und Schlafprofil von Säuglingen unterscheiden sich grundlegend von den Gegebenheiten bei älteren Kindern und Erwachsenen. Die Kenntnis der Besonderheiten bei Säuglingen ist eine Voraussetzung für die Prävention und Behandlung von Schlafstörungen.

LITERATUR

Groh T. Zur Entstehung der Schlafstadien und ihrer chronischen Beeinflussung durch eine pränatale Glukokortikoidbehandlung zur Förderung der Lungenreife. Dissertation, Universität Jena; 2007.

Nishida M, Pearsall J, Bucker RL, Walker MP. REM sleep, prefrontal theta, and the consolidation of human emotional memory. Cereb Cortex 2009; 19 (5): 1158–1166.

Plihal W, Born J. Effects of early and late nocturnal sleep on declarative and procedural memory. J Cognit Neurosci 1997; 9: 534–547.

Roffwarg H, Muzio J, Dement W. Ontogenetic development of the human sleep-dream cycle. Science 1966; 152: 604–619.

Scholle S, Wiater A, Scholle HC. Normative values of polysomnographic parameters in childhood and adolescence: arousal events. Sleep Med 2012; 13 (3): 243–251.

Tarullo AR, PD Balsam, WP Fifer. Sleep and infant learning. Infant Child Dev 2011; 20 (1): 35–46.

Wiater A. Physiologie und Pathophysiologie des Schlafens. Monatsschr Kinderheilkd 2016; 164: 1070–1077.

Zampi C, Fagioli I, Salzarulo P. Time course of EEG background activity level before spontaeous awakening in infants. J Sleep Res 2002; 11: 283–287.

KAPITEL

3 Symptome des gestörten Säuglingsschlafes

Alfred Wiater

Unruhe, häufiges Schreien und Unmutsäußerungen belasten Eltern schlafgestörter Säuglinge. Die Kinder schlafen schlecht ein, schlafen unruhig, werden leicht und schnell wieder wach und schlafen häufig nur kurze Zeit zusammenhängend.

Die Eltern sind dadurch physisch und psychisch oft stark belastet. Sie leiden selbst unter Schlafentzug und sind völlig verunsichert im Verhalten ihrem Kind gegenüber. Im Vordergrund der körperlichen Symptomatik stehen zunehmende Müdigkeit und Erschöpfungszustände. Kopfschmerzen und Übelkeit sowie eine erhöhte Infektanfälligkeit können auftreten. Hinzu kommen Konzentrationsstörungen, mnestische Störungen und eine eingeschränkte Leistungsfähigkeit. Psychisch dominieren erhöhte Reizbarkeit und Nervosität, aber auch depressive Verstimmungszustände und Angstsymptomatik.

Die emotionale Situation der Eltern ist ambivalent – auf der einen Seite geprägt durch intensive Zuneigung zu ihrem Kind, auf der anderen Seite entsteht eine intuitive Abneigung wegen der außergewöhnlichen Belastungen durch ihr Kind. Viele Eltern versuchen, negative Empfindungen ihrem Kind gegenüber zu verdrängen, um sich selbst nicht dem Vorwurf auszusetzen, schlechte Eltern zu sein. So entwickelt sich ein Gefühl der Ohnmacht und des Versagens ihrem Kind gegenüber. Partnerschaftliche Probleme können daraus resultieren. Insbesondere fehlen aber die Voraussetzungen für ein konsequentes und zielgerichtetes Verhalten, das ihrem Kind hilft, Sicherheit und Stabilität zu finden, als eine Voraussetzung für einen regelmäßigen Schlaf-wach-Rhythmus. In ausgeprägten Fällen kann die Belastung der Eltern dazu führen, sich aggressiv ihrem Kind gegenüber zu verhalten, bis hin zu körperlicher Misshandlung.

MERKE

Schlafstörungen bei Säuglingen führen unweigerlich zu physischen und psychischen Belastungen der Eltern, woraus eine gegenseitige Verstärkung der Symptome resultieren kann.

Schlafstörungen bei Säuglingen stehen im direkten Zusammenhang mit Regulationsstörungen, bei denen zusätzlich zum gestörten Schlaf exzessives Schreien und Fütterungsstörungen hinzukommen.

Um die Symptomatik der Säuglinge schlafmedizinisch einordnen zu können, bedarf es der Unterscheidung zwischen organisch und nicht organisch bedingter Symptomatik. Darüber hinaus ist abzuklären, ob organische oder psychische Störungen oder Erkrankungen vorliegen, die mittelbar Schlafstörungen zur Folge haben können und damit differenzialdiagnostisch zu berücksichtigen sind. Hilfreich für die Erkennung organisch bedingter Faktoren ist die Klärung der Frage, ob zeitliche oder kausale Zusammenhänge mit anderen Faktoren erkennbar sind. So kann Hunger zu häufigen Schreizuständen führen, die sich dann auch negativ auf den Schlaf auswirken, ebenso wie Überfütterung. Bauchschmerzen oder andere Schmerzzustände beeinträchtigen den Schlaf, insbesondere die sogenannten Trimenonkoliken. Wenn die Schlafstörungen mit häufigem Spucken / Erbrechen einhergehen, sollte unbedingt ein gastroösophagealer Reflux als schmerzauslösend und damit schlafstörend berücksichtigt werden. Auch Nahrungsmittelunverträglichkeiten können zu Schlafstörungen führen.

Schließlich führen chronisch entzündliche Hauterkrankungen mit vermehrtem Juckreiz und den Folgen wiederholten Kratzens zu einer deutlichen Schlafstörung. Und auch Atmungsstörungen jedweder Provenienz haben zum Teil erheblich gestörten Schlaf zur Folge. Im Hinblick auf die nicht organisch bedingten Schlafstörungen sind Verhaltens- und Umgebungsbedingungen, z. B. depressive Erkrankungen der Mutter oder schwierige Wohnverhältnisse, die Schlafstörungen verursachen können, zu berücksichtigen, außerdem deren Auswirkungen auf interaktive Prozesse, z. B. bezogen auf die Eltern-Kind-Interaktionen.

MERKE

Die Anamneseerhebung bei schlafgestörten Säuglingen dient der Unterscheidung zwischen organisch und nicht organisch bedingter Symptomatik.

Berichten Eltern, z. B. im Rahmen der Vorsorgeuntersuchungen, über Schlafstörungen bei ihrem Säugling, sind folgende Punkte zu berücksichtigen:

- Ausprägung der Schlafstörung (Gesamtschlafdauer, Anzahl der Unterbrechungen, Länge und Häufigkeit der Schlafenszeiten, Dauer der Einschlaf- und Wiedereinschlafzeiten, Wachbefindlichkeit)
- Abklärung organisch bedingte versus nicht organisch bedingte Schlafstörung
- Befindlichkeit der Eltern
- Abklärung möglicher Einflüsse des Elternverhaltens auf den Schlaf-wach-Rhythmus des Kindes

Insbesondere die Objektivierung der Symptomausprägung ist entscheidend, um auszuschließen, dass nur eine vermeintliche Schlafstörung vorliegt.

MERKE

Die Gesamtschlafdauer eines Säuglings liegt im ersten Lebensmonat individuell unterschiedlich zwischen 9 und 19 Stunden pro Tag, im Mittel bei 14,5 Stunden. Bis zum Alter von 1 Jahr beträgt sie zwischen 11 und 16 Stunden, im Mittel 14 Stunden (Iglowstein et al. 2003).

Das individuelle Schlafbedürfnis wird durch unsere innere Uhr konstitutionell geprägt. Durch unsere innere Uhr ist auch festgelegt, ob wir viel oder wenig Schlaf brauchen. Wenn nun das Schlafbedürfnis der Eltern hoch und das des Kindes niedrig ist, könnte bei den Eltern der Eindruck entstehen, ihr Kind schlafe nicht genug. Ob das tatsächlich der Fall ist, lässt sich aus der Entwicklung und insbesondere der Tagesbefindlichkeit des Kindes erschließen. Wenn beides nicht beeinträchtigt ist, sollte das Vorliegen einer Schlafstörung hinterfragt werden.

MERKE

Als Anhaltspunkt für Ein- und Wiedereinschlafstörungen gilt, wenn das Kind 30 min und länger braucht, um einzuschlafen oder wieder einzuschlafen, und dabei elterliche Hilfe erforderlich ist. Wachperioden unabhängig von Stillzeiten während der Schlafenszeiten von über 20 min gelten als zu lang.

Auch im frühen Säuglingsalter gelten kontinuierliche Schlafzeiten von 4 Stunden als physiologisch, allerdings bestehen große interindividuelle Unterschiede. Schlafstörungen beeinträchtigen den zirkadianen Schlaf-wach-Rhythmus der Kinder und die Wachbefindlichkeit.

Fragen an die Eltern für die Praxis:

- **Wie oft schläft Ihr Kind pro 24 Stunden und wie lange dauern die Schlafenszeiten?**
- **Wie reagieren Sie, wenn Ihr Kind schlecht einschläft oder häufiger aufwacht?**
- **Fühlen Sie sich durch das Schlafverhalten Ihres Kindes belastet?**

Die Antworten auf die Fragen geben einen ersten Anhalt dafür, ob eine relevante Schlafstörung vorliegt oder nicht, und dienen als Grundlage für das weitere diagnostische und therapeutische Vorgehen.

LITERATUR

Iglowstein I, Jenni OG, Molinari L, Largo RH. Sleep duration from infancy to adolescence: reference values and generational trends. Pediatrics 2003; 111: 302–307.

KAPITEL

4 Diagnostische Maßnahmen in der Praxis

Alfred Wiater

Schlafstörungen bei Säuglingen sind selten der primäre Grund für die Vorstellung in der kinderärztlichen Praxis. Häufig werden sie beiläufig oder im Rahmen von Vorsorgeuntersuchungen thematisiert. Wegen der hohen Prävalenz von Schlafstörungen bei Säuglingen ist es empfehlenswert, bei jeder Vorsorgeuntersuchung konkret nach dem Schlafverhalten des Säuglings zu fragen. Der Zeitdruck in der Praxis steht dem aber oft entgegen. Deshalb ist es sinnvoll, Strategien zu entwickeln, die den Eltern vermitteln, die Problematik ernst zu nehmen, und sie nicht mit ihrem Problem alleine zu lassen, ohne dass das Zeitmanagement in der Praxis zu sehr durcheinander gebracht wird. Dafür hilfreich ist die kurze Besprechung der Akutproblematik, um weiterführende diagnostische Maßnahmen einleiten zu können, die zu einem späteren Zeitpunkt berücksichtigt werden. Da für Schlafstörungen ein hohes Chronifizierungsrisiko besteht, sollte die Problematik jedoch nicht „auf die lange Bank geschoben" werden. Des Weiteren darf eine akute Zuspitzung der familiären Situation nicht übersehen werden, um zu verhindern, dass Eltern in Überforderungssituationen ihrem Kind gegenüber gewalttätig werden. In solchen Situationen ist unverzügliches kinderärztliches Handeln erforderlich.

MERKE

Bei der Untersuchung in der kinderärztlichen Praxis geht es zunächst darum, organische Störungen zu erkennen, die zu Schlafstörungen führen. Ergeben sich dafür keine Hinweise, sind nicht organische Störungen zu berücksichtigen.

Ansonsten könnten die Antworten auf die in ➤ Kap. 3 genannten drei Fragen dazu überleiten, die kinderärztliche Untersuchung dazu zu nutzen, Hinweisen für organisch bedingte Schlafstörungen nachzugehen. Dabei steht im Vordergrund, organische Störungen zu erkennen, die (auch) im Schlaf Schmerzen verursachen könnten. Erfahrungsgemäß spielen dabei Ernährungsprobleme eine häufige Rolle, wie Stillen in zu kurzen Zeitabständen, Meteorismus, gastroösophagealer Reflux, Nahrungsmittelunverträglichkeiten oder Obstipation. Insbesondere bei den Vorsorgeuntersuchungen wird neben der intern-klinischen Untersuchung der kinderneurologische Status im Kontext mit dem Entwicklungsstatus des Kindes erfasst. Auch Störungen im neurologischen Bereich und in der Entwicklung des Kindes können sich negativ auf das Schlafverhalten auswirken. Als besonders hervorzuhebendes Beispiel sei die fetale Alkoholspektrumstörung (**F**etal **A**lcohol **S**pectrum **D**isorder, FASD) genannt, eine der häufigsten angeborenen Erkrankungen mit einer höheren Prävalenz als das Down-Syndrom (!), die häufig mit Schlafstörungen einhergeht. Auch beim Down-Syndrom besteht ein erhöhtes Risiko für Schlafstörungen, deren Ursache allerdings am ehesten auf eine schlafbezogene Atmungsstörung zurückzuführen ist.

Gibt es Hinweise für eine organisch bedingte Schlafstörung (➤ Tab. 4.1), so ist die indikationsbezogene Abklärung der nächste Schritt. Vieles kann man ohne großen Aufwand in der Praxis durchführen. Ein schmales Mittelgesicht und ein zurückliegender Unterkiefer, den man am besten bei der seitlichen Betrachtung des Kindes erkennt, können Hinweise für eine Einengung der oberen Atemwege und damit eine mögliche Ursache für obstruktive

Tab. 4.1 Risikokriterien für organisch bedingte Schlafstörungen im Säuglingsalter

Risikokriterien
Schmales Mittelgesicht
Mandibuläre Retrognathie
Makroglossie
Gesichtsmuskelhypotonie
Mundatmung
Thoraxdeformitäten
Dystrophie

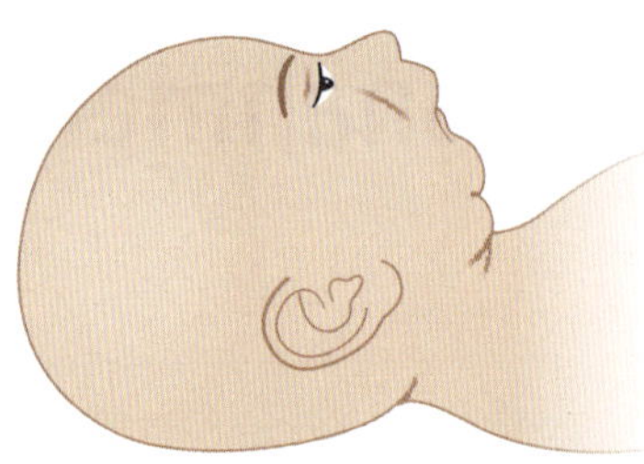

Abb. 4.1 Mandibuläre Retrognathie [L231]

Schlafapnoen geben. Die ausgeprägteste Form der mandibulären Retrognathie (➤ Abb. 4.1) findet sich bei der Pierre-Robin-Sequenz. Aber auch schwächer ausgeprägte anatomische Varianten können ursächlich schlafbezogene Atmungsstörungen zur Folge haben. **Ein kieferorthopädisches Konsil kann im Zweifelsfall zielführend sein.** Eine Makroglossie und eine muskuläre Hypotonie im Bereich der Gesichtsmuskulatur können ebenfalls schlafbezogene Atmungsstörungen begünstigen.

Eine Einschränkung der Nasenatmung einhergehend mit bevorzugter Mundatmung ist ebenfalls richtungweisend für eine Einengung im oberen Atemwegsbereich, am häufigsten als Folge adenoider Vegetationen. Diese können bereits im Säuglingsalter symptomatisch werden. Eine HNO-ärztliche Konsultation ermöglicht die Diagnose. Schlafbezogene Atmungsstörungen und der damit verbundene erhöhte Atmungsaufwand können so ausgeprägt und energieverbrauchend sein, dass trotz hinreichender Ernährung eine Dystrophie die Folge sein kann.

MERKE

Da die Atmungsstörungen primär während des Schlafens erkennbar sind, sollten bei entsprechenden Verdachtsmomenten die Eltern gebeten werden, eine Video- und Tonaufzeichnung ihres schlafenden Kindes zu machen, um die Fragestellung weiter klären zu können.

Gesteigerte Atmungsanstrengungen können mit geräuschvoller Atmung und Schnarchen einhergehen, bei Säuglingen aber auch als stille Obstruktion verlaufen. Begleitend zeigen sich insbesondere bei ausgeprägter Symptomatik inspiratorische thorakale Einziehungen, die bei längerem Verlauf auch zu Thoraxdeformitäten bis hin zur Trichterbrust führen können.

Ein auch im Wachen erkennbares Symptom für eine Einengung der oberen Atemwege ist der inspiratorische Stridor, der insbesondere bei zunehmender Tendenz einer HNO-ärztlichen endoskopischen Abklärung bedarf. Ein im Wachen erkennbarer weiterer Hinweis auf eine schlafbezogene Atmungsstörung sind Koordinationsstörungen von Saugen, Schlucken und Atmen und wiederholtes heftiges Verschlucken mit Atemnotsymptomatik bis hin zur Zyanose bei gesteigertem laryngealem Schutzreflex. Diagnostisch sollte bei Verdacht auf eine schlafbezogene Atmungsstörung sobald wie möglich eine kardiorespiratorische Polygrafie durchgeführt werden. Um im Säuglingsalter eine qualifizierte Aufzeichnung und Auswertung zu bekommen, ist ein stationäres Setting zu veranlassen. Zur weiteren Abklärung schließt sich dann eine kardiorespiratorische Polysomnografie an, die neben den kardiorespiratorischen Parametern auch die Schlafparameter erfasst.

Der **gastroösophageale Reflux** kann eine gesteigerte Kehlkopfreizung bewirken, er kann bei intrathorakalem Unterdruck aber auch durch obstruktive Apnoen ausgelöst werden. Hinzu kommt, dass der gastroösophageale Reflux über die Reizung der ösophagealen Schleimhaut zu Schmerzzuständen führt, die unabhängig von einer eventuellen Apnoesymptomatik den Säuglingsschlaf stören können. Im Rahmen einer HNO-ärztlichen Untersuchung ist bei manchen Kindern eine Kehlkopfreizung bei gastroösophagealem Reflux feststellbar. Als diagnostische Maßnahme in der kinderärztlichen Praxis steht bei Verdacht auf gastroösophagealen Reflux die abdominale Sonografie an erster Stelle. Der Reflux ist in der Regel bei einem Trinkversuch unter sonografischer Kontrolle durch ein Zurückfließen der Nahrung am gastroösophagealen Übergang unschwer erkennbar. Je nach Ausprägung der klinischen Symptomatik und bei unklarer Therapieindikation kann auch eine Ösophagus-pH-Metrie, eventuell im Rahmen einer Polysomnografie, eine endoskopische Untersuchung oder eine Kontrastmittelbreischluckuntersuchung mit Durchleuchtung indiziert sein, Letztere zum Nachweis einer Hiatushernie. Bezüglich des gastroösophagealen Refluxes ist aufgrund der klinischen Symptomatik und der individuellen Befundkonstellation zwischen dem häufig vorkommenden physiologischen Reflux im Säuglingsalter und einer krankheitsrelevanten Störung zu unterscheiden.

MERKE
Der gastroösophageale Reflux kann schmerzbedingte Schlafstörungen verursachen und steht im Zusammenhang mit schlafbezogenen Atmungsstörungen.

MERKE
Ergeben sich bei der intern-klinischen, kinderneurologischen und Entwicklungsuntersuchung des Säuglings keine Hinweise auf eine organisch bedingte Schlafstörung, erfolgt als nächster Schritt die eingehendere schlafmedizinische Anamnese.

Dazu sind zwei Instrumente hilfreich:

- Ein anamnestischer **Fragebogen zum Schlaf-wach-Verhalten** des Kindes (➤ Tab. 4.2)
- Die **Protokollierung des Schlaf-wach-**Verhaltens für einen Zeitraum von zwei Wochen (Schlaf-wach-Tagebuch; ➤ Tab. 4.3)

Es empfiehlt sich, den Eltern den Fragenkatalog zur schriftlichen Beantwortung mit nach Hause zu geben. Dadurch haben sie genügend Zeit, die Fragen in Ruhe zu beantworten. Hinzu kommt, dass die Beschäftigung mit den Fragen auch dazu führt, dass die Eltern sich intensiver mit der Thematik auseinandersetzen. Wenn keine Dringlichkeit des kinderärztlichen Tä-

Tab. 4.2 Anamnestische Fragen zum Schlaf-wach-Verhalten bei Säuglingen

I. Familie
Gibt es in der Familie Erbkrankheiten (z. B. Fehlbildungen)? Wenn ja, welche und bei wem?
Leidet jemand an chronischen Erkrankungen? Wenn ja, wer und an welchen? • HNO-Bereich • Atmung • Herz-Kreislauf • Migräne • Allergien • Stoffwechselerkrankungen • Neurologische Erkrankungen • Konzentrations-/Verhaltensstörungen
Gibt es in der Familie unklare Todesfälle bei Kindern? Wenn ja, wer und in welchem Alter?
Ist eines Ihrer Kinder verstorben? Wenn ja: Alter des Kindes – Geschlecht – Tageszeit – mögliche Ursache
Hat eines Ihrer Kinder ein für Sie lebensbedrohlich erscheinendes Ereignis durchgemacht? Wenn ja, wer und in welchem Alter?
Leidet in Ihrer Familie jemand an einer chronischen Magenschleimhautentzündung, an chronischem Husten oder häufigem Sodbrennen? Wenn ja, wer?
Gibt es in Ihrer Familie Schlafstörungen, z. B. Schnarchen, Atemaussetzer, häufige Kopfschmerzen beim Aufstehen, Schlafwandeln oder Albträume? Wenn ja, welche und bei wem?
Raucht jemand in der Familie? Wenn ja, wer und wie viele Zigaretten pro Tag? Wo wird überwiegend geraucht?
II. Schwangerschaft
Gab es während dieser Schwangerschaft Besonderheiten? Wenn ja, welche (Infektionen, Ultraschallbefunde)?
Hat sich Ihr Kind im Mutterleib wenig bewegt?
Wurden Medikamente eingenommen? Wenn ja, welche?
Wurden Drogen oder Alkohol eingenommen?
Haben Sie geraucht? Wenn ja, wie viele Zigaretten pro Tag?

4

Tab. 4.2 Anamnestische Fragen zum Schlaf-wach-Verhalten bei Säuglingen *(Forts.)*
III. Geburt (gelbes Heft)
In welcher Schwangerschaftswoche wurde Ihr Kind geboren? _______ SSW
Maße des Kindes bei Geburt: Gewicht _______ g (___.P), Länge _______ cm (___.P), Kopfumfang _______ cm (___.P)
Apgar-Werte: ____/____/____, Nabelschnur-pH _______
Gab es bei der Geburt Probleme (sehr lange Dauer, Sauerstoffmangel, Sectio, Zange, Saugglocke)? Wenn ja, welche?
Traten nach der Geburt Probleme auf? Wenn ja, welche (Infektionen, Gelbsucht, Unterzuckerung, Atmungsstörungen, Krampfanfälle)?
Vorausgehende Geburten: Geburtsjahr, SSW, Geschlecht, gesund ja/nein, Besonderheiten
IV. Eigenanamnese des Säuglings
Welche Ereignisse oder Probleme bestehen? Bitte beschreiben Sie kurz die beobachteten Symptome oder Ereignisse: Zeit, Dauer, Vorfinden Ihres Kindes, Abstand zur letzten Mahlzeit und die von Ihnen ergriffenen Maßnahmen.
Sind bei Ihrem Kind schon andere spezielle Untersuchungen durchgeführt worden (EEG, Herzkreislaufüberwachung, Ultraschall Herz und Kopf, Röntgen, HNO-ärztliche Untersuchung, Genetik, Psychologe)? Wenn ja, wann und mit welchem Ergebnis?
Sind bei Ihrem Kind Vorerkrankungen (Herz, Lunge, Allergien, chronische Infektionen, Stoffwechsel, Nervensystem) bekannt? Wenn ja, welche und seit wann?
Ist Ihr Kind zurzeit körperlich gesund und fieberfrei?
Nimmt Ihr Kind zurzeit oder regelmäßig Medikamente ein? Wenn ja, welche, wie oft, seit wann?
Stillen Sie Ihr Kind bzw. wie lange haben Sie Ihr Kind gestillt?
Ab welchem Alter wurden kuhmilchhaltige Nahrungen gefüttert?
Nehmen Sie Medikamente ein?
Rauchen Sie? Wenn ja, wie viel?
Ist Ihr Kind schon einmal operiert worden? Gab es Komplikationen? Wenn ja, was und wann?
Wurden die empfohlenen Impfungen durchgeführt? Gab es dabei Komplikationen?
Wie ist die überwiegende Schlafposition Ihres Kindes? Rücken – Bauch – Seite?
Schläft Ihr Kind im Elternschlafzimmer?
Schläft Ihr Kind in einem eigenen Bett?
Haben Sie folgende Auffälligkeiten bei Ihrem Kind beobachtet? • Schnarchen? • Starkes Schwitzen am Körper im Schlaf? • Übermäßiges Spucken? • Trinkstörungen? • Atempausen? • Blässezustände – wenn ja, wie oft? • Blauverfärbung der Haut – wenn ja, wie oft? • Krampfanfälle? • Vermehrte Unruhe im Schlaf? • Andere merkwürdige Bewegungen (z. B. Zuckungen) im Schlaf – wenn ja, auch im Wachen? • Besonders wenige Bewegungen im Schlaf? • Häufiges Aufwachen aus dem Schlaf – wenn ja, wie oft? • Häufige Geräusche während des Schlafens (Schreien, Weinen, Grunzen, geräuschvolle Atmung)? • Schlafen mit nach hinten überstrecktem Kopf? • Häufige Infekte – wenn ja, welche besonders oft?

Tab. 4.2 Anamnestische Fragen zum Schlaf-wach-Verhalten bei Säuglingen *(Forts.)*

Durchschnittliche Gesamtschlafdauer ________ Stunden / 24 Stunden
Anzahl der Schlafphasen pro 24 Stunden
Anzahl der Schlafunterbrechungen mit Schreien und / oder kurzem Aufwachen während der Schlafphasen
Schläft Ihr Kind alleine ein und nach dem Aufwachen innerhalb einer Schlafphase wieder ein oder benötigt es Ihre Hilfe? Wenn ja, für wie lange dauert es durchschnittlich, bis Ihr Kind mit Ihrer Hilfe eingeschlafen ist?
Anzahl und Dauer der Stillzeiten pro 24 Stunden
Dauer und Zeitpunkt der längsten Schlafphase innerhalb von 24 Stunden
Ist Ihr Kind, wenn es wach ist, häufiger unruhig, unzufrieden und schreit es viel?

Tab. 4.3 Mustervordruck Schlaf-wach-Tagebuch

Datum / Uhrzeit	06	07	08	09	10	11	12	13	14	15	16	17	18	19	20	21	22	23	24	01	02	03	04	05
Bitte einzeichnen: Wachphase (freilassen), Schlafphase (----), Schreien (///), Mahlzeit (xxx)																								

tigwerdens besteht, ist es sinnvoll, dass die Eltern zunächst über 14 Tage das Schlaf-wach-Tagebuch ihres Kindes, z. B. nach dem Muster in ➤ Tab. 4.3, führen und anschließend den ausgefüllten Fragebogen und die Aufzeichnungen des Schlaf-wach-Tagebuches in die Praxis bringen. Nach Durchsicht der Unterlagen sollte dann zeitnah ein Besprechungstermin vereinbart werden. Wenn sich bei der kinderärztlichen Auswertung der Unterlagen Hinweise darauf ergeben, dass doch eine organisch bedingte Schlafstörung zugrunde liegen könnte, sollte dies bei der weiteren Betreuung des Kindes berücksichtigt werden.

Möglicherweise erkennen die Eltern während der Protokollierung des Schlaf-wach-Verhaltens ihres Kindes auch selbst, wo eventuelle Ursachen für Schlafstörungen liegen, und können ohne kinderärztliche Hilfe erfolgreich reagieren.

In der Regel werden die beschriebenen Maßnahmen in der kinderärztlichen Praxis ausreichen, um gezielte therapeutische Maßnahmen einzuleiten oder die Überweisung des Kindes zur Durchführung fachspezifischer Maßnahmen zu veranlassen. Häufig genügt auch ein ausführliches Gespräch mit Informationsvermittlung und Psychoedukation, wie positive Schlafroutinen hergestellt und aufrechterhalten werden können. Durch die Einbeziehung der Eltern in das diagnostische Prozedere sind die in der Praxis zu leistenden Aufgaben überschaubar und halten sich in einem angemessenen zeitlichen Rahmen.

KAPITEL

5 Differenzialdiagnostisches Spektrum

Alfred Wiater, Gerd Lehmkuhl

In diesem Kapitel werden Krankheitsbilder und Störungen beschrieben, die mit schlafbezogener Symptomatik einhergehen können, ohne als Schlafstörungen im Sinne der internationalen Klassifikation definiert zu sein oder Schlafstörungen als Leitsymptom zu beinhalten.

5.1 Pädiatrische Krankheitsbilder

Unabhängig von der Unterscheidung zwischen organisch (➤ Tab. 5.1) und nicht organisch bedingten Schlafstörungen sind bei der Beurteilung eines schlafgestörten Kindes somatisch bedingte Erkrankungen zu berücksichtigen, die zwar den Schlaf stören, aber nicht ursächlich als Schlafstörungen zu definieren sind. Dabei handelt es sich um Erkrankungen, deren Symptomatik nur mittelbar den Schlaf betrifft. So kann die **chronisch-obstruktive Bronchitis** den Schlaf stören infolge der Zunahme der Atemwegswiderstände sowie infolge von Ventilations-Perfusionsstörungen und Hypoventilationsphasen während des Schlafens. Hinzu kommt die Reduzierung der Chemorezeptorsensitivität auf hypoxämische und hyperkapnische Reize im Schlaf. Klinisch stehen Husten und Dyspnoe im Vordergrund. Die Schlafstörungen sind Folge der daraus resultierenden Schlaffragmentierung und Verminderung der Schlafeffizienz.

Tab. 5.1 Organische Erkrankungen, die mit Schlafstörungen einhergehen

Organische Erkrankungen
Chronisch-obstruktive Bronchitis
Gastroösophagealer Reflux
Ernährungsstörungen / Nahrungsmittelallergien / Unverträglichkeiten
Neurodermitis
Epilepsien
Chronische Schmerzzustände

Schlafstörungen aufgrund eines **gastroösophagealen Reflux** entstehen durch die damit einhergehenden retrosternalen Schmerzen, Dysphagie, Husten und Würgen. Dadurch kommt es zu Schlafunterbrechungen mit gehäuften Weck- oder Aufwachreaktionen, die eine Störung des Schlafprofils zur Folge haben. Im Zusammenhang mit dem gastroösophagealen Reflux sind auch extraösophageale Störungen zu berücksichtigen, die wiederum ihrerseits eine Schlafstörung verursachen können, wie die obstruktive Bronchitis durch Mikroaspirationen, die mit Schmerzen einhergehende chronische Otitis media und die obstruktive Schlafapnoe. Die Zusammenhänge zwischen gastroösophagealem Reflux und Schlafapnoen sind bidirektional. Zum einen kann der im Rahmen von obstruktiven Apnoen bestehende intrathorakale Unterdruck ebenso wie die mit obstruktiven Apnoen einhergehenden gesteigerten Atmungsanstrengungen einen gastroösophagealen Reflux begünstigen. Zum anderen kann die refluxbedingte Schleimhautreizung der oberen Atemwege obstruktive Apnoen begünstigen. Auch ein hyperaktiver laryngealer Chemoreflex infolge von refluxbedingten Regurgitationen kann Atemstillstände provozieren (Amin 2000).

MERKE

Der gastroösophageale Reflux ist demnach sowohl als Differenzialdiagnose bei Schlafstörungen als auch im Zusammenhang mit Schlafapnoen zu berücksichtigen.

Zu den gastrointestinalen Störungen, die mit auch aus dem Schlaf heraus auftretenden Schmerzen verbunden sind, zählen im Säuglingsalter insbesondere die **Kuhmilchproteinallergie** und die **Kuhmilchintoleranz.** Hinzu kommen der **Meteorismus,** der häufig im Rahmen der Trimenonkoliken besteht, und die **Obstipation.** Selbstverständlich können auch **Mangel- und Unterernährung** zu Unruhezuständen und Schreien aus dem Schlaf heraus führen. Abdominelle Koliken und die erhöhte Stuhlfrequenz im Rahmen der **Zöliakie** beeinträchtigen ebenfalls das Schlafverhalten.

Säuglinge mit **Neurodermitis** leiden insbesondere im Schlaf unter Juckreiz und kratzen sich häufiger mit der Folge von zunehmenden Hautirritationen bis hin zu schmerzenden Wunden. Zum einen sinkt im Schlaf der Cortisolspiegel physiologischerweise ab, zum anderen können Wärmestau und Schwitzen die Symptomatik verstärken. Hinzu kommt, dass die Wahrnehmung der Symptome in der Schlafsituation ausgeprägter ist, da die im Wachen üblichen äußeren Ablenkungen wegfallen. All dies führt bei den Betroffenen zu einem erheblich gestörten Schlaf. Da das Schmerzempfinden durch zu wenig Schlaf gesteigert wird, entwickelt sich ein sich gegenseitig verstärkender Mechanismus mit zunehmender Belastung durch schmerzende Wunden, auch tagsüber.

Bei **Epilepsien** treten je nach Anfallstyp sehr unterschiedliche Schlafstörungen auf. Neben den Neugeborenenkrämpfen ist das West-Syndrom mit der Blitz-Nick-Salaam(BNS)-Anfallssymptomatik die Anfallsform, die am häufigsten zu beobachten ist. Obwohl die hirnelektrische Aktivität im Schlaf typischerweise durchgehend gestört ist im Sinne einer Hypsarrhythmie, kommt es bevorzugt nach dem Aufwachen und bei Müdigkeit zu BNS-Anfällen. Dennoch ist die Störung der Schlafarchitektur durch das Überwiegen epilepsiespezifischer Aktivität im Schlaf ohne erkennbare hirnelektrische Grundstruktur so ausgeprägt, dass nicht nur der Erholungswert des Schlafes eingeschränkt ist, sondern auch die für die Reifung und Entwicklung des Kindes im Schlaf ablaufenden Prozesse beeinträchtigt werden.

5.2 Psychische Störungen

Schlafstörungen können erhebliche Auswirkungen auf die emotionale und kognitive Entwicklung haben (v. Gontard 2010). Andererseits erhöhen internalisierende Symptome („Disstress") verbunden mit Irritabilität und Angstäußerungen sowie einer mangelnden Affektregulation auch das Risiko für Schlafstörungen (v. Klitzing 2015). Dabei ist häufig von kombinierten Störungsbildern auszugehen, d. h. von Schlafstörungen, die mit Regulationsstörungen in anderen Alltagsbereichen verknüpft sind. Schieche et al. (2004) fanden bei circa 77 % der von ihnen in einer speziellen Sprechstunde untersuchten Säuglinge und Kleinkindern bei jeweils gut 35 % neben Schlaf- auch Fütterstörungen sowie dysphorisches Verhalten.

Säuglinge und Kleinkinder mit Autismus-Spektrum- und Entwicklungsstörungen weisen als Frühsymptom häufig einen gestörten Schlaf auf (Goodlin-Jones et al. 2009). Generell lässt sich feststellen, dass insbesondere Interaktionsstörungen mit den frühen Bezugspersonen, psychische Erkrankungen, insbesondere der Mütter, sowie Vernachlässigungs-, Misshandlungs- und Deprivationserfahrungen zu starken psychischen Belastungen bei den hiervon betroffenen Säuglingen führen, die sich u. a. auch in Schlafstörungen manifestieren können.

5

MERKE

Bei Auffälligkeiten des Schlafes im Säuglingsalter sollten sowohl Entwicklungsstörungen als auch psychische Belastungen abgeklärt werden.

LITERATUR

Amin RS. Gastroesophageal reflux and infant apnea. J Pediatr 2000; 137: 298–300.

Benz M, Scholtes K. Von der normalen Entwicklungskrise zur Regulationsstörung. In: Cierpka M (Hrsg.): Frühe Kindheit 0 bis 3. Berlin: Springer; 2012. S. 159–170.

Goodlin-Jones B, Schwichtenberg AJ, Iosif AM. Six-month persistence of sleep. Problems in young children with autism, developmental delay, and typical development. J Am Child Adolesc Psychiat 2009; 48: 847–854.

Hofacker N von, Lehmkuhl U, Resch F. Regulationsstörungen im Säuglings- und Kleinkindalter. In: Deutsche Gesellschaft für Kinder- und Jugendpsychiatrie, Psychosomatik und Psychotherapie (Hrsg.). Leitlinien zur Diagnostik und Therapie psychischer Störungen im Säuglings-, Kindes- und Jugendalter, 3. Aufl. Köln: Deutscher Ärzteverlag; 2007. S. 357–378.

Papousek M, Rothenburg S, Cierpka M, Hofacker N von. Regulationsstörungen in der Kindheit. CD-basierte Fortbildung. München: Stiftung Kindergesundheit; 2006.

Reid GJ, Hong RY, Wade TJ. The relation between common sleep problems and emotional and behavioural problems among 2- and 3-years-olds in the context of known risk factors for psychopathology. J Sleep Res 2009; 18: 49–59.

Sadeh A, Mindell JA, Luedtke K, Wiegand B. Sleep and sleep ecology in the first 3 years: a web-based study. J Sleep Res 2009; 18: 60–73.

Schieche M, Rupprecht T, Papousek M. Schlafstörungen: Aktuelle Ergebnisse und klinische Erfahrungen. In: Papousek M, Schieche M, Wurmser H (Hrsg.): Regulationsstörungen der frühen Kindheit. Bern: Hans Huber; 2004. S. 145–170.

Scholtes K, Benz M, Demant H. Schlafstörungen im Kindesalter. In: Cierpka M (Hrsg.): Frühe Kindheit 0 bis 3 Jahre. Berlin: Springer; 2012. S. 199–218.

Von Gontard A. Säuglings- und Kleinkindpsychiatrie. Stuttgart: Kohlhammer; 2010.

Von Klitzing K, Döhnert M, Kroll M, Grube M. Psychische Störungen in der frühen Kindheit. Dtsch Ärztebl 2015; 112: 375–386.

KAPITEL

6

Alfred Wiater, Gerd Lehmkuhl

Schlafmedizinische Krankheitsbilder im Säuglingsalter

6.1 Pädiatrische Krankheitsbilder

6.1.1 Primäre zentrale Säuglingsschlafapnoe

Diagnostische Kriterien und Symptome

Gemäß der International Classification of Sleep Disorders (ICSD; American Academy of Sleep Medicine 2014) ist die primäre zentrale Säuglingsschlafapnoe definiert durch beobachtete Apnoen oder Zyanosen oder per Monitoring registrierte zentrale Apnoen und Sauerstoffsättigungsabfälle bei Säuglingen mit einem Konzeptionsalter von mindestens 37 Wochen im Schlaf, die nicht durch andere Ursachen erklärt werden können. Die Symptomatik zeigt sich als wiederholte prolongierte zentrale Apnoen über 20 s und/oder periodische Atmung über mindestens 5 % der gesamten Schlafzeit. Neben den zentralen Apnoen können auch in geringerer Ausprägung obstruktive und gemischte Apnoen auftreten.

MERKE

Schlafapnoen werden unterschieden in:
- Zentrale Apnoen mit Stillstand des zentralen Atmungsantriebs (➤ Abb. 6.1)
- Obstruktive Apnoen mit Verschluss der oberen Atemwege bei fortgesetztem zentralen Atemantrieb (➤ Abb. 6.1)
- Gemischte Apnoen mit zentralem und obstruktivem Anteil

Kürzere, mit Desaturationen einhergehende zentrale Apnoen werden eher einer eingeschränkten pulmonalen Reserve zugeordnet als einer zentralen Atmungsregulationsstörung. Mit den zentralen Apnoen einhergehend werden Bradykardien beschrieben. Die Symptomatik kann so ausgeprägt sein, dass Interventionsbedarf erforderlich ist. Die Symptomatik kann den Kriterien eines „Apparent Life-Threatening Event (ALTE)“ entsprechen. Das Auftreten zentraler Apnoen wird begünstigt durch Anämie, Infektionen, metabolische Störungen, gastroösophagealen Reflux, hirnorganische Veränderungen und Medikamente, z. B. Anästhetika.

Epidemiologie

Die Prävalenz bei reifen Neugeborenen wird mit bis zu 0,5 % angegeben, wohingegen bis zum Alter von

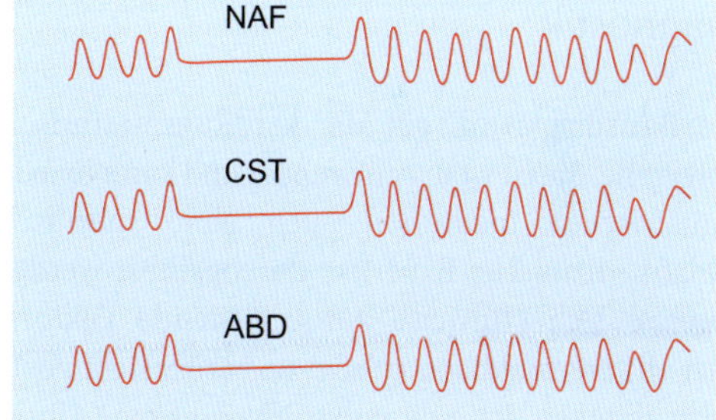

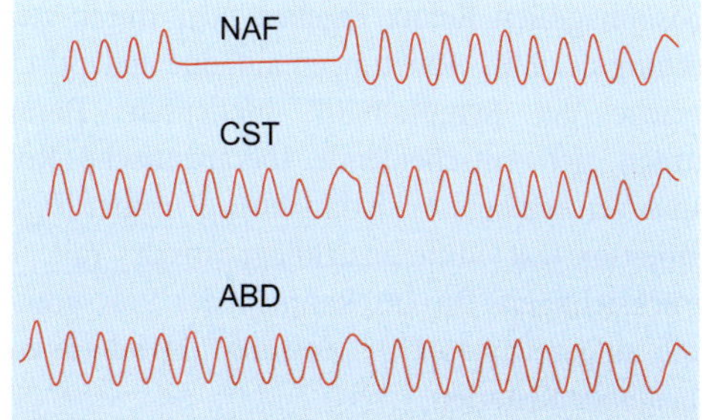

Abb. 6.1 Zentrale und obstruktive Apnoen; NAF = nasaler Luftstrom; CST/ABD = thorakale/abdominale Atmungsbewegungen [L231]

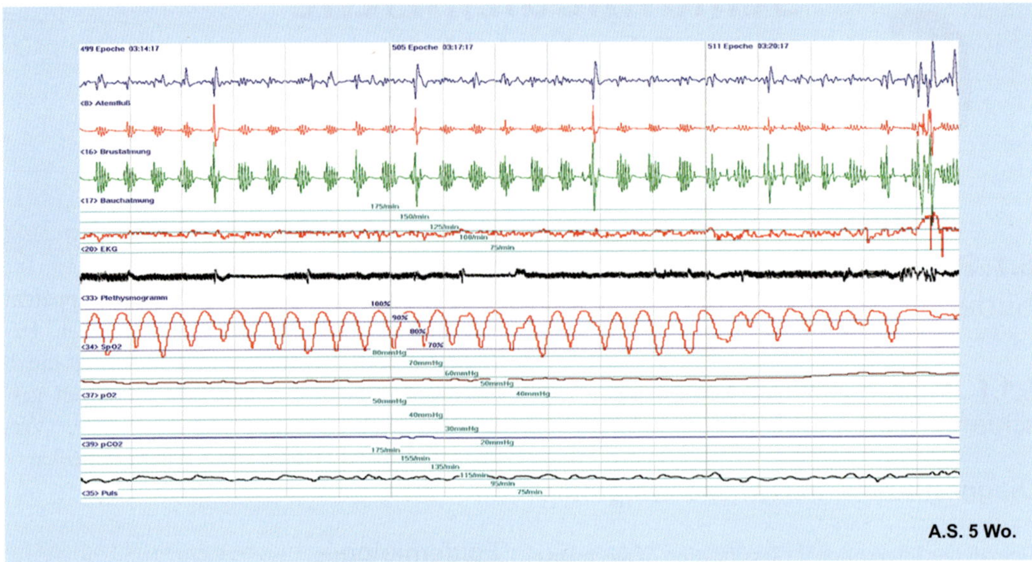

Abb. 6.2 Polygrafie, 5 Wochen alter Säugling, periodische Atmung mit deutlichen Sauerstoffsättigungsabfällen [P617]

6 Monaten zumindest ein Ereignis mit prolongierter zentraler Apnoe bei ca. 2 % der Säuglinge vorkommt. Geschlechtsunterschiede werden nicht beschrieben.

Diagnostik

Als Basisdiagnostik gilt die kardiorespiratorische Polygrafie. Sie ist wenig aufwendig und kann in jeder pädiatrischen Institution auch ohne spezifisch-schlafmedizinische Expertise durchgeführt werden. Ergeben sich Hinweise auf begleitende Faktoren oder differenzialdiagnostisch zu berücksichtigende Erkrankungen, ist eine polysomnografische Untersuchung indiziert. Diese kann, z. B. ergänzt um eine Ösophagus-pH-Metrie, Hinweise auf einen gastroösophagealen Reflux ergeben oder durch Auswertung der EEG-Ableitungen auf eine epileptische Ursache der Symptomatik hindeuten. Daraus würden sich entscheidende therapeutische Konsequenzen ergeben. Auch das Vorliegen einer Hypoventilation ist differenzialdiagnostisch mit zu berücksichtigen. Die im Rahmen der Polysomnografie aufgezeichnete CO_2-Messung liefert dafür entscheidende Kriterien.

Prolongierte zentrale Apnoen, Apnoen (Sistieren des Luftstroms für mehr als 2 Atemzüge) einhergehend mit Sauerstoffsättigungsabfällen (>3 %) oder Arousal (Iber et al. 2007) sowie ausgeprägte periodische Atmung sind die poly(somno)grafischen Kriterien der primären zentralen Säuglingsschlafapnoe (➤ Abb. 6.2). Zu berücksichtigen ist dabei die Tatsache, dass zentrale Atempausen nach Seufzern physiologischerweise vorkommen können. Auch eine periodische Atmung kann als physiologisch begründbarer Adaptationsvorgang auftreten. Bei der Beurteilung der pathophysiologischen Wertigkeit periodischer Atmung sind insbesondere die Ausprägung und der Schweregrad der damit einhergehenden Desaturationen zu berücksichtigen.

Ursachen und Folgen

Die primäre zentrale Säuglingsschlafapnoe ist die Folge einer Störung der Atmungssteuerung durch Unreife der im Hirnstamm lokalisierten respiratorischen Neurone oder der Atmungsregulation, z. B. infolge entwicklungsbedingter Funktionseinschränkungen der Chemorezeptoren. Hinzu kommen Mechanismen, die indirekt zu einer Funktionseinschränkung des respiratorischen Systems führen. Während der ersten Lebensmonate ist eine deutlich rückläufige Symptomatik zu erwarten. Die Symptomatik kann mit Gedeihstörungen einhergehen. Obwohl einige Säuglinge mit der Todesursache Sudden Infant Death (SID) prämortal Apnoen zeigen, gilt die primäre zentrale Säuglingsschlafapnoe nicht als unabhängiger SID-Risikofaktor. **Säuglinge mit persistierend schweren Apnoen können Entwicklungsstörungen infolge von Hypoxämien entwickeln.** Bezüglich der Folgen von passager auftretenden Apnoen mit Hypoxämien während der ersten Lebenswochen fehlen belastbare Langzeitstudien. Somit sind hypoxämiebedingte Entwicklungsstörungen auch bei weniger ausgeprägter Symptomatik nicht auszuschließen.

Therapie

Aufgrund der empirischen Datenlage ist eine medikamentöse Therapie zu empfehlen, wenn einhergehend mit zentralen Apnoen in der Beat-to-beat-Aufzeichnung bei Neugeborenen Sauerstoffsättigungsabfälle unter 80 % zu verzeichnen sind. Auch Säuglinge mit klinischer Begleitsymptomatik wie Zyanose, Bradykardie oder Apnoe-bezogener muskulärer Hypotonie sind behandlungsbedürftig, wenn durch eine polysomnografische Untersuchung die Diagnose der primären zentralen Säuglingsschlafapnoe gesichert und mögliche Differenzialdiagnosen ausgeschlossen werden konnten. Mittel der ersten Wahl ist Coffeincitrat (gem. BfArM nur auf neonatologischen Intensivstationen anzuwenden) oder Theophyllin in atmungsstimulierender Dosis (3–4 mg / kg KG täglich aufgeteilt in 3–4 Einzeldosen unter Serumspiegelkontrollen mit Zielwert von 3–4 mcg / ml).

Individuell zu entscheiden ist, ob die behandlungsbedürftigen Säuglinge nach Entlassung aus der stationären Behandlung mit einem Heimmonitor zu versorgen sind. **Ein Monitoring mit Eventspeicherfunktion oder telematischer Datenübertragung kann zur Therapieüberwachung und zur Verlaufsbeobachtung hilfreich sein.** Nach einem hinreichenden symptomfreien Intervall kann bei altersphysiologischen häuslichen Datenaufzeichnungen das Ausschleichen oder Absetzen der medikamentösen Therapie erfolgen. Anschließend sollte die Monitorüberwachung noch fortgesetzt werden und vor Beendigung der Heimüberwachung über eine abschließende poly(somno)grafische Untersuchung entschieden werden.

Unter www.AMBOSS.com sind diese Inhalte in digitaler Aufbereitung zu finden.

6.1.2 Obstruktive Schlafapnoe (OSA) bei Säuglingen

Diagnostische Kriterien und Symptomatik

Die obstruktive Schlafapnoe bei Kindern bezieht sich auf den Altersbereich von der Geburt bis zum Alter von 18 Jahren. Sie ist definiert durch intermittierende komplette (obstruktive Apnoe) oder partielle (obstruktive Hypopnoe) Obstruktionen der oberen Atemwege im Schlaf. Schnarchen, erhöhte Atmungsanstrengungen und Apnoen im Schlaf sind die häufigsten Symptome. Bei Kindern können selbst kurze obstruktive Apnoen zu Hypoxämien führen, da die funktionelle Residualkapazität erniedrigt ist (American Academy of Sleep Medicine 2014). Obstruktive Schlafapnoen bei Kindern sind daher anders zu beurteilen als bei Erwachsenen.

So gilt im Kindesalter ein obstruktiver Apnoe-Hypopnoe-Index (oAHI) bis 1 / Stunde als physiologisch. Bei einem oAHI von 1–5 / Stunde liegt eine milde Ausprägung einer OSA vor. Bei einem oAHI von 5–10 / Stunde liegt eine moderate und ab einem oAHI > 10 / Stunde eine schwere Ausprägung einer OSA vor.

Die Symptomatik bei Säuglingen ist in ➤ Tab. 6.1 beschrieben.

Epidemiologie

Prävalenz im Kindesalter: 1–5 %.

Tab. 6.1 Symptome der obstruktiven Schlafapnoe im Säuglingsalter

• Symptome im Schlaf: – Geräuschvolle Atmung (44 %) – Schnarchen (26 %), angestrengte Atmung und Apnoen – Stille Obstruktionen – Exzessives Schwitzen – Motorische Unruhe
• Tagessymptome: Saug-Schluck-Koordinationsstörung

Ursachen und Folgen

Prädisponierende und auslösende Faktoren im Säuglingsalter sind insbesondere:

- Mittelgesichtshypoplasien und mandibuläre Retro- und Mikrognathie
- Pierre-Robin-Sequenz
- Laryngotracheomalazie
- Down-Syndrom, insbesondere wegen der fazialen Muskelhypotonie und der Makroglossie
- Prader-Willi-Syndrom
- Neuromuskuläre Erkrankungen mit bei muskulärer Hypotonie erhöhter Kollapsneigung der oberen Atemwegsmuskulatur
- Gastroösophagealer Reflux, der zu einem Schleimhautödem im oberen Atemwegsbereich und zum Laryngospasmus führen kann
- Achondroplasie
- Mukopolysaccharidose
- Sichelzellanämie
- Allergisch bedingte Schleimhautveränderungen der oberen Atemwege
- Medikamente mit atmungssupprimierender und muskelrelaxierender Wirkung oder Nebenwirkung

6

Ursächlich kommt es im Schlaf zu einem Ungleichgewicht zwischen den neuromuskulären Faktoren für das Offenhalten der oberen Atemwege und den anatomischen Strukturen für den Verschluss der oberen Atemwege. Infolgedessen entsteht eine obstruktive Hypopnoe oder obstruktive Apnoe, insbesondere in Rückenlage und im REM-Schlaf. Die Obstruktion der oberen Atemwege führt zur Hypoxämie und Hyperkapnie. Die Atemarbeit wird gesteigert. Es kommt zur Arousalreaktion, wobei im Säuglings- und Kindesalter die subkortikalen Arousals den kortikalen Arousals gegenüber im Vordergrund stehen (Scholle et al. 2012).

Zusätzlich wird infolge der obstruktiven Apnoen das sympathische Nervensystems aktiviert mit Störungen der Vasomotorik und Blutdruckerhöhung. Im Verlauf der Erkrankung entwickeln sich eine endotheliale Dysfunktion, Endothelschädigung, ein arterieller Hypertonus bis hin zur ventrikulären Hypertrophie und zum Cor pulmonale. Auch ist eine mit obstruktiven Apnoen einhergehende Beeinträchtigung der Herzfunktion infolge des erhöhten negativen intrathorakalen Drucks während der Obstruktion zu erwarten.

Weitere Folgen der obstruktiven Schlafapnoe sind Gedeihstörungen, insbesondere bei Säuglingen und Kleinkindern, sowie vermehrte Infekte durch Aspiration und Wachstumsstörungen aufgrund einer unzureichenden nächtlichen Wachstumshormonsekretion, insbesondere bei zugrunde liegenden genetischen und kraniofazialen Störungen.

Hinzu kommen Verformungen des Gesichtsschädels, da die Obstruktion der oberen Atemwege mit konsekutiver Mundatmung eine Fehlentwicklung des Gesichtsschädels begünstigt. Damit einhergehend sind überdies Sprachentwicklungsstörungen zu erwarten. Auch Verformungen des Thoraxskeletts sind möglich, da thorakale Einziehungen infolge der oberen Atemwegsobstruktionen die Entwicklung eines Pectus excavatum begünstigen.

Diagnostik

Symptombezogene klinische Untersuchungen:

- Allgemein- und neuropädiatrische Untersuchung: Prädisponierende Faktoren? Z. B. neuromuskuläre Erkrankung? Mittelgesichtshypoplasie, mandibuläre Mikro- / Retrognathie?
- HNO-ärztliche Untersuchung: Kehlkopfinstabilität? Anatomische Anomalien?
  - Gegebenenfalls Endoskopie zur Beurteilung einer OP-Indikation

Polysomnografie (PSG):

- Absolute Indikation: Alter < 2 Jahre
- Beurteilungskriterien:
  - Klinische Symptome, insbesondere thorakale Einziehungen, Schnarchen, Apnoen und gestörter Schlaf
  - Apnoe-Hypopnoe-Index (AHI)
  - Hypoxämie
  - Hyperkapnie
  - Erhöhte Atemarbeit
  - Herztätigkeit
  - Schlafstruktur
  - Arousals (ZNS-vermittelte Stress- und Weckreaktionen)

Zur Diagnosestellung müssen sowohl die klinischen als auch die PSG-Kriterien erfüllt sein.

MERKE

Bei einem schnarchenden Kind mit ≥ 1 zusätzlichem Symptom sollte immer eine PSG durchgeführt werden!

Therapie

Die Therapie richtet sich nach der individuellen Befundkonstellation und sollte immer in einem schlafmedizinischen Zentrum für Kinder erfolgen:

- Kieferorthopädische Maßnahmen bei entsprechender Symptomatik, z. B. Tübinger Gaumenplatte mit Sporn bei Säuglingen mit Pierre-Robin-Sequenz.
- Adenotomie bei ausgeprägten adenoiden Vegetationen mit moderater bis schwerer OSA. Ausnahme sind Patienten mit Gaumenspalte, da eine Adenotomie bei Vorliegen einer Gaumenspalte kontraindiziert ist.
- Bei fehlendem Therapieerfolg oder fehlendem Nachweis von Adenoiden: CPAP / BiPAP-Therapie (CPAP = Continous Positive Airway Pressure; BiPAP = Bilevel Positive Airway Pressure) zur Überbrückung der Obstruktion. Eine CPAP / BiPAP-Therapie ist nur bei unbehinderter Nasenatmung effektiv und geht mit dem Risiko der Entwicklung einer Mittelgesichtshypoplasie durch die maskenbedingte paranasale Druckbildung einher. Die Indikation ist daher sehr eng zu stellen.
- Ergänzend, insbesondere bei Gesichtsmuskelhypotonie, ist eine präverbale logopädische oder myofunktionelle Therapie einzuleiten.
- Selten sind invasivere Maßnahmen wie eine Tracheotomie indiziert.
- Im Einzelfall können individuelle Lagerungsversuche sich positiv auf die OSA-Symptomatik auswirken. Diese sollten unbedingt ebenfalls einem schlafmedizinischen Zentrum für Kinder vorbehalten bleiben.

Da sich mit dem Wachstum die anatomischen Strukturen verändern und damit anatomisch bedingte Ursachen einer OSA entfallen können, sollte die Indikationsstellung der therapeutischen Maßnahmen bei OSA im Säuglingsalter engmaschig überprüft werden, um die Therapie nur so lange wie unbedingt erforderlich durchzuführen.

Auslassversuche unter polysomnografischer Kontrolle sind zu empfehlen. Je nach individueller Befundkonstellation ist eine häusliche Monitorüberwachung einzuleiten.

Unter www.AMBOSS.com sind diese Inhalte in digitaler Aufbereitung zu finden.

Fallbeispiel

Lea kam nach unauffälliger Schwangerschaft mit den in ➤ Abb. 6.3 beschriebenen Befunden zur Welt. Die Eltern stellten sie zur U4 schlafend vor, um ihr Schnarchen zu demonstrieren. Auffällig war, dass sie trotz adäquater Ernährung unzureichend an Gewicht zugenommen hatte, sodass sich ihr Gewicht von über der 50. Perzentile auf unter die 3. Perzentile entwickelt hatte.

Zur weiteren Abklärung der Symptomatik erfolgte unverzüglich eine Polysomnografie. Dabei zeigten sich REM-Schlaf bezogene bis zu 33 s anhaltende obstruktive Apnoen mit Sistieren des oronasalen Luftstroms unter fortgesetzten thorakalen und abdominalen Atmungsbewegungen, einhergehend die mit tiefen Sauerstoffsättigungsabfällen bis auf 30 %. Die Herzfrequenz war unregelmäßig (➤ Abb. 6.4).

Es wurde die Diagnose einer obstruktiven Schlafapnoe gestellt und eine CPAP-Therapie (➤ Abb. 6.5) eingeleitet. Darunter normalisierte sich der polysomnografische Befund, die Atmung war ruhig und die Gewichtsentwicklung physiologisch. Das CPAP-Gerät und ein kombinierter Monitor (Atmung / EKG / Sauerstoffsättigung) wurden den Eltern für zu Hause verordnet. Die Eltern wurden sowohl gerätetechnisch eingewiesen als auch über Verhaltensmaßnahmen in eventuellen Notfällen bis hin zur Reanimation instruiert.

Zur Therapieüberwachung wurden mehrfach polysomnografische Verlaufskontrollen durchgeführt. Nachdem Lea im Alter von 8 Monaten die CPAP-Maske nicht mehr tolerierte, wurde unter polysomnografischer Kontrolle ein Auslassversuch gemacht. Durch die anatomische Entwicklung der oberen Atemwege hatte der Atemwegsdurchmesser inzwischen soweit zugenommen, dass eine ungehinderte Spontanatmung im Schlaf möglich und die weitere CPAP-Therapie nicht mehr erforderlich war. Weitere polysomnografische Verlaufskontrollen bestätigten diesen Befund.

- Schwangerschaft o.B.
- Forcepsentbindung
- Stigmata: Ohren etwas dysplastisch, Auricularanhängsel, hoher Gaumen
- HNO sonst o.B.
- Fazialisschwäche links
- Herz: Trikuspidalanomalie (Ebstein)
- Leichte Muskelhypotonie
- Schnarchende Atmung/ inspiratorischer Stridor
- Gedeihstörung

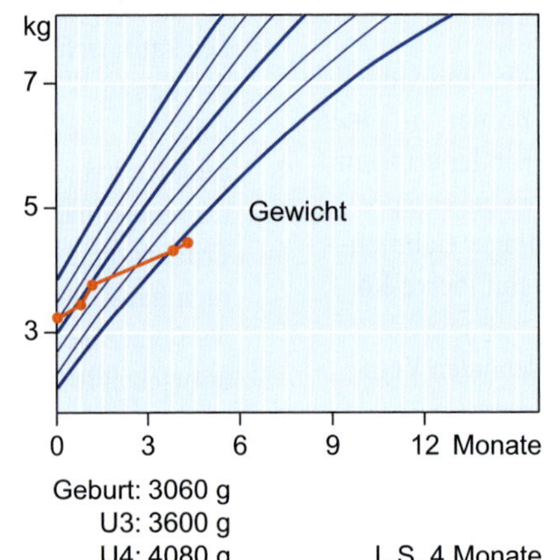

Abb. 6.3 Daten zu Lea bei der U4 [L231]

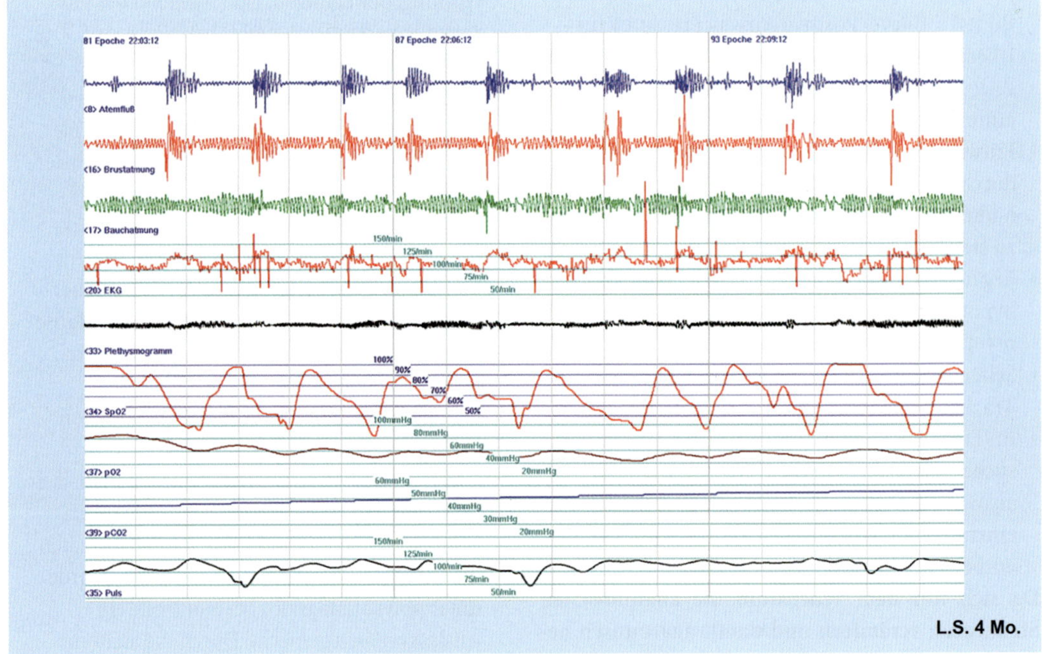

Abb. 6.4 Darstellung der kardiorespiratorischen Parameter aus einer Polysomnografie mit deutlich ausgeprägten obstruktiven Apnoen, einhergehend mit tiefen Sauerstoffsättigungsabfällen [P617]

6.1.3 Benigne Säuglingsmyoklonien im Schlaf

Diagnostische Kriterien und Symptome

Wiederholte myoklonische Zuckungen der Extremitäten, des Rumpfes oder des gesamten Körpers bei Säuglingen in den ersten 6 Lebensmonaten im Schlaf, die aufhören, wenn der Säugling geweckt wird, gelten nach der ICSD (American Academy of Sleep Medicine 2014) als diagnostische Kriterien des „Benign Sleep Myoclonus of Infancy“. Die Zuckungen treten ausschließlich im Schlaf auf und können deutlich ausgeprägt sein. Die Symptomatik zeigt sich

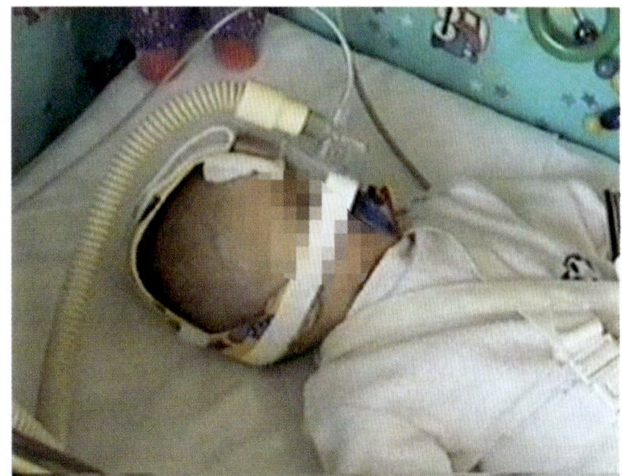

Abb. 6.5 Lea unter CPAP-Therapie [P617]

in der Regel bei sonst gesunden Kindern ohne familiäre Belastungssituationen. Sie kann jedoch auch bei Kindern im Rahmen der Entzugssymptomatik nach mütterlichem Opioidkonsum auftreten.

Epidemiologie

Die Prävalenz der benignen Säuglingsmyoklonien im Schlaf ist unbekannt. Die Inzidenz wird auf 3,7 Fälle pro 10 000 Lebendgeburten geschätzt, mit einem Überwiegen männlicher Säuglinge (Geschlechtsverhältnis 2:1).

Diagnostik

Die Diagnose ist primär klinisch zu stellen. Eine häusliche Videodokumentation kann hilfreich sein. **Die Tatsache, dass die Symptomatik beim Wecken des Säuglings sistiert, ist differenzialdiagnostisch zur Abgrenzung epileptischer Anfälle im Schlaf bedeutend.** Ergänzend ist die Ableitung eines Wach- und Schlaf-EEG zu empfehlen, um eine erhöhte epileptische Bereitschaft auszuschließen. Sollte die Diagnose dennoch nicht eindeutig zu stellen sein, ist eine polysomnografische Untersuchung mit Erfassung der Symptomatik zu ergänzen. Einhergehend mit den Schlafmyoklonien zeigt sich eine paroxysmale Muskelaktivität in wiederholten irregulären Clustern überwiegend im ruhigen Schlaf. Insgesamt kann sich die Symptomatik in Einzelfällen über einen Zeitraum von einer Stunde hinziehen und den Verdacht eines Status epilepticus nahelegen. In der simultanen EEG-Aufzeichnung sind im Rahmen der benignen Säuglingsmyoklonien keine epilepsietypischen Potenziale vorhanden. Die benignen Säuglingsmyoklonien im Schlaf gehen nicht mit Aufwachreaktionen einher. Sie können durch leichtes Bewegen des Säuglings provoziert werden.

Ursachen und Folgen

Wegen des passageren Auftretens der Symptomatik im Säuglingsalter liegt es nahe, ursächlich eine neuronale Reifungsverzögerung anzunehmen. So könnte eine mangelnde Hemmung motorischer Aktivitätsmustergeneratoren im Zervikalmark infolge einer Myelinisierungsverzögerung deszendierender Neurone möglich sein oder transiente abnormale Neurotransmitterfunktionen im Bereich unreifer subkortikaler Strukturen (Caraballo et al. 2009). **Nach Abklingen der klinischen Symptomatik ist nicht mit weiterer Symptomatik zu rechnen. Auch gibt es keine Hinweise auf Folgeprobleme oder Folgeerkrankungen.**

Therapie

Die wichtigste Maßnahme nach Diagnosestellung ist die **Beratung der Eltern über die Harmlosigkeit der Symptomatik** und die gute Prognose mit selbstlimitierendem Verlauf. Dadurch sollte auch unbedingt verhindert werden, die Säuglinge unnötigen diagnostischen und therapeutischen Maßnahmen zu unterziehen, die Eltern zu verunsichern und dadurch die Eltern-Kind-Beziehung zu belasten.

Unter www.AMBOSS.com sind diese Inhalte in digitaler Aufbereitung zu finden.

6.1.4 Kongenitales zentrales alveoläres Hypoventilationssyndrom (CCHS)

Diagnostische Kriterien und Symptome

Das Krankheitsbild ist gekennzeichnet durch schlafbezogene Hypoventilation infolge einer Mutation des PHOX2B-Gens. **Die Ausprägung ist**

interindividuell unterschiedlich, je nach vorliegendem Mutationsmuster. Manche Kinder haben auch im Wachzustand eine Hypoventilationssymptomatik, wobei die Hypoventilation im Schlaf ausgeprägter ist. Bei manchen Kindern wird die Symptomatik erst im späteren Lebensalter erkannt, z. B. im Zusammenhang mit respiratorischen Erkrankungen oder nach Narkosen.

Die Hypoventilation ist nicht durch primäre pneumologische Erkrankungen, neurologische Erkrankungen oder metabolisch zu begründen. Die sonst klinisch unauffälligen Kinder fallen auf durch Zyanosen, Trinkschwierigkeiten, muskuläre Hypotonie, seltener auch durch zentrale Apnoen. Typischerweise, aber nicht ausschließlich, beginnt die Symptomatik während der Neugeborenenperiode. Dann kommt es bereits während der ersten Lebenstage zu oberflächlicher Atmung mit Hypoventilation, Hypopnoe und Zyanose insbesondere während des Schlafes, häufig mit p_aCO_2-Werten von weit über 60 mmHg. Es können auch akut intubationspflichtige Atemnotzustände auftreten. Wegen der Hypoventilation ist eine Entwöhnung von der Beatmung häufig nicht möglich. Weniger ausgeprägte Verläufe führen später zu Zyanosen und / oder den Folgen der schlafbezogenen Atmungsstörungen wie kardiovaskulären Störungen oder hypoxämiebedingten (entwicklungs)neurologischen Defiziten.

6

Epidemiologie

Die Erkrankung ist selten. Die Prävalenz bei Lebendgeborenen wird auf 1:200 000 geschätzt (Rühle et al. 2012). Geschlechtsunterschiede werden nicht beschrieben.

Diagnostik

Die Diagnose wird polysomnografisch und molekulargenetisch gestellt. Im Rahmen der polysomnografischen Ableitung ist eine kontinuierliche CO_2-Messung erforderlich. Im Zweifelsfall kann ein CO_2-Antworttest inkludiert werden. Im Vordergrund stehen Hypoxämie und Hyperkapnie, wobei die Symptomatik schlafphasenabhängig unterschiedlich stark ausgeprägt sein kann. Die ausgeprägteste Symptomatik zeigt sich im NREM-Schlaf, möglicherweise weil in dieser Schlafphase die homöostatische Regulation am deutlichsten eingeschränkt ist. Zentrale Atempausen können begleitend zur Darstellung kommen, sind jedoch nicht diagnostisch entscheidend. Je nach Methode der Atmungsaufzeichnung ist die Symptomatik am Atmungsmuster trotz einsetzender Hypoxämie und Hyperkapnie zunächst nicht erkennbar.

Die molekulargenetische Untersuchung dient nicht nur der Diagnosesicherung. Sie gibt darüber hinaus obligatorische Hinweise darauf, in welcher Ausprägung die Erkrankung zu erwarten ist. Daraus ergeben sich entscheidende Hinweise für das weitere therapeutische Vorgehen und die weitere Verlaufsbeobachtung.

Entscheidend ist, das Krankheitsbild differenzialdiagnostisch hinreichend zu berücksichtigen und zu beachten, dass Erkrankungen, die schlafgebunden auftreten, auch im Schlaf untersucht werden müssen. Letztere Erkenntnis lässt derzeit noch zu wünschen übrig, was durch die viel zu geringe Anzahl von pädiatrisch-schlafmedizinischen Einrichtungen belegt ist.

MERKE

Insbesondere bei ungewöhnlich ausgeprägter Hypoventilations-, Zyanose- oder Apnoe-Symptomatik im Zusammenhang mit respiratorischen Erkrankungen und Narkosen ist das Vorliegen eines CCHS differenzialdiagnostisch zu berücksichtigen.

Ursachen und Folgen

Beim kongenitalen zentralen Hypoventilationssyndrom (CCHS) handelt sich um eine Störung des zentralen chemischen Atmungsantriebs, wobei die peripheren Chemorezeptoren intakt sind. Die Erkrankung ist häufig mit Störungen des autonomen Nervensystems gepaart, bei 16 % der Betroffenen mit dem Morbus Hirschsprung. Des Weiteren werden autonome Dysfunktionen wie eingeschränkte Herzfrequenzvariabilität und Hypotension beschrieben. Es besteht ein Zusammenhang mit dem Auftreten von Ganglioneuromen und Ganglioneuroblastomen, Ösophagusmotilitätsstörungen und okulären Symptomen. Die meisten Betroffenen zeigen eine normale Entwicklung. **Entwicklungsstörungen werden bei Patienten mit verspäteter Diagnosestellung oder**

unzureichender therapeutischer Kontrolle beschrieben (American Academy of Sleep Medicine 2014).

Dem Phänotyp des CCHS liegt eine Genmutation des PHOX2B-Gens auf dem p-Arm des Chromosoms 4 zugrunde (Amiel et al. 2003). Das mutierte Gen codiert für ein Protein, das u. a. die Entwicklung von Reflexbögen im autonomen Nervensystem steuert (Rühle et al. 2012). Die Schwere der Erkrankung steht im Zusammenhang mit der Art der Mutation. 90 % der Fälle sind Polyalanin-Repeat-Mutationen (PARMs), 10 % andere (NPARMs), davon 78 % Frame-shift-, 3 % Nonsense- und 16 % Missence-Mutationen. Polyalanin-Repeat-Mutationen (PARMs) finden sich im Exon 3 des PHOX2B-Gens. Normalerweise werden 20 Alaninwiederholungen codiert – beim CCHS sind 12–33 Nukleotide dupliziert, was zu 24–33 Alaninen führt. Es resultiert als normaler Genotyp: 20 / 20, beim CCHS hingegen: 20 / 24 bis 20 / 33. Die Ausprägung der klinischen Symptomatik korreliert mit dem jeweils vorliegenden Genotyp:

- PARMs:

20 / 24	keine oder nur nächtliche Beatmung
20 / 25 und 20 / 26	variabler Beatmungsbedarf
20 / 27 bis 20 / 33	oft 24-Stunden-Beatmung notwendig

- NPARMs: meist 24-Stunden-Hypoventilation

Die meisten bekannten Patienten tragen eine De-novo-Mutation:

- Die Träger sind heterozygot für das Allel.
- Eltern können die Mutation vererben:
  - Als selbst Erkrankter
  - Als Mosaikträger (somatisch oder germinativ)
- Der Erbgang ist autosomal dominant.

(zitiert nach Frerick 2011)

Patienten mit Punktmutationen oder Frame-shift-Mutationen haben ein erhöhtes Risiko für neuronale Tumoren (American Academy of Sleep Medicine 2014).

Es handelt sich um eine lebenslang bestehende Erkrankung. Unter rechtzeitig begonnener, adäquater und konsequenter Therapie ist die Prognose gut. Inadäquat behandelte Kinder zeigen Entwicklungsstörungen, einschließlich mentaler Retardierung, Wachstumsstörungen, epileptische Anfälle oder ein Cor pulmonale.

Therapie

Durch invasive und später nichtinvasive Beatmungstherapie (NIV) können eine normale alveoläre Ventilation und eine gute Lebensqualität der Patienten erzielt werden. Die Indikation zu einem N.-phrenicus-Pacing ist individuell zu prüfen. **Begleitet werden muss die Therapie von einem kontinuierlichen intensiven Monitoring und von hinreichender pflegerischer Unterstützung der Eltern.**

Bei den meisten Kindern beschränkt sich die Beatmungstherapie auf die Schlafenszeiten, sodass sie tagsüber ein normales Leben führen können. Nach Therapiebeginn in einem spezialisierten Zentrum sollte die Therapie zu Hause fortgesetzt werden. Regelmäßige klinisch-neurologische und polysomnografische Kontrollen in entsprechenden Institutionen sind einzuhalten. Unbedingt beachtet werden sollten, insbesondere bei Spätmanifestion des CCHS oder bei leichteren Verlaufsformen, Fehldiagnosen wie z. B. eine Epilepsie als Ursache von Zyanosen, um daraus resultierende Fehlbehandlungen zu vermeiden! Wichtig ist auch, bei Medikamenten, die atmungssupprimierend wirken können, die erhöhte Gefährdung der CCHS-Patienten zu berücksichtigen.

Unter www.AMBOSS.com sind diese Inhalte in digitaler Aufbereitung zu finden.

Fallbeispiel

Carina kam nach unauffälliger Schwangerschaft als reifer Säugling zur Welt. Die Familienanamnese war unauffällig. Post partum und in der Neugeborenenperiode zeigten sich keine Auffälligkeiten. Im Alter von 2 Monaten hatte Carina eine Pneumonie. Darunter wurden „zentralen Apnoen" beobachtet. Der Verlauf war so schwerwiegend, dass für 11 Tage eine maschinelle Beatmung erfolgen musste. Der Genesungsverlauf war protrahiert. Die weitere Entwicklung verlief jedoch wieder unproblematisch.

Im Alter von 3 Jahren beobachteten die Eltern erstmalig bei Carina Zyanosezustände im Schlaf, nachdem ihr ein codeinhaltiger Hustensaft verabreicht worden war. Nach dem Aufwecken war sie rasch wieder rosig. Nachdem sich die Zyanoseanfälle in der Folgezeit immer wieder mal wiederholten, wurde Carina im Rahmen eines stationären Aufenthalts unter der Diagnose Epilepsie auf Carbamazepin eingestellt. Die Diagnose wurde ausschließlich klinisch gestellt, eine nächtliche Aufzeichnung der Symptomatik erfolgte nicht. Mehrere EEG-Ableitungen waren unauffällig. Auch kardiologischerseits und laborchemisch ergaben sich keine auffälligen Befunde.

Unter der Carbamazepintherapie traten die schlafgebundenen Zyanosezustände weiterhin auf. Das Kind wurde daraufhin im Alter von 5 Jahren in ein nahegelegenes Universitätsklinikum eingewiesen. Dort wurde die Diagnose Epilepsie bestätigt und eine primäre Enuresis nocturna diagnostiziert. Die antikonvulsive Therapie wurde auf Valproinsäure umgestellt. Die klinische Symptomatik war jedoch weiterhin unverändert. Nachdem im Alter von 6 Jahren ein Rolando-Fokus im EEG festgestellt worden war, erfolgte eine nochmalige Umstellung der antikonvulsiven Therapie auf Sultiam. Rolando-Anfälle waren jedoch nie beobachtet worden. Eine nächtliche Untersuchung des Kindes erfolgte weiterhin nicht.

Nachdem sich auch unter Sultiamtherapie keine Änderung der Zyanosesymptomatik ergab, erfolgte die Zuweisung des Kindes in ein Schlaflabor. Bei der körperlichen Untersuchung ergaben sich keine Auffälligkeiten; entwicklungsneurologisch fielen Teilleistungsstörungen auf, sowohl im feinmotorischen Bereich als auch Konzentration und Ausdauer betreffend. Bei einer orientierenden Polygrafie zeigten sich nach dem Einschlafen des Kindes unter fortgesetzter Atmung ein Anstieg der Herzfrequenz sowie ein deutlicher Abfall der Sauerstoffsättigungswerte (➤ Abb. 6.6).

Mit zunehmender Schlaftiefe stieg die Herzfrequenz auf knapp 150 / min und die Sauerstoffsättigungswerte lagen dauerhaft unter 60 % unterhalb der Aufzeichnungsgrenze des Polygrafiegerätes (➤ Abb. 6.7). Die separat gemessenen pCO_2-Werte stiegen unterdessen bis auf maximal 116 mmHg an.

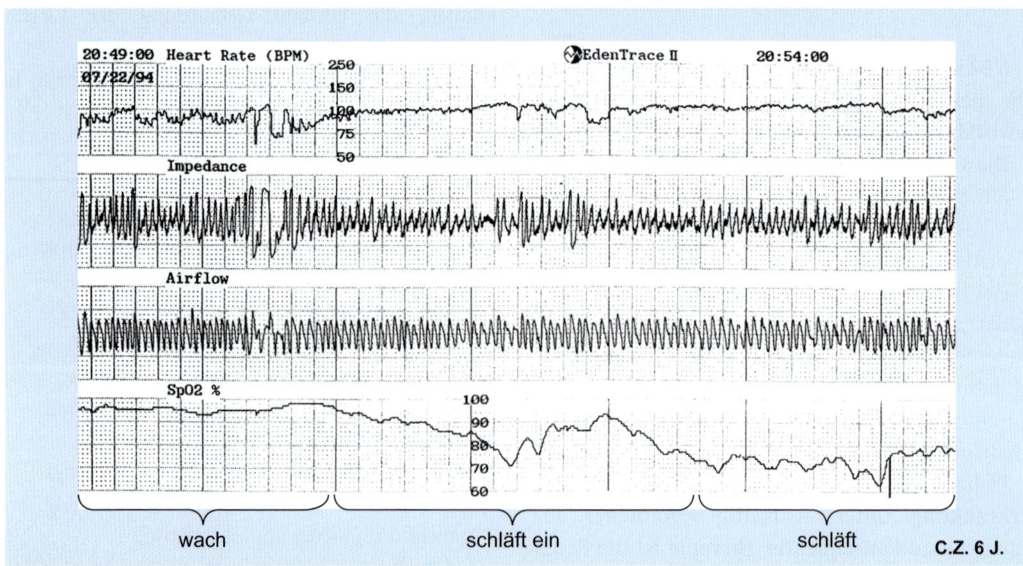

Abb. 6.6 Polygrafische Ableitung: unter fortgesetzter Atmung Anstieg der Herzfrequenz und deutlicher Abfall der Sauerstoffsättigungswerte [P617]

Nach dem Aufwecken normalisierten sich die Parameter wieder. Bereits aufgrund der initialen nächtlichen Ableitung unter Einbeziehung des anamnestischen Verlaufs wurde die Diagnose kongenitales zentrales alveoläres Hypoventilationssyndrom (CCHS) gestellt, die sich durch die weitere Diagnostik bestätigte.

Unter nichtinvasiver Beatmungstherapie im Schlaf kam es zur Normalisierung der Atmungsparameter. Zyanosen traten nicht mehr auf. Die antikonvulsive Therapie wurde beendet. Der Rolando-Fokus wurde im Verlauf kontrolliert. Epileptische Anfälle traten nicht auf, sodass für eine antikonvulsive Therapie keine Indikation bestand. Es wurde eine häusliche Pflege verordnet. Carina bedarf in der Nacht unter pflegerischer Betreuung der regelmäßigen Beatmungstherapie. Die Vitalparameter werden per Monitoring überwacht. Es ist davon auszugehen, dass die Beatmungstherapie dauerhaft im Schlaf erforderlich ist. Regelmäßige polysomnografische Untersuchungen dienen dazu, dies zu überprüfen. Tagsüber im Wachzustand kann Carina ein normales Leben führen und Entwicklungseinschränkungen sind nicht zu erwarten.

6.2 Psychische Störungen

Die Möglichkeiten des Säuglings, auf Stress und Belastungen zu reagieren und psychische Symptome zu entwickeln, sind begrenzt. Dabei treten psychische Störungen sehr wohl bereits in diesem Altersbereich auf und stellen hohe Belastungen dar, insbesondere weil sie die normale Entwicklung nachhaltig beeinträchtigen.

Zur Klassifikation und Einordnung psychischer Erkrankungen im Säuglings- und Kleinkindalter steht neben dem ICD-10 und dem DSM-5 das für diese Altersgruppe speziell entwickelte „Zero-to-Three“-Kategoriensystem zur Verfügung (DC: 0–3 R 2005).

Da Schlafstörungen nach einer Studie von Sadeh et al. (2009) im Alter von 0 bis 36 Monaten eine Prävalenz von 23 % aufweisen, die in 2 % als schwerwiegendes Problem von den Eltern eingestuft werden, stellen sie nicht selten eine Herausforderung für die Alltagsroutinen dar. Zudem sind sie häufig mit einem auffälligen internalisierenden, aber auch externalisierenden Verhalten assoziiert (Reid et al. 2009).

In den „Leitlinien zu psychischen Störungen im Säuglings-, Kleinkind- und Vorschulalter“ (von Gontard et al. 2015) wird einleitend darauf hingewiesen, dass neben der Hauptdiagnose in

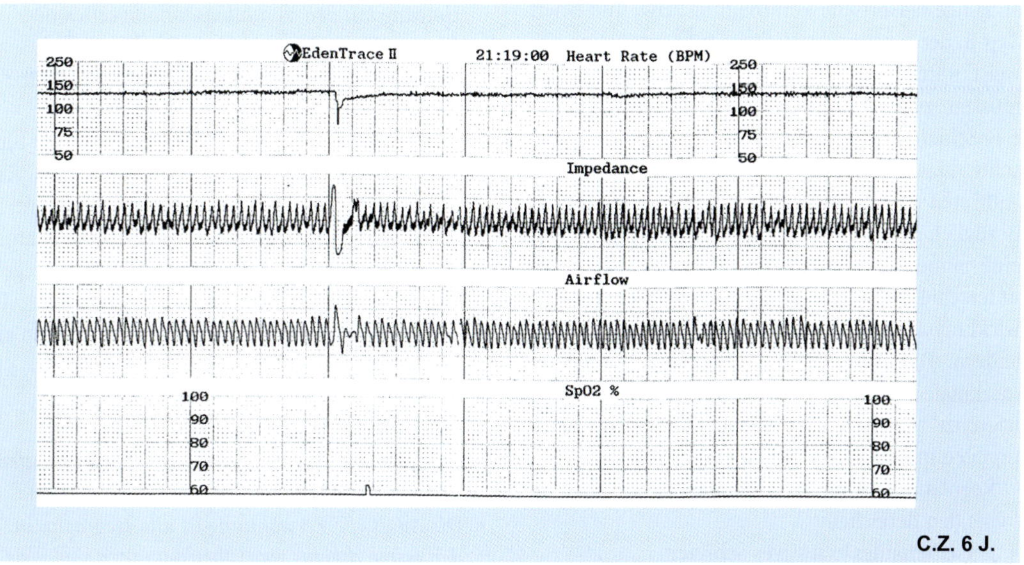

Abb. 6.7 Polygrafische Ableitung: mit zunehmender Schlaftiefe Tachykardie und Sauerstoffsättigungswerte unter 60 % [P617]

6

jedem Fall eine **Beziehungsstörung erfasst und ausgeschlossen werden soll.** Hierunter werden ausgeprägte interaktive Störungen, insbesondere der Säuglings-Mutter-Dyade, verstanden. Es geht darum, sich ein Bild von der Qualität des interaktiven Verhaltens, dem affektiven Austausch und der psychischen Beteiligung zu machen. Da frühe Beziehungsstörungen mit einer ungünstigen Prognose der kindlichen Entwicklung verbunden sind, sollte bei entsprechenden Hinweisen auf eine genaue Diagnostik nicht verzichtet werden.

Subklinische Symptome können sich z. B. in Schlaf- und Fütterstörungen äußern, die Alltagsfunktionen belasten und Interaktionsprobleme nach sich ziehen.

MERKE

Neben der körperlichen Diagnostik geben die klinische Anamnese und Beobachtung des spontanen Verhaltens und der Beziehung zwischen Säugling und Bezugspersonen erste Hinweise auf ein auffälliges Interaktions-Beziehungsverhalten.

6

6.2.1 Frühkindliche Regulationsstörungen

In der „Zero-to-Three"-Klassifikation wird zwischen einem Typ A, der Regulationsstörungen ohne eine auffällige sensorische Verarbeitung zeigt, und einem Typ B, der sensorische Verarbeitungsprobleme aufweist, unterschieden. Um die Diagnose zu vergeben, müssen zwei Regulationsbereiche betroffen sein, z. B. Schlaf- und Füttersituation. Die Symptomdauer sollte mindestens einen Monat betragen, mit einem Auftreten an mindestens vier Tagen in der Woche. Bezüglich der Intensität, Dauer und Häufigkeit liegt eine hohe Variabilität vor. Dabei können sich unterschiedliche Symptomkonstellationen im Entwicklungslauf ablösen und das klinische Bild verändern. Das Auftreten der jeweiligen Verhaltensmerkmale kann auf bestimmte Bezugspersonen begrenzt sein und geht regelmäßig mit dysfunktionalen Interaktionsmustern einher.

Regulationsstörungen manifestieren sich in folgenden Bereichen:

- Persistierendes exzessives Schreien
- Schlafstörungen
- Fütter- und Essstörungen
- Sonstige psychische Auffälligkeiten wie Trennungsangst, Wutanfälle, Stimmungsschwankungen

Nach Hofacker et al. (2007) weisen Schlafstörungen neben den elterlichen subjektiven Belastungen folgende objektive Kriterien auf:

- Einschlafen nur mithilfe der Eltern möglich
- Einschlafdauer mehr als 30 Minuten
- Durchschnittlich mehr als 3-maliges nächtliches Aufwachen mindestens 4-mal pro Woche, verbunden mit der Unfähigkeit, ohne elterliche Hilfe wieder alleine einzuschlafen
- Nächtliche Aufwachperioden von durchschnittlich mehr als 20 Minuten

Von besonderer Bedeutung für die diagnostischen und therapeutischen Überlegungen bei frühkindlichen Regulationsstörungen ist jedoch die Rolle der primären Bezugspersonen sowie die Gestaltung der Interaktion und Beziehung zwischen ihnen und dem Säugling. Benz und Scholtes (2012) gehen von einer Symptomtrias frühkindlicher Regulationsstörungen aus:

1. *„Schwierigkeit des Kindes in einem oder mehreren Bereichen der frühkindlichen Anpassungs- und Entwicklungsaufgaben,*
2. *Überforderungssyndrom der Mutter / des Vaters / beider Eltern im Sinne einer Anpassungsstörung im Übergang zur Elternschaft oder im Umgang mit einem ‚schwierigen' Säugling,*
3. *dysfunktionale Interaktionsmuster im direkten Umgang mit den Verhaltensauffälligkeiten des Kindes, die zu deren Aufrechterhaltung oder Verstärkung beitragen und zu einer Eskalation führen können."*

Scholtes und Mitarbeiter (2012) weisen darauf hin, dass es speziell bei jungen Säuglingen mit Regulationsstörungen ratsam sei, eine präventive Elternberatung zur Einübung positiver Schlafgewohnheiten und zur Unterstützung eines regelmäßigen Schlaf-wach-Rhythmus anzubieten. In Anlehnung an Papousek et al. (2006) empfehlen sie folgendes Vorgehen:

- *„Ein regelmäßiger Schlaf-wach-Rhythmus (Aufwachen – Stillen / Füttern – Wachzeit mit Zwiegespräch und ruhigem Beobachten – Schlafengehen bei Müdigkeit) sollte unterstützt werden.*
- *Die Angst vor Verwöhnung ist unangebracht. In den ersten drei bis vier Lebensmonaten sind viele Säuglinge noch auf elterliche Regulationshilfen*

(wie Körperkontakt, vertrauter Geruch und Stimme, sanftes Wiegen, Saugen an der Brust) angewiesen.

- *Die Eltern sollten lernen, kindliche Signale von Aufnahmebereitschaft, Erholungsbedürfnis, Müdigkeit, Überreizung sowie von Hunger und körperlichem Missbehagen zu erkennen und zu verstehen, damit sie sich bei der Gestaltung von Angeboten davon leiten lassen können.*
- *Übermüdung ist zu vermeiden, z. B. durch frühzeitiges Einlegen von Ruhepausen und rechtzeitige Schlafangebote.*
- *Auch Überstimulation sollte vermieden werden. Eine Überstimulation kann z. B. entstehen, wenn das Kind bei Unruhe und Schreien stundenlang herumgetragen oder heftig geschaukelt wird oder wenn die Eltern versuchen, es bei Äußerungen des Missbehagens durch ständig neue Reize abzulenken. Speziell vor dem Schlafenlegen sind Reizabschirmung und Reizreduktion ratsam.*
- *Nächtliche Wachzeiten sollten reizarm gestaltet werden. Eine Stimulation (z. B. durch Licht und Spielen) sollte vermieden werden."*

6.2.2 Weitere psychische Erkrankungen, in deren Verlauf Schlafstörungen bereits im Säuglingsalter auftreten können

Inzwischen liegt eine Vielzahl von empirischen Untersuchungen vor, die zeigen, dass psychische Störungen im Säuglings- und frühen Kindesalter mindestens so häufig wie in späteren Lebensphasen auftreten. Dennoch werden Auffälligkeiten in diesem Lebensabschnitt häufig übersehen, nicht adäquat diagnostiziert und als nicht behandlungsbedürftig betrachtet (von Gontard 2010). Wenn sowohl bei Einals auch bei Durchschlafstörungen organische Grunderkrankungen ausgeschlossen wurden (s. dort), sollten komorbide psychische Störungen erfasst werden, bei denen Schlafstörungen häufig begleitend vorhanden sind.

- Depressive Störungen, die als Diagnose jedoch erst ab dem 3. Lebensjahr vergeben werden sollten, davor jedoch in subklinischer Ausprägung bereits vorhanden sein können
- Angststörungen, als Diagnose nicht vor dem Alter von 18 Monaten, insbesondere erhöhte Trennungsängstlichkeit und Rückzugsverhalten
- Posttraumatische Belastungsstörungen ebenfalls erst ab dem 18. Lebensmonat, vorher mit subklinischer Ausprägung
- Bindungsstörungen als Folgezustand nach emotionaler und / oder körperlicher Deprivation, nach wiederholten Beziehungsabbrüchen in der frühen Entwicklungsphase mit den zwei Subtypen:
  - Reaktive Bindungsstörungen (F 94.1)
    Auffallend sind hierbei widersprüchliche soziale Reaktionen in verschiedenen sozialen Situationen, emotionaler Rückzug, verbunden mit Aggressivität, Unglücklichsein und Überempfindlichkeit.
  - Bindungsstörungen mit Enthemmung (F 94.2)
    Es fehlt ein selektives Bindungsverhalten, d. h. keine Trostsuche bei Unglücklichsein oder wahllose Trostsuche, eine wenig modulierte soziale Interaktion und ein anklammerndes, aufmerksamkeitssuchendes oder unterschiedslos freundliches (distanzloses) Verhalten.

6

MERKE

Schlafstörungen können als unspezifisches Symptom im Rahmen einer komplexen Symptomatik im Säuglingsalter auftreten, auf diese hinweisen und deshalb Anlass für eine weitere diagnostische Abklärung sein.

LITERATUR

American Academy of Sleep Medicine. International Classification of Sleep disorders. 3. Aufl. Darien (IL): American Academy of Sleep Medicine; 2014.

Amiel J, et al. Polyalanine expansion and frameshift mutations of the paired-like homeobox gene PHOX2B in congenital central hypoventilation syndrome. Nat Genet 2003; 33: 459–461.

Benz M, Scholtes K. Von der normalen Entwicklungskrise zur Regulationsstörung. In: Cierpka M (Hrsg.): Frühe Kindheit 0 bis 3. Berlin: Springer; 2012. S. 159–170.

Caraballo R, Capovilla G, Vigevano F, Beccaria F, Specchio N. The spectrum of benign myoclonus of early infancy: Clinical and neurophysiologic features in 102 patients. Epilepsia 2009; 50(5): 1176–1183.

Frerick M. Das Kongenitale Zentrale Hypoventilations-Syndrom. 2011. Aus: https://www.dgsm.de/downloads/dgsm/arbeitsgruppen/2011/DGSM%20Mannheim20-Frerick-1.pdf (letzter Zugriff: 22.10.2019).

Hofacker N von, Lehmkuhl U, Resch F. Regulationsstörungen im Säuglings- und Kleinkindalter. In: Deutsche Gesellschaft für Kinder- und Jugendpsychiatrie, Psychosomatik und Psychotherapie (Hrsg.). Leitlinien zur Diagnostik und Therapie psychischer Störungen im Säuglings-, Kindes- und Jugendalter, 3. Aufl. Köln: Deutscher Ärzteverlag; 2007. S. 357–378.

Iber C, Ancoli-Israel S, Chesson A, Quan S. The AASM Manual for the scoring of sleep and associated events: rules, terminology and technical specification. Westchester, IL: American Academy of Sleep Medicine; 2007.

Papousek M, Rothenburg S, Cierpka M, Hofacker N von. Regulationsstörungen in der Kindheit. CD-basierte Fortbildung. München: Stiftung Kindergesundheit; 2006.

Reid GJ, Hong RY, Wade TJ. The relation between common sleep problems and emotional and behavioural problems among 2- and 3-years-olds in the context of known risk factors for psychopathology. J Sleep Res 2009; 18: 49–59.

Rühle KH, Schäfer T, Schläfke ME. Idiopathische und kongenitale schlafbezogene Hypoventilation. Somnologie 2012; 3.

Sadeh A, Mindell JA, Luedtke K, Wiegand B. Sleep and sleep ecology in the first 3 years: a web-based study. J Sleep Res 2009; 18: 60–73.

Scholle S, A Wiater, HC Scholle. Normative values of polysomnographic parameters in childhood and adolescence: arousal events. Sleep Med 2012; 13 (3): 243–251.

Scholtes K, Benz M, Demant H. Schlafstörungen im Kindesalter. In: Cierpka M (Hrsg.): Frühe Kindheit 0 bis 3 Jahre. Berlin: Springer; 2012. S. 199–218.

von Gontard A, Möhler E, Bindt C et al. Leitlinien zu psychischen Störungen im Säuglings-, Kleinkind- und Vorschulalter (S2k). AWMF-Registernr. 028/041. 2015. Aus: https://www.awmf.org/uploads/tx_szleitlinien/028-041l_S2k_Psychische_Stoerungen_Saeugling_Kleinkind_Vorschulalter_2017-10.pdf (letzter Zugriff: 28.11.2019).

Von Gontard A. Säuglings- und Kleinkindpsychiatrie. Stuttgart: Kohlhammer; 2010.

KAPITEL

7 Beratungs- und Behandlungsangebote in der Praxis

Alfred Wiater, Gerd Lehmkuhl

Grundlage der Elternberatung in der Praxis sind die physiologischen Zusammenhänge. Schlafentwicklung beginnt intrauterin mit der Entstehung regelmäßig wiederkehrender hirnelektrischer Rhythmen, wie wir sie später im ruhigen Schlaf erkennen. Daher sind stabile wiederkehrende Rhythmen die Basis unseres Schlaf-wach-Verhaltens. Der Schlaf-wach-Rhythmus eines Säuglings wird primär durch die innere Uhr bestimmt, die einen zirkadianen Rhythmus vorgibt, mit über 24 Stunden verteilten, in regelmäßigen Abständen wechselnden Phasen von Schlafen und Wachsein. Erst innerhalb des ersten halben Lebensjahres wirkt sich das Licht als wichtigster äußerer Zeitgeber auf den Schlaf-wach-Rhythmus des Säuglings aus, sodass im Hellen längere Wachphasen und im Dunkeln längere Schlafphasen entstehen. Bis dahin sind soziale Zeitgeber die wichtigsten Faktoren, um den Schlaf-wach-Rhythmus zu bahnen. Der wichtigste soziale Zeitgeber für einen Säugling ist das Stillen (bzw. die Nahrungsaufnahme).

MERKE

Um einen stabilen Schlaf-wach-Rhythmus zu bahnen, sollten daher Stillzeiten und Schlafenszeiten des Säuglings koordiniert werden und die Abstände zwischen den Stillzeiten lange genug sein, damit der Säugling hinreichend schlafen kann.

Sehr kurz aufeinander folgende Stillzeiten führen zu einer Fragmentierung des Schlaf-wach-Verhaltens, an die sich die Säuglinge schnell gewöhnen, die aber der Entwicklung eines stabilen Schlaf-wach-Rhythmus entgegensteht. Mit zunehmendem Lichteinfluss auf den zirkadianen Rhythmus kann der Aufenthalt im Tageslicht das Wachsein stabilisieren und die Dunkelheit über die Ausschüttung von Melatonin den Schlaf induzieren. Daher ist das Schlafen in einem abgedunkelten Raum grundsätzlich zu empfehlen (➤ Tab. 7.1). Da das Einschlafen mit einer Absenkung der Körperkerntemperatur einhergeht, sollte die Schlafraumtemperatur nicht über 18 °C liegen, damit der Körper über die Haut Wärme an die Umgebung abgeben kann. Die Luftfeuchtigkeit sollte in einem mittleren Bereich liegen. Selbstverständlich kann eine Wärmeabgabe über die Haut nur dann erfolgen, wenn die Bekleidung des Säuglings und die Bettausstattung eine Wärmeabgabe zulassen. Schlafbekleidung und Schlafsack ohne weitere Zudecke reichen aus. Nestchen und Betthimmel sollten ebenso weggelassen werden wie Mützchen, um einen Wärmestau zu verhindern, der einen Risikofaktor für den plötzlichen Säuglingstod darstellt. Im Rahmen der **Prävention des plötzlichen Säuglingstodes** ist seitens der Eltern zusätzlich zu beachten, Säuglinge in einem eigenen Bett im Elternschlafzimmer auf dem Rücken liegend schlafen zu lassen, hinreichend lange zu stillen und auf Nikotin gänzlich zu verzichten.

Tab. 7.1 Empfehlungen für den gesunden Säuglingsschlaf

Schlafen im eigenen Bett ohne Betthimmel, Nestchen, Kuscheltiere etc. im Elternschlafzimmer
Schlafraumtemperatur 18 °C
Schlafen im Schlafsack ohne weitere Zudecke, ohne Kopfkissen, ohne Mützchen
Schlafen in Rückenlage
Schlafen in ruhiger, abgedunkelter, nikotinfreier Umgebung

Säuglinge von Anfang an im Säuglingsbett einschlafen zu lassen, hat außer der Säuglingstodprävention auch den positiven Aspekt, dass sie sich daran gewöhnen, ohne elterliche Hilfe ein- und bei zwischenzeitlichem Aufwachen auch wieder einzuschlafen. Das fördert auch die Eigenständigkeitsentwicklung des Kindes. Wird das Baby herumgetragen, bis es eingeschlafen ist, wird es sich schnell an diese Situation gewöhnen und gegen eigenständiges Ein- und Wiedereinschlafen protestieren. Für die Eigenständigkeitsentwicklung des Kindes ist es aber auch wichtig, im Tagesverlauf im Wachzustand Situationen zu erfahren, in denen sich die Bezugspersonen zurückziehen, entweder spielerisch oder um eine Vertrauensperson das Kind betreuen zu lassen. So macht das Baby die Erfahrung, auch ohne die Anwesenheit der direkten Bezugspersonen in Sicherheit und Geborgenheit zu sein im Bewusstsein, dass die Eltern wiederkommen. Diese Erfahrung kommt Eltern und Baby beim Zubettbringen und in der Nacht gleichermaßen zugute.

MERKE

Einschlafen setzt eine Entspannungssituation voraus, die dem Säugling durch geeignete Umgebungsbedingungen ermöglicht werden sollte.

Daher ist es zu empfehlen, akustische und optische Reizeinwirkungen insbesondere im Zusammenhang mit den Einschlafsituationen zu minimieren. Gleiches gilt für übermäßige taktile und motorische Stimulationen, die es dem Säugling erschweren, zur Ruhe zu kommen. Auch bedeutet das Schreien eines Säuglings nicht immer, dass er gestillt werden will. Manchmal signalisiert das Schreien eine Unmutssituation oder das Bedürfnis, in Ruhe gelassen werden zu wollen. Kurz abzuwarten hilft, zu erkennen, was der Grund des Schreiens ist, und gibt dem Säugling die Gelegenheit, sich selbst zu regulieren.

Im Schlafprogramm Mini-KiSS von Schlarb (2013) werden Eltern angeleitet, Hintergründe und aufrechterhaltende Faktoren von Schlafstörungen ihrer Säuglinge und Kleinkinder zu erkennen und zu verändern. In insgesamt sechs Einzel- oder Gruppensitzungen werden Lösungsvorschläge und -strategien ebenso entwickelt wie effektive Belohnungssysteme. Hinzu kommen imaginative Methoden wie Entspannungsübungen und mentale Ruhebilder sowie eine umfassende Edukation.

Bei hartnäckigen Einschlafstörungen im späteren Säuglings- und Kleinkindalter sind Eltern häufig ratlos, welche Maßnahmen und Strategien am sinnvollsten einzusetzen sind. Die Reaktionen schwanken zwischen intensivem Eingehen und sich Kümmern, wenn das Kind schreit oder weint, und einer strengen Haltung, die Kinder sich selbst zu überlassen und nicht weiter zu beachten, damit sie sich selbst beruhigen.

Klinisch bewährt und durch Studien bestätigt haben sich insbesondere **Methoden der graduellen Extinktion,** wobei individuell abzuwägen ist, ob ihr Einsatz notwendig ist und keine Gegenanzeigen vorliegen. Das Kind sollte körperlich und seelisch gesund und die Beziehung zu den Eltern intakt sein, da es oft schwierig abzuschätzen ist, ob sich das Kind durch dieses Vorgehen allein und im Stich gelassen fühlt.

Empfohlen wird eine **modifizierte Form der Checking-up-Methode nach Ferber** (Rabenschlag 2001). Entscheiden sich Eltern hierfür, dann sollten sie ihrem Kind möglichst vorher vermitteln, wenn sie planen, dieses Verfahren einzusetzen, d. h., ab wann sie ihr eigenes Verhalten dem Kind gegenüber in der Einschlafsituation verändern und in welcher Form. Insofern ist der Einsatz der Methode insbesondere im frühen Säuglingsalter zu hinterfragen.

MERKE

Die Kinder sollten spüren, dass das Ziel nicht darin besteht, sie zu bestrafen, sondern ihnen das Einschlafen zu erleichtern.

Das strukturierte Prozedere ist in ➤ Tab. 7.2 dargestellt. Dabei hat sich folgendes Schema bewährt: Nachdem die Eltern am ersten Abend das gewohnte Schlafritual von maximal 30 Minuten durchgeführt haben, legen sie ihr Kind ins Bett, sagen ihm Gute Nacht und verlassen das Zimmer. Ein Nachtlicht kann eingeschaltet sein und / oder die Zimmertür angelehnt werden. Auch wenn das Kind nun schreit oder weint, warten die Eltern zunächst drei Minuten ab, bis sie zurück in das Kinderzimmer gehen. Hier versuchen die Eltern, das Kind durch Streicheln und Sprechen zu beruhigen, ohne es jedoch durch andere Hilfsmittel wie Fläschchen, eine Geschichte erzählen oder noch ein Spiel gemeinsam durchführen zu sehr zu stimulieren. Ihre Haltung sollte freundlich, zugewandt, aber nicht verstärkend anregend sein. Die Eltern verweilen im Kinderzimmer ebenfalls drei Minuten, sagen ihrem Kind nochmals Gute Nacht und verlassen das Zimmer wieder. Dabei halten sie sich an die genauen Zeiten, die im Plan angegeben sind, wobei die Wartezeiten zunehmend länger werden, die Zeiten des Beruhigens jedoch gleich bleiben. Dieses Vorgehen soll systematisch über mehrere Tage in den angegebenen Zeiten wiederholt werden, wobei das Kind in der Regel innerhalb von ein bis zwei Wochen lernt, alleine einzuschlafen.

Tab. 7.2 Schema für die Methode von Ferber (nach Rabenschlag 2001, S. 86)

	1. Wartezeit	Beruhigung des Kindes	2. Wartezeit	Beruhigung des Kindes	3. Wartezeit	Beruhigung des Kindes	4. Wartezeit
1. Abend	3 min	3 min	3 min	3 min	6 min	3 min	6 min
2. Abend	3 min	3 min	6 min	3 min	6 min	3 min	9 min
3.–5. Abend	3 min	3 min	6 min	3 min	9 min	3 min	9 min
6.–8. Abend	3 min	3 min	6 min	3 min	9 min	3 min	9 min
ab 9. Abend	9 min	3 min	9 min	3 min	9 min	3 min	9 min

Ergeben sich Hinweise für organisch bedingte Faktoren im Zusammenhang mit Unruhezuständen und Schlafstörungen, ist die diesbezüglich gezielte Beratung hilfreich. Diese wird häufig die Ernährung, insbesondere das Stillen, thematisieren. So ist es anzustreben, hinreichend lange Pausen zwischen den Stillzeiten einzuhalten, um dem Kind auch genügend Zeit für den Verdauungsprozess zu gewähren und einen Meteorismus zu vermeiden. Liegen ausreichend Hinweise auf einen gastroösophagealen Reflux vor, sind eine adäquate Ernährungsberatung und die Empfehlung zur Oberkörperhochlagerung beim Schlafen hilfreich. Selten wird eine medikamentöse Therapie zu diskutieren sein.

Eltern von Säuglingen mit Schlafapnoen bedürfen der besonders intensiven kinderärztlichen Betreuung. Dabei geht es darum, Ängsten z. B. vor dem plötzlichen Säuglingstod oder vor Folgen von Sauerstoffmangelzuständen im Schlaf zu begegnen und den Eltern eine hinreichende Sicherheit im Umgang mit ihrem Kind zu vermitteln. **Wichtig ist zu verhindern, dass die Erkrankung des Kindes in der Eltern-Kind-Interaktion im Vordergrund steht und positiv-emotionales Verhalten blockiert.** Die enge Kooperation mit einem schlafmedizinischen Zentrum für Kinder ist anzustreben, auch um die gebotenen schlafmedizinischen Maßnahmen nicht länger durchzuführen als unbedingt erforderlich. Das gilt auch für ein gegebenenfalls eingeleitetes Heimmonitoring.

Fallbeispiel

Lisa hatte bereits in den ersten Wochen nach ihrer Geburt Trinkschwierigkeiten. Sie trank sehr langsam und angestrengt, machte immer wieder Pausen und wirkte schnell erschöpft. Schwangerschaft und Geburt des reif geborenen Kindes einer Erstgebärenden waren unkompliziert. Die Hebamme führte die Trinkschwierigkeiten auf die mangelnde Stillerfahrung der Mutter zurück.

Die Gewichtsentwicklung von Lisa war unzureichend. Sie verschluckte sich oft, hielt beim Stillen häufiger kurz die Luft an und wurde dabei blass oder bläulich.

Die Abklärung der Symptomatik in der Klinik ergab den Befund einer Atmungsregulationsstörung. Zielführend war eine kardiorespiratorische Polygrafie. Lisa zeigte im Wachen wie auch im Schlaf ein periodisches Atmungsmuster mit immer wiederkehrenden, mehrere Sekunden anhaltenden Atempausen, einhergehend mit deutlichen Sauerstoffentsättigungen bis auf 60 %. Das periodische Atmungsmuster fand sich in 60 % der Schlafzeit. Die Diagnose lautete primäre zentrale Säuglingsschlafapnoe.

Noch in der Klinik wurde Lisa mit Theophyllin (3 mg / kg KG), verteilt auf 4 Tagesdosen, behandelt. Eine polygrafische Kontrolle nach wenigen Tagen zeigte bereits eine deutliche Befundbesserung, sodass Lisa wieder nach Hause entlassen werden konnte. Sie wurde mit einem kombinierten Herz-Atmungsmonitor mit Eventspeicher versorgt. Der Monitor wurde zur Überwachung und Verlaufsbeobachtung im Schlaf empfohlen. Die Mutter wurde in die Handhabung des Gerätes eingewiesen und über das Verhalten in Alarmsituationen informiert.

Der weitere Verlauf war unproblematisch. Die Theophyllintherapie wurde zu Hause fortgesetzt. Atmung und Stillverhalten normalisierten sich und die Gewichtsentwicklung war altersgerecht. Lisas Mutter schickte regelmäßig die Eventspeicheraufzeichnungen des Heimmonitorings digitalisiert in die Klinik. Interventionsbedürftige Ereignisse traten nicht auf, allerdings immer wieder mal Fehlalarme. So konnte im 3. Lebensmonat das Theophyllin sukzessive über 3 Wochen ausgeschlichen werden.

Nachdem bei Lisa auch nach den ersten Impfungen keine Auffälligkeiten unter der Monitorüberwachung aufgetreten waren und sie einen ersten Infekt ohne Atmungsprobleme überstanden hatte, erfolgte eine abschließende Polygrafie. Diese zeigte einen altersgerechten Befund. Die Monitorüberwachung wurde daraufhin beendet. Die Mutter hatte anfangs Bedenken, Lisa unüberwacht schlafen zu lassen, ließ sich jedoch davon überzeugen, dass gesunde Säuglinge keiner Monitorüberwachung bedürfen.

LITERATUR

Rabenschlag U. So finden Kinder ihren Schlaf. Freiburg: Herder; 2001.

Schlarb AA. Mini-KiSS–Therapeutenmanual. Das Elterntraining für Kinder bis 4 Jahre mit Schlafstörungen. Stuttgart: Kohlhammer; 2013.

KAPITEL

8 Verlaufsbeobachtungen und Kontrollen

Alfred Wiater, Gerd Lehmkuhl

Um Eltern im Umgang mit ihrem Kind hinreichende Sicherheit und Stabilität im Verhalten zu vermitteln, sind Verlaufsbesprechungen erforderlich. Wenn in einem Erstgespräch Empfehlungen gegeben worden sind, sollte in einem Abstand von circa 3 Wochen ein Folgegespräch angeboten werden, um den Verlauf zu besprechen und Fragen der Eltern zu beantworten. Häufig werden Unsicherheiten im Verhalten ihrem Kind gegenüber durch externe Ratgeber oder innere Ambivalenzen gefördert. Das Folgegespräch soll dabei helfen, Eltern in ihrem Verhalten zu festigen und ihnen die möglichst konsequente Umsetzung der besprochenen Maßnahmen nahezulegen.

Auch bei organischen Faktoren im Zusammenhang mit Schlafstörungen ist eine zeitlich festgelegte Verlaufskontrolle sinnvoll, insbesondere aber bei der Behandlung von Schlafapnoen. Die Abstände zwischen den Verlaufskontrollterminen sollten anfangs engmaschiger sein, bis die Eltern sich im Umgang mit ihrem Kind sicher fühlen, und danach in größeren Abständen erfolgen, solange eine Therapieindikation besteht.

II

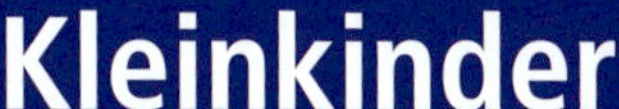

Kleinkinder

KAPITEL

9 Schlaf und Schlafstörungen bei Kleinkindern

Im Kleinkindesalter kommt es zu einer sukzessiven Stabilisierung des Schlaf-Wach-Rhythmus und der Schlafarchitektur. Die Schlafzyklen werden länger und der REM-Schlafanteil geht zurück. Dabei gibt es interindividuelle Schwankungen und bei manchen Kindern können im Rahmen der Reifeentwicklung Störungen auftreten, die für das Kleinkindesalter bezeichnend sind. Insbesondere der Übergang vom Tiefschlaf in den REM-Schlaf kann gestört sein, sodass Symptome des Nachtschrecks (Pavor nocturnus) und des Schlafwandelns (Somnambulismus) auftreten. Hinzu kommt, dass auch das Traumerleben intensiver wird und Trauminhalte einschließlich der Albträume innerhalb der Familie thematisiert werden.

Die durchschnittliche Gesamtschlafdauer bei 2-Jährigen liegt bei gut 13 Stunden / Tag mit interindividuellen Schwankungen zwischen circa 11 und 16 Stunden. Bei 4-Jährigen beträgt die Gesamtschlafdauer circa 12 Stunden / Tag, wobei die interindividuellen Schwankungen zwischen circa 10 und 14 Stunden liegen. Bis zum Alter von 6 Jahren reduziert sich der durchschnittliche Gesamtschlaf / Tag auf 11,0 Stunden mit einem Schwankungsbereich zwischen circa 9 Stunden und 12,5 Stunden.

Der Bedarf, tagsüber zu schlafen, ist mit steigendem Lebensalter rückläufig. Während bis zum Alter von 3 Jahren über die Hälfte der Kinder einen Tagesschlaf macht, sind es im Alter von 4 Jahren ca. 35 % und mit Eintritt in das Vorschulalter (5–6 Jahre) noch 8 % bzw. 5 % der Kinder (Iglowstein et al. 2003).

MERKE

Wenn die Kleinkinder, die ihrem individuellen Schlafbedürfnis entsprechend keinen Mittagsschlaf mehr brauchen, mittags zum Schlafen angehalten werden, kann sich dadurch das Einschlafen abends verzögern, da der physiologische Schlafdruck fehlt.

Andererseits kann das Bedürfnis nach Mittagsschlaf bei den älteren Kindern Ausdruck und Folge einer nächtlichen Schlafstörung sein. Empfehlungen der Arbeitsgruppe Pädiatrie der Deutschen Gesellschaft für Schlafforschung und Schlafmedizin (DGSM) zum Mittagsschlaf im Kindergarten finden sich unter www.dgsm.de/.

LITERATUR

Iglowstein I, Jenni OG, Molinari L, Largo RH. Sleep duration from infancy to adolescence: reference values and generational trends. Pediatrics 2003; 111: 302–307.

KAPITEL

10 Symptome von Schlafstörungen bei Kleinkindern

Alfred Wiater, Gerd Lehmkuhl

Am häufigsten berichten Eltern von Kleinkindern über **Probleme beim Zubettgehen und über nächtliches Aufwachen.** In der Regel brauchen diese Kinder 30 Minuten und länger, bis sie abends einschlafen oder nach nächtlichem Aufwachen wieder einschlafen, oder das Einschlafen ist abhängig von bestimmten Begleitumständen. Dabei kann es sich um Bewegungsstimulationen handeln wie repetitive Schaukelbewegungen oder auch äußere Stimulationen in Form von Medienkonsum. Manche Kinder verlangen immer wieder danach, etwas zu trinken, klagen darüber, dass es ihnen zu warm oder zu kalt ist, wollen das eine, dann das andere Kuscheltier oder dann doch wieder gar keines, andere wollen nur bei Licht, mit elterlicher Begleitung oder im Elternbett einschlafen. Beim Aufwachen in der Nacht wiederholt sich das Szenario. Damit zögern die Kinder das Einschlafen oft um Stunden hinaus. **Manche Kinder nutzen mangelnde elterliche Vorgaben oder inkonsequentes elterliches Verhalten, um das Einschlafen und Wiedereinschlafen hinauszuzögern.** Dieses Verhalten spiegelt elterliche Probleme wider, ihren Kindern gegenüber Grenzen aufzuzeigen und für die Kinder erkennbare und vorhersehbare Verhaltensperspektiven zu schaffen.

MERKE

Je jünger die Kinder sind, umso mehr spielt bei der erzieherischen Grenzsetzung ein positiv-emotional vermitteltes Vorgehen eine Rolle.

Im späteren Kindesalter kommen argumentative Faktoren hinzu. In diesem Zusammenhang ist darauf hinzuweisen, dass zeitlich begrenzte Einschlafrituale, der Bedarf an Übergangsobjekten wie ein Kuscheltuch etc. oder auch gelegentliche Ein- und Durchschlafprobleme für Kleinkinder alterstypisch bzw. nicht ungewöhnlich sind. Auch sollte immer eruiert werden, ob es Gründe für Ängste gibt, die dem Verhalten der Kinder zugrunde liegen, z. B. furchterregende Schattenbilder im Schlafzimmer oder das Auftreten von Albträumen. **Spätestens, wenn eine erhebliche Ein- und Durchschlafproblematik häufiger als dreimal pro Woche über einen Zeitraum von einem Monat auftritt, bedürfen Kinder und Eltern der weiteren kinderärztlichen und/oder kinderpsychologischen/-psychiatrischen Betreuung.** Da erholsamer Schlaf eine wesentliche Voraussetzung für die positive Entwicklung der Kinder ist, empfiehlt es sich, zumindest im Rahmen der Vorsorgeuntersuchungen nach diesen Symptomen zu fragen, wenn die Eltern sie nicht selbst ansprechen.

Ein weiteres Symptom des gestörten Kinderschlafes wird nicht immer direkt mit Schlafstörungen in Verbindung gebracht: ein **auffälliges Verhalten tagsüber.** Kinder reagieren auf Schlafmangel und gestörten Schlaf nämlich eher nicht mit Tagesschläfrigkeit wie Erwachsene. Kinder versuchen, wenn sie nicht ausgeschlafen sind, dies durch übermäßige motorische Aktivität zu kompensieren. Hinzu kommen Unmut und schlechte Stimmung. Damit gehen mangelnde Ausdauer und schlechtes Konzentrationsvermögen einher, sodass sich die Beschäftigung mit den Kindern am Tage als schwierig und frustran erweist. Das Verhalten der Kinder führt dann bei den Eltern zu Stressreaktionen, Überforderung, bei manchen auch zu Aggressionen ihren Kindern gegenüber. Infolge der so entstehenden Psychodynamik kann es zu sich gegenseitig negativ verstärkenden Reaktionen mit einem erheblichen Eskalationsrisiko kommen. Manche Eltern entwickeln eine derart negativ geprägte Erwartungshaltung ihrem Kind gegenüber, dass sie bereits gereizt reagieren, bevor ihr Kind sich auffällig verhält. Wenn das Kind daraufhin den Erwartungen der Eltern entsprechend reagiert, kommt es zur gegenseitigen Verstärkung negativen Verhaltens. **So entsteht eine psychische Belastungssituation, die das familiäre**

Beziehungsgefüge beeinträchtigt und der positiven Entwicklung der Kinder entgegensteht.

Familiäre Problemsituationen werden begünstigt, wenn ohnehin familiäre Konfliktsituationen vorliegen, wie z. B. bei Alleinerziehenden, die wenig Unterstützung erfahren, sowie bei ausgeprägten beruflichen Herausforderungen. Bestehen bei den Kindern psychomentale Entwicklungsstörungen, wie z. B. ein fetales Alkoholsyndrom oder eine Autismus-Spektrum-Störung, lässt sich das Verhalten der Kinder besonders schwer beeinflussen.

Viele Eltern nutzen Medienangebote für ihre Kinder, um von ihnen in Ruhe gelassen zu werden. Das führt häufig zu viel zu langen Medienzeiten mit z. T. auch altersinadäquaten Medieninhalten. Beide Faktoren haben zur Folge, dass das Schlafverhalten negativ beeinflusst wird und sich die Anspruchshaltung der Kinder auf Medienkonsum verstärkt. Die Gelegenheiten für persönlich-emotionale Zuwendung als eine grundlegende Voraussetzung für eine positive Weiterentwicklung der Kinder werden so zunehmend eingeschränkt. Kinder bis zu 2 Jahren sollten maximal 20 min / Tag TV-Konsum haben, möglichst gar nicht (➤ Abb. 10.1)! Bei der universellen Medienpräsenz im Alltag erscheint es allerdings schwierig, Letzteres umzusetzen. Hinzu kommt, dass die häufige Beschäftigung der Eltern mit insbesondere den digitalen Medien die Kinder frühzeitig animiert, das Verhalten ihrer Eltern zu imitieren.

MERKE
Eltern sollten daher ihrer Vorbildfunktion im Medienverhalten ihren Kindern gegenüber gerecht werden.

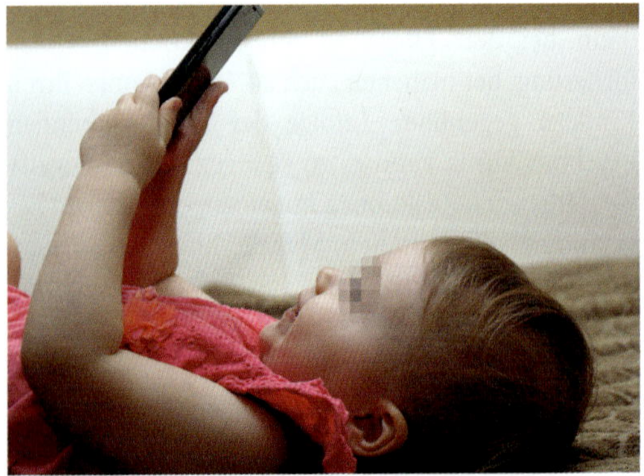

Abb. 10.1 Kinder bis zum Alter von 2 Jahren sollten möglichst keinen Medienkontakt haben. [J787]

Der Hinweis an die Eltern, dass das Lernverhalten ihrer Kinder durch persönliche Zuwendung und interaktiven persönlichen Kontakt z. B. beim Vorlesen einer geeigneten Geschichte oder beim gemeinsamen Anschauen eines Bilderbuches erheblich gefördert wird, könnte dabei hilfreich sein. Wenn sich Medienkontakt im frühen Kindesalter partout nicht vermeiden lässt, sollte er auf keinen Fall zur vermeintlichen Beruhigung der Kinder oder als Belohnung eingesetzt werden. Damit würden dem Kind gegenüber falsche Signale ausgesendet, die einer verantwortlichen Mediennutzung auch perspektivisch entgegenstehen. Im Alter von 3–5 Jahren sollten die Kinder nicht länger als insgesamt 30 min täglich Medien (TV und PC zusammen) konsumieren, möglichst in Begleitung der Eltern. **Wichtig ist, dass die Eltern darauf achten, dass die Medieninhalte altersgerecht sind, und ihre Kinder von Anfang an an eine verantwortliche Mediennutzung heranführen.**

MERKE
Medienkonsum bei Kleinkindern wird ein zunehmend bedeutsamer ursächlicher Faktor für Ein- und Durchschlafstörungen.

Wie im Säuglingsalter gilt es auch bei Kleinkindern abzuklären, ob Schlafstörungen andere Ursachen haben als die oben beschriebenen **Ein- und Durchschlafstörungen, die als nicht organisch bedingte Schlafstörungen unter der Diagnose Insomnie klassifiziert werden.** Dazu ist gezielt nach Auffälligkeiten des Schlafverhaltens zu fragen (➤ Tab. 10.1). So können nächtliche Schmerzzustände unterschiedlicher Genese den Schlaf stören. Schnarchen und Atempausen, bevorzugte Mundatmung, Schlafen mit überstrecktem Hinterkopf oder in Knie-Ellenbogen-Lage und übermäßiges nächtliches

Tab. 10.1 Richtungweisende Symptome für Schlafstörungen bei Kleinkindern

Symptome
Ausgeprägte wiederholte Schwierigkeiten beim Ein- und Durchschlafen
Eingeschränkte Tagesaktivität
Schnarchen und Atempausen
Schreiattacken
Auffällige Bewegungsmuster

10

Schwitzen sind Symptome, die auf eine schlafbezogene Atmungsstörung hinweisen. Atemnotzustände im Schlaf können jedoch auch im Rahmen einer chronisch obstruktiven Bronchitis auftreten. Übermäßiger Bewegungsdrang, insbesondere der Beine, verbunden mit Schmerzen, Kribbeln, Taubheitsgefühl können auf das Vorliegen eines Restless-Legs-Syndroms (RLS) hinweisen. Diese Symptome werden gerade bei Kleinkindern häufig als Wadenkrämpfe oder Wachstumsstörungen fehlinterpretiert. Wie das RLS zählt auch das Zähneknirschen (Bruxismus) zu den schlafbezogenen Bewegungsstörungen.

Schreiattacken aus dem Schlaf heraus und auffällige Bewegungsmuster werden von den Eltern oft als Albtraumsymptomatik bewertet. Die Symptomatik spricht jedoch primär für den Nachtschreck, der typischerweise etwa eine Stunde nach dem Einschlafen auftritt und mit angstbesetzter vegetativer Symptomatik einhergeht. Albträume hingegen treten eher in den frühen Morgenstunden auf und gehen mit motorischer Inaktivität einher. Erst nach dem Aufwachen aus dem Albtraum heraus äußern die Kinder ihre Ängste. Schreien und auffällige Bewegungsmuster können aber auch schlafbezogenen epileptischen Anfällen entsprechen. Diese zu diagnostizieren bedarf der gründlichen differenzialdiagnostischen Beurteilung. Auffällige Bewegungsmuster können jedoch auch als Jactationen ohne hohe Krankheitsrelevanz auftreten. Schließlich ist eine schlafgebundene epileptische Symptomatik ebenfalls mit zu berücksichtigen.

Fünf Fragen erleichtern es in der kinderärztlichen Praxis, Schlafstörungen bei Kleinkindern zu erkennen:

1. Braucht Ihr Kind in der Regel 30 min und länger, um einzuschlafen bzw. um nach dem nächtlichen Aufwachen wieder einzuschlafen?
2. Verhält sich Ihr Kind im Schlaf auffällig?
3. Ist Ihr Kind tagsüber fit und munter?
4. Wie viel Zeit pro Tag hat Ihr Kind Medienkontakte?
5. Fühlen Sie sich durch das Schlaf-wach-Verhalten Ihres Kindes beeinträchtigt?

Die Antworten auf diese Fragen geben erste Anhaltspunkte darüber, ob kinderärztlicher Interventionsbedarf besteht. Primäres Ziel muss es sein, zu erkennen, ob akute Maßnahmen erforderlich sind, um eine Eskalation der Situation zu vermeiden. Insbesondere länger anhaltende Störungen führen zu einer zunehmenden Beziehungsbelastung zwischen Eltern und Kind bis hin zur Beziehungsstörung, eine Entwicklung, die verhindert werden kann und sollte. Unabhängig davon sind die akuten und Langzeitfolgen des Schlafmangels bei Kind und Eltern zu berücksichtigen, die bei einer frühzeitigen erfolgreichen kindermedizinischen Intervention verhindert werden können.

KAPITEL

11 Diagnostische Maßnahmen in der Praxis

Alfred Wiater, Gerd Lehmkuhl

Ergeben sich Hinweise für Schlafstörungen, erfolgt zunächst eine gründliche kinderärztliche Untersuchung, die den neurologischen Befund und den Entwicklungsstatus der Kinder mit einbezieht (➤ Tab. 11.1).

Bereits die Physiognomie des Gesichtes kann Hinweise auf eine Schlafstörung geben. **Ein schmales Mittelgesicht, ein zurückliegender Unterkiefer, Auffälligkeiten beim Biss wie der Kreuzbiss oder der offene Biss stehen im Zusammenhang mit schlafbezogenen Atmungsstörungen, ebenso die bevorzugte Mundatmung, die adenotonsilläre Hyperplasie und die Makroglossie.** Eine mangelnde Gewichtsentwicklung kann Folge eines erhöhten Energieverbrauches durch gesteigerte Atmungsanstrengungen im Schlaf sein. Gleiches gilt für Thoraxdeformitäten, insbesondere die Trichterbrust infolge von verstärkten inspiratorischen Einziehungen. Arterieller Hypertonus und Rechtsherzbelastungszeichen entwickeln sich als Folgen von nächtlichen Sauerstoffmangelzuständen.

MERKE

Adipositas kann einerseits ebenfalls einen arteriellen Hypertonus begünstigen andererseits das Auftreten von schlafbezogenen Atmungsstörungen.

Tab. 11.1 Diagnostische Hinweise für das Vorliegen einer Schlafstörung
• Physiognomische Auffälligkeiten
• Wachstumsretardierung
• Verhaltensstörungen
• Bronchopulmonale Störungen
• Entwicklungsstörungen
• Infektanfälligkeit
• Hypertonus
• Dystrophie
• Adipositas
• Neurologische Störungen
• Muskuläre Störungen

Auch muskuläre Störungen können mit Atmungsstörungen im Schlaf einhergehen, wie die Muskelhypotonie z. B. beim Down-Syndrom, die spinale Muskelatrophie und die Muskeldystrophie. Eine Wachstumsretardierung kann sich als Folge des gestörten Schlafes entwickeln, da das Wachstumshormon im Tiefschlaf ausgeschüttet wird. Bronchopulmonale Störungen können durch Mikroaspirationen bei gastroösophagealem Reflux, der wiederum mit schlafbezogenen Atmungsstörungen korreliert, verursacht werden. Sie können aber auch zu schlafbezogener Hypoventilation führen, z. B. bei der Mukoviszidose. Schließlich fallen Kinder mit adenotonsillärer Hypoplasie in der Regel durch eine erhöhte Infektanfälligkeit auf.

MERKE

Bereits bei der klinisch-neurologischen Untersuchung ergeben sich richtungweisende diagnostische Kriterien, die das Vorliegen einer Schlafstörung nahelegen.

Eine auffällige Physiognomie kann aber auch Ausdruck anderer schlafmedizinisch relevanter Erkrankungen sein, z. B. einer fetalen Alkohol-Spektrumstörung, die ebenfalls häufig mit Schlafstörungen einhergeht, einer Mukopolysaccharidose oder des Prader-Willi-Syndroms.

Ergeben sich bei der kinderärztlichen Untersuchung Hinweise für hyperaktives Verhalten, Ausdauer- und Konzentrationsstörungen sowie auffällige Stimmungsschwankungen, sollten Schlafstörungen als zugrunde liegende Ursache differenzialdiagnostisch berücksichtigt werden. Dabei ist zu beachten, dass infolgedessen Entwicklungsdefizite entstehen können.

Ausgehend vom Schnarchen als Leitsymptom der obstruktiven Schlafapnoe (OSA) steht für die kinderärztliche Praxis ein diagnostischer Algorithmus zur Verfügung, der über ein stufenweises Vorgehen zu therapeutischen Konsequenzen führt (Urschitz et al. 2013). Danach können Kinder im Alter von 2–8 Jahren mit adenotonsillärer Hyperplasie unverzüglich einer medikamentösen oder operativen Therapie zugeführt werden, vorausgesetzt, es bestehen keine einschränkenden Risikofaktoren wie Adipositas, Trisomie 21, kraniofaziale Fehlbildungen, Dysgnathien, neuromuskuläre Erkrankungen, Mukopolysaccharidose, Prader-Willi-Syndrom, Chiari-2-Malformation, Achondroplasie, Sichelzellanämie sowie Mukoviszidose. Beim Vorliegen von Risikofaktoren ist die zeitnahe Durchführung einer kardiorespiratorischen Polysomnografie indiziert.

Als Entscheidungshilfe in der Praxis kann der auf die obstruktive Schlafapnoe bei Kindern ausgerichtete Fragebogen PSQ-SRBD-Subscale in der deutschen Version (➤ Anhang) **eingesetzt werden,** der in wenigen Minuten von den Eltern ausgefüllt und anschließend in der Praxis ohne großen Aufwand ausgewertet werden kann. Während der positive prädiktive Wert zur Diagnose der obstruktiven Schlafapnoe mittels gründlicher Anamnese und klinischer Untersuchung nur bei 35 % liegt (Vella 2003, erfasst der PSQ-SRBD-Fragebogen 85 % der Betroffenen (Paruthi 2019). Sollte sich ein aufgrund der Anamnese und klinischen Symptomatik bestehender OSA-Verdacht nicht eindeutig klären lassen, steht im Weiteren zur Diagnosesicherung die kardiorespiratorische Polygrafie mit einem positiven prädiktiven Wert von circa 90 % zur Verfügung. Dabei ist zu berücksichtigen, dass die Untersuchung bis zum Alter von 10 Jahren als überwachte Untersuchung stationär durchgeführt werden soll, um aussagekräftige Befunde erheben zu können. Dabei gilt ein unauffälliger Befund nicht als Ausschlussdiagnose. Bei anamnestisch und klinisch bestehendem Verdacht ist im Weiteren schließlich als nächste diagnostische Maßnahme die kardiorespiratorische Polysomnografie mit einem positiven prädiktiven Wert von 98 % (Vella 2003) durchzuführen.

MERKE

Zur Abklärung der obstruktiven Schlafapnoe stehen der Fragebogen PSQ-SRBD, die kardiorespiratorische Polygrafie und die kardiorespiratorische Polysomnografie zur Verfügung. Ursächlich stehen die adenotonsilläre Hyperplasie sowie Mittelgesichts- und Kieferanomalien im Vordergrund.

Schlafstörungen sind häufig schwierig zu diagnostizieren, weil die Symptome in der Regel nur im Schlaf auftreten und daher bei der kinderärztlichen Untersuchung in der Praxis nicht zutage treten. Um diesbezüglich Abhilfe zu schaffen, ist es dringend anzuraten, die Eltern zu bitten, Auffälligkeiten des Schlafverhaltens ihres Kindes per Video zu dokumentieren. Die Beurteilung der Videoaufzeichnung hilft ohne hohen Zeitaufwand in der Praxis, die Symptomatik des Kindes zu beurteilen und bei Bedarf weitergehende diagnostische Schritte zu veranlassen. Dies gilt für eine Atmungsaufzeichnung im Schlaf gleichermaßen wie für die eventuelle Abgrenzung des Nachtschrecks gegenüber Albträumen oder schlafbezogenen epileptischen Anfällen. Dadurch werden Eltern und Kindern lang anhaltende Phasen diagnostischer Unsicherheit und die zeitverzögerte Einleitung therapeutischer Maßnahmen erspart. **Die Videodokumentation von Auffälligkeiten im Schlaf ist ein unverzichtbares diagnostisches Hilfsmittel bei Kindern mit Schlafstörungen.**

Bei Hinweisen auf das Vorliegen einer nicht organisch bedingten Schlafstörung kann ein semistrukturiertes Interview (Bruni et al. 2018) erste zielführende Hinweise liefern. Zusätzlich ist auch im Kleinkindesalter das Führen eines Schlaf-wach-Tagebuchs über 2–3 Wochen empfohlen (➤ Tab. 11.2).

Ein neues, vereinfachtes Schlaftagebuch liegt als Tübinger Schlaftagebuch vor (Paciello et al. 2019), das jedoch noch um die für die Beurteilung des Erholungswertes des Schlafes relevanten Angaben zum Tagesverhalten und Tagesbefinden zu ergänzen ist.

Zusätzlich stehen geeignete Fragebögen zur Verfügung, die erkennen lassen, wie ausgeprägt die mögliche Schlafstörung ist und ob eine Beratung in der kinderärztlichen Praxis mit anschließender Verlaufsbesprechung als Erstmaßnahme ausreicht. Weit verbreitet ist der Kinderärztliche Schlaffragebogen PSQ-DE (Sagheri / Wiater 2009, Version 1.0 German). Besonders kindgerecht ist der Kinderschlafcomic (Schwerdtle et al. 2011). Der Kinderschlafcomic www.dgsm.de kann spätestens im Vorschulalter mit den Kindern zusammen genutzt werden und bezieht die Kinder unmittelbar in die Thematik mit ein. Dadurch ist zu erwarten, dass die zu erhebenden Daten zutreffender sind als nur die Angaben der Eltern.

MERKE

Der Einsatz von Fragebögen und die Nutzung von Schlaf-wach-Tagebüchern erleichtern die schlafmedizinische Diagnostik in der Praxis erheblich.

Tab. 11.2 Mustervordruck Schlaf-wach-Tagebuch

Datum:	Montag	Dienstag	Mittwoch	Donnerstag	Freitag	Samstag	Sonntag
Aufwachzeit morgens							
War Wecken erforderlich?							
Schlaf am Tag Dauer / Uhrzeit							
Tagesbefinden 1–5 (1 = gut – 5 = schlecht)							
Aktivität abends vor dem Zubettgehen (Art / Dauer)							
Zubettgehzeit							
Aktivität nach dem Zubettgehen (Ritual / Art / Dauer)							
Einschlafzeit							
Nächtliches Aufwachen (Aktivität / Dauer / Uhrzeit)							
Auffälligkeiten im Schlaf							
Gesamtschlaf nachts							
Besonderheiten (z. B. Einnässen)							

LITERATUR

Bruni O, Sette S, Angriman M et al. Clinically oriented subtyping of chronic insomnia of childhood. J Pediatr 2018; 196: 194–200.

Paciello LM, Poets CF, Quante M. Entwicklung eines neuen Schlaftagebuchs für Kinder. In: Weiss S, Sauseng W, Paditz E (Hrsg.): Traumhaft und grenzenlos. Dresden: Kleanthes 2019; 88–96.

Paruthi S. Evaluation of suspected obstructive sleep apnea in children. 2019. Aus: https://www.uptodate.com/contents/evaluation-of-suspected-obstructive-sleep-apnea-in-children (letzter Zugriff: 29.10.2019).

Sagheri D, Wiater A, Steffen P, Owens JA. Applying principles of good practice for translation and cross-cultural adaptation of sleep-screening instruments in children. Behav Sleep Med 2010; 8(3): 151–156.

Schwerdtle B, Kanis J, Kahl L, Kübler A, Schlarb AA. Kindgerechte Diagnostik: der Kinderschlafcomic. Somnologie 2011; 15(1): 1–94.

Urschitz MS, Poets CF, Stuck BA, et al. Schnarchen bei Kindern. Monatsschr Kinderheilkd 2013; 161: 347–350.

Vella S. Abklärungen von Schlafstörungen im Kindes- und Jugendalter und der Stellenwert der Polysomnographie. Paediatrica 2003; 14(3): 49–54.

KAPITEL

12 Differenzialdiagnostisches Spektrum

Alfred Wiater

Im Folgenden werden für das Kleinkindesalter besonders relevante Krankheitsbilder und Störungen beschrieben, die das Schlaf-wach-Verhalten beeinträchtigen, aber nicht als Schlafstörungen im eigentlichen Sinne zu betrachten sind bzw. bei denen der gestörte Schlaf zu den Leitsymptomen zählt.

12.1 Pädiatrische Krankheitsbilder

Schlafstörungen infolge organischer Erkrankungen sind insbesondere zu erwarten bei Krankheiten, die mit **Schmerzzuständen** oder Fieber in der Nacht einhergehen, sowie bei Krankheiten, deren Symptomatik (auch) aus dem Schlaf heraus auftritt. So kommt es im Rahmen von akuten und fieberhaften Erkrankungen zu Schlafstörungen, die nach Abklingen der Akutsymptomatik, z. B. der akuten Laryngitis, wieder aufhören.

Häufige Schlafstörungen entstehen im Rahmen der chronisch obstruktiven Bronchitis bzw. des **Asthma bronchiale,** insbesondere weil Atemnotanfälle im Schlaf verstärkt auftreten können. Folgende Faktoren können eine **schlafbezogene Bronchokonstriktion** auslösen bzw. begünstigen (Wiater und Lehmkuhl 2011):

- Schlafbedingte Ventilationsstörungen mit Abnahme der funktionellen Residualkapazität und Perfusionsstörungen
- Erhöhung der Strömungswiderstände im REM-Schlaf
- Reduzierung der Chemorezeptorsensitivität auf hypoxämische und hyperkapnische Reize im REM-Schlaf
- Liegende Position
- Gastroösophagealer Reflux
- Verschlechterung der mukoziliären Clearance während der Nacht
- Nächtliche Exposition gegenüber Allergenen, z. B. Hausstaubmilben
- Zunahme der Entzündungsreaktion des Bronchialtrakts durch abgeschwächte Rezeptorempfindlichkeit für Sympathikomimetika und Anticholinergika während der Nacht
- Kurze Halbwertszeit von Bronchodilatatoren
- Niedrige Cortisol- und Adrenalinspiegel und Anstieg der eosinophilen Granulozyten während der Nacht

Aus dem Spektrum der chronischen Erkrankungen sind des Weiteren die **rheumatische Arthritis** und die **spastische Zerebralparese** zu nennen, aber auch **chronisch entzündliche Hauterkrankungen, chronisch entzündliche Darmerkrankungen, maligne Erkrankungen** und Epilepsien.

Bei **Epilepsien** treten je nach Anfallstyp unterschiedliche Schlafstörungen auf. Grundsätzlich gehen die nächtlichen Anfälle mit einer deutlichen Störung des Schlafprofils einher und mindern damit den Erholungswert des Schlafes mit den daraus resultierenden Folgen für die Tagesbefindlichkeit und das Tagesverhalten. Kommt es zu epileptischen Anfällen im Wachzustand, wirken die Kinder danach schlaftrunken und gelangen nur langsam zu ihrer vollen Vigilanz, wodurch ebenfalls der weitere Tagesverlauf beeinträchtigt wird. Mittelbar kommt es dadurch zu einer Störung des Schlaf-wach-Rhythmus, die wiederum anfallsfördernd sein kann. Hinzu kommt, dass **Schlafentzug** das Auftreten epileptischer Anfälle begünstigt. Insofern sind die Zusammenhänge zwischen epileptischen Anfällen und Schlaf bidirektional.

Die Bedeutung des Schlafes im Zusammenhang mit epileptischen Anfällen wird auch diagnostisch genutzt. So werden Herdbefunde im Schlaf oft aktiviert und okzipitale Spitzenpotenziale werden manchmal aufgrund der sich beim Einschlafen auflösenden Grundaktivität besser erkennbar. Meist reicht eine kurze Schlafphase von 10–30 Minuten aus, um die höhere Sensitivität einer Schlafableitung auszuschöpfen. Bei fokalen Epilepsien, insbesondere bei idiopathischen Partialepilepsien, kommt es oft zur Aktivierung der hypersynchronen Aktivität im Schlaf. In bis zu 20–30 % der Fälle zeigen sich fokale epilepsietypische Potenziale, die im Wach-EEG nicht zur Darstellung kommen. Die Bedeutung des Schlafentzugs im Zusammenhang mit der Epilepsieproblematik wird dadurch deutlich, dass bei den idiopathisch generalisierten Epilepsien nach vorausgegangenem Schlafentzug bilateral synchrone Spike-Wave-Paroxysmen in der Einschlafphase aktiviert oder nicht selten im Schlafentzugs-Schlaf-EEG überhaupt erst sichtbar werden (Neubauer und Hahn 2017).

Die folgenden Epilepsien sind bei Kleinkindern zu berücksichtigen:

- West-Syndrom
- Lennox-Gastaut-Syndrom
- Dravet-Syndrom
- Benigne infantile Partialepilepsie
- Doose-Syndrom
- Frühkindliche Absenceepilepsie
- Landau-Kleffner-Syndrom
- Bioelektrischer Status epilepticus im Schlaf (CSWS-Syndrom)
- Nächtliche Frontallappen-Epilepsie
- Epilepsie des Temporallappens
- Epilepsie des Okzipitallappens
- Rolando-Epilepsie

Bei den **syndromalen Erkrankungen** ist zu unterscheiden, ob die Schlafstörungen durch die Grunderkrankung bedingt sind, wie z. B. beim Smith-Magenis-Syndrom, oder infolge der Erkrankung begünstigt werden, wie die obstruktive Schlafapnoe beim Down-Syndrom. Schließlich gehen auch mit dem **Diabetes mellitus** Schlafstörungen einher, z. B. aufgrund nächtlicher Hypoglykämien, aber auch infolge der Nykturie.

Weiter ist darauf hinzuweisen, dass ebenso Medikamente, die zur Behandlung organischer Erkrankungen eingesetzt werden, Schlafstörungen zur Folge haben können. Dazu zählen u. a. Anticholinergika, Antihistaminika, Antitussiva, Barbiturate, Betablocker, Bronchodilatatoren, Methylphenidat, Phenytoine, Steroide, Thyroxin, Xanthinderivate und Zytostatika.

MERKE

Auch bei Kindern einzusetzende Medikamente können Schlafstörungen als Nebenwirkung haben.

12.2 Psychische Störungen

Schlafprobleme stehen mit psychischen Erkrankungen in einer besonderen Wechselwirkung: Sie können sowohl als Risikofaktor deren Auftreten begünstigen als auch im Verlauf dazu beitragen, dass sich die Symptome verstärken, bestehen bleiben und die Lebensqualität sowie Alltagstauglichkeit deutlich verschlechtern (Schnatschmidt und Schlarb 2018).

Eine Vielzahl psychiatrischer Krankheitsbilder wird von einer deutlich erhöhten Prävalenz von Insomnie-Beschwerden begleitet (Blake et al. 2018). Bei depressiven Erkrankungen, bei Angststörungen, ADHS sowie bei Störungen des Sozialverhaltens und Tic-Störungen treten vermehrt Schlafstörungen auf (Alfer et al. 2019). In der Kölner Kinder-Schlaf-Studie konnte gezeigt werden, dass bei **Ein- und Durchschlafstörungen im Einschulalter das Risiko für psychosoziale Auffälligkeiten um das 2- bis 3-Fache erhöht war.** Das gemeinsame Auftreten von Schlafstörungen und psychischen Auffälligkeiten in diesem Altersbereich ist eher die Regel als die Ausnahme. Insbesondere im Rahmen von Insomnien, aber auch Parasomnien mit frequent auftretenden Alb- und Angstträumen ist vermehrt sowohl mit internalisierenden als auch mit externalisierenden Verhaltensauffälligkeiten zu rechnen (Lehmkuhl et al. 2008; Lehmkuhl et al. 2011). Häufig kommt es zu allabendlichen Konfliktsituationen; die Kinder haben Schwierigkeiten, morgens aufzustehen, und leiden unter einer vermehrten Tagesmüdigkeit mit Unruhe und Gereiztheit.

Speziell im Vorschulalter kann das Auftreten von Schlafstörungen Teil und Ausdruck psychischer Belastungen sein. Die im Rahmen einer Einschuluntersuchung erhobenen Daten belegen, dass emotionale Probleme, Hyperaktivität sowie andere Verhaltensauffälligkeiten mit allen Formen von Schlafstörungen in einem signifikanten Zusammenhang stehen. Schlafstörungen stellen bei Vor- und Einschulkindern häufig ein vorübergehendes und entwicklungsbedingtes Phänomen dar. Andererseits können sie bei 5 bis 10 % der Kinder ausgeprägt und anhaltend sein, sodass eine weitere, genauere diagnostische Abklärung notwendig ist. Hierzu stehen entsprechende Screening-Instrumente zur Verfügung. Ab dem Alter von fünf Jahren lassen sich mit dem Kinderschlafcomic (CSC; www.dgsm.de), ein Selbstbeurteilungsverfahren für Kinder, und aus Sicht der Eltern die deutschen Versionen des Children‘s Sleep Habits Questionnaire oder des Pediatric Sleep Questionnaire (➤ Anhang) einsetzen (Übersicht: Alfer et al. 2019). Mit dem Strengths and Difficulties Questionnaire (SDQ) steht ein Verfahren zur Verfügung, das mit insgesamt 25 Items folgende fünf Bereiche erfasst:

- Emotionale Probleme
- Hyperaktivität
- Verhaltensauffälligkeiten
- Probleme mit Gleichaltrigen
- Prosoziales Verhalten

Das Risiko für einen auffälligen Schlaf ist auch bei Entwicklungsstörungen, hirnorganischen Beeinträchtigungen und Autismus-Spektrumstörungen deutlich erhöht (Goodlin-Jones et al. 2009).

LITERATUR

Alfer D, Lehmkuhl G, Bender S. Insomnie und Hypersomnie bei Kindern und Jugendlichen mit psychiatrischen Störungen. Prax Kinderpsychol Kinderpsychiat 2019; 68: 110–127.

Blake MJ, Trinder JA, Allen NB. Mechanisms underlying the association between insomnia, anxiety, and depression in adolescence: Implications for behavioral sleep interventions. Clin Psychol Rev 2018; 63: 25–40.

Goodlin-Jones B, Schwichtenberg AJ, Iosif AM. Six-month persistence of sleep. Problems in young children with autism, developmental delay, and typical development. J Am Child Adolesc Psychiat 2009; 48: 847–854.

Lehmkuhl G, Wiater A, Mitschke A, Fricke-Oerkermann L. Schlafstörungen im Einschulalter – Ursachen und Auswirkungen. Dtsch Ärztebl 2008; 105: 809–814.

Lehmkuhl G, Frölich J, Fricke-Oerkermann L. Schlafstörungen bei psychischen Erkrankungen. In: Wiater A, Lehmkuhl G (Hrsg.): Handbuch Kinderschlaf. Stuttgart: Schattauer 2011; 157–187.

Neubauer BA, Hahn A. S1-Leitlinie Diagnostische Prinzipien bei Epilepsien des Kindesalters. AWMF-Registernr. 022 / 007. 2017. Aus: https://www.awmf.org/uploads/tx_szleitlinien/022-007l_S1_Diagnostische-Prinzipien-bei-Epilepsien-des-Kindesalters_2018-03.pdf (letzter Zugriff: 28.11.2019).

Schnatschmidt M, Schlarb A. Schlafprobleme und psychische Störungen im Kindes- und Jugendalter. Z Kinder-Jugendpsychiat und Psychother 2018; 46(5): 368–381.

Wiater A, Lehmkuhl G (Hrsg.): Handbuch Kinderschlaf. Stuttgart: Schattauer, 2011.

KAPITEL

13 Schlafmedizinische Krankheitsbilder bei Kleinkindern

Alfred Wiater, Gerd Lehmkuhl

13.1 Pädiatrische Krankheitsbilder

13.1.1 Obstruktive Schlafapnoe (OSA) bei Kleinkindern

Diagnostische Kriterien und Symptomatik

Die obstruktive Schlafapnoe bei Kindern (➤ Abb. 13.1) bezieht sich auf den Altersbereich von der Geburt bis zum Alter von 18 Jahren. Sie ist definiert durch intermittierende komplette (obstruktive Apnoe) oder partielle (obstruktive Hypopnoe) Obstruktionen der oberen Atemwege im Schlaf. Schnarchen, erhöhte Atmungsanstrengungen und Apnoen im Schlaf sind die häufigsten Symptome. Obstruktive Schlafapnoen bei Kindern sind anders zu beurteilen als bei Erwachsenen.

So gilt im Kindesalter ein obstruktiver Apnoe-Hypopnoe-Index (oAHI) bis 1 / Stunde als physiologisch. Bei einem oAHI von 1–5 / Stunde liegt eine milde Ausprägung einer OSA vor, wobei bereits ab einem oAHI ≥ 3 / Stunde ein erhöhtes arterielles Hypertonierisiko besteht (Kwok 2008). Bei einem oAHI von 5–10 / Stunde liegt eine moderate und ab einem oAHI > 10 / Stunde eine schwere Ausprägung einer OSA vor (Dehlink und Tan 2016).

Die Symptomatik ist altersabhängig und zeigt sich bei Kleinkindern wie folgt:

- Symptome im Schlaf:

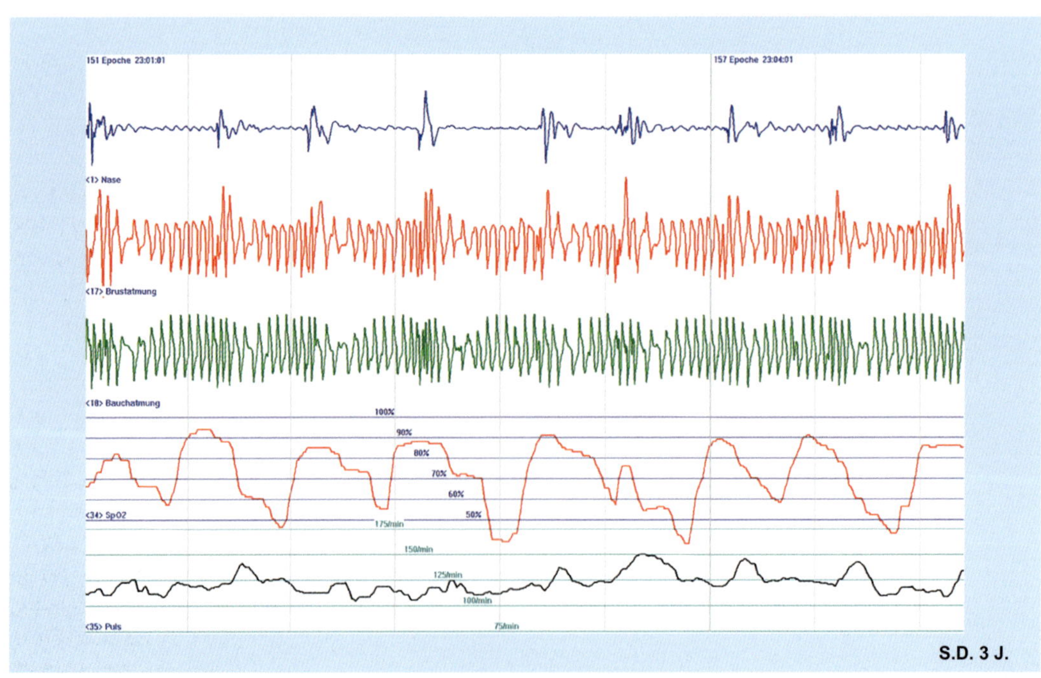

Abb. 13.1 30-sekündige obstruktive Apnoen mit tiefen Desaturationen [P617]

  - Motorische Unruhe (80 %) und abnorme Schlafposition (überstreckter Kopf, Knie-Ellenbogen-Lage)
  - Schnarchen und angestrengte Atmung, Apnoen
  - Exzessives Schwitzen
  - Albträume
  - Sekundäre Enuresis nocturna infolge erhöhter ANF-Ausschüttung und / oder eingeschränkter Reaktion auf erhöhten Blasendruck
- Tagessymptome:
  - Tagesschläfrigkeit (40–80 %)
  - Mundatmung
  - Kloßige Sprache
  - Hyperaktivität

Epidemiologie

Die Prävalenz beträgt 1–5 %. Generell ist ein Auftreten in jedem Alter möglich, im Kleinkindesalter findet sich ein gehäuftes Vorkommen infolge einer adenotonsillären Hyperplasie. Es gibt präpubertär keine Geschlechtspräferenz, bei Adoleszenten überwiegen die jungen Männer.

Ursachen und Folgen

Prädisponierende und auslösende Faktoren bei Kleinkindern sind insbesondere:

- Adenotonsilläre Hyperplasie
- Adipositas mit Verkleinerung des pharyngealen Querschnitts
- Mittelgesichtshypoplasien und mandibuläre Retro- und Mikrognathie
- Down-Syndrom, insbesondere wegen der fazialen Muskelhypotonie und der Makroglossie
- Prader-Willi-Syndrom
- Neuromuskuläre Erkrankungen mit bei muskulärer Hypotonie erhöhter Kollapsneigung der oberen Atemwegsmuskulatur
- Achondroplasie
- Mukopolysaccharidose
- Ehlers-Danlos-Syndrom
- Sichelzellanämie
- Allergisch bedingte Schleimhautveränderungen der oberen Atemwege
- Medikamente mit atmungssupprimierender und muskelrelaxierender Wirkung oder Nebenwirkung (Schnoor 2012)

Ursächlich kommt es im Schlaf zu einem Ungleichgewicht zwischen den neuromuskulären Faktoren für das Offenhalten der oberen Atemwege und den anatomischen Strukturen für den Verschluss der oberen Atemwege. Infolgedessen entsteht eine obstruktive Hypopnoe oder obstruktive Apnoe, insbesondere in Rückenlage und im REM-Schlaf. Die Obstruktion der oberen Atemwege führt zur Hypoxämie und Hyperkapnie. Die Atemarbeit wird gesteigert. Es kommt zur Arousalreaktion, wobei im Säuglings- und Kindesalter die subkortikalen Arousals den kortikalen Arousals gegenüber im Vordergrund stehen (Scholle et al. 2012). Die Arousals führen zur Schlaffragmentierung und damit zu einer Einschränkung der Erholungsfunktion des Schlafes.

Möglicherweise steht die obstruktive Schlafapnoe in Zusammenhang mit einer niedriggradigen chronisch systemischen Infektion und mit erhöhtem oxidativem Stress. So wird eine Erhöhung des nasalen NO als Entzündungsmarker der oberen Luftwege beschrieben (Gut et al. 2015). Überdies spricht die Höhe des morgendlich ausgeatmeten H_2O_2 bei Kindern mit OSA für erhöhten oxidativen Stress (Malakasioti et al. 2012).

Zusätzlich kommt es infolge der obstruktiven Apnoen zu einer Aktivierung des sympathischen Nervensystems mit Störungen der Vasomotorik und Blutdruckerhöhung. **Im Verlauf der Erkrankung entwickeln sich eine endotheliale Dysfunktion, Endothelschädigung sowie ein arterieller Hypertonus bis hin zur ventrikulären Hypertrophie und zum Cor pulmonale.** Auch ist eine mit obstruktiven Apnoen einhergehende Beeinträchtigung der Herzfunktion infolge des erhöhten negativen intrathorakalen Drucks während der Obstruktion zu erwarten.

Weitere Folgen der obstruktiven Schlafapnoe sind Gedeihstörungen, insbesondere bei Säuglingen und Kleinkindern, sowie Wachstumsstörungen infolge einer unzureichenden nächtlichen Wachstumshormonsekretion. Hinzu kommen Verformungen des Gesichtsschädels, da die Obstruktion der oberen Atemwege mit konsekutiver Mundatmung eine Fehlentwicklung des Gesichtsschädels begünstigt. Folge ist ein zu schmales Mittelgesicht mit engen Nasengängen, welche die Nasenatmung ein-

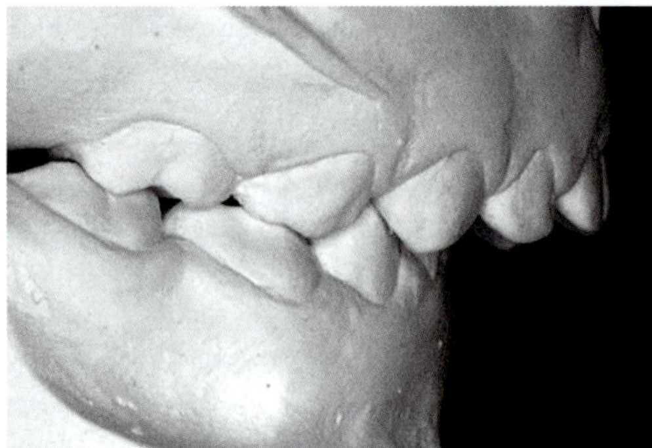

Abb. 13.2 Ausgeprägte sagittale Frontzahnstufe (Gipsmodell) [P617]

schränken. Es entwickelt sich ein sog. gotischer Gaumen mit Schmalkiefer und Kieferokklusionsstörungen, insbesondere mit Überstehen der oberen Frontzähne im Sinne einer sagittalen Frontzahnstufe (➤ Abb. 13.2). Damit einhergehend sind auch Sprachentwicklungsstörungen zu erwarten. Da die Zunge sich bei bevorzugter Mundatmung in Mittellage befindet, entwickelt sich als erste Sprachentwicklungsstörung das Lispeln. Verformungen des Thoraxskeletts sind ebenfalls möglich, da thorakale Einziehungen infolge der oberen Atemwegsobstruktionen die Entwicklung eines Pectus excavatum begünstigen. Andererseits werden die Atmungsexkursionen durch thorakale skelettale Verformungen zusätzlich eingeschränkt, sodass sich infolgedessen auch die nächtlichen Atmungsstörungen verstärken. Hinzu kommen kognitive Störungen, Verhaltensstörungen mit Hyperaktivität und aggressivem Verhalten sowie Aufmerksamkeits- und Konzentrationsstörungen und Schulleistungsstörungen (Perfect 2013).

CAVE

Außer der obstruktiven Schlafapnoe gibt es auch im Kleinkindesalter weitere schlafbezogene Atmungsstörungen wie die Hypoventilation und zentrale Apnoen. Kinder mit pulmonalen Erkrankungen oder Einschränkungen der Atmungsexkursionen wie bei der Mukoviszidose, der Muskeldystrophie, der Muskelatrophie, bei thorakoskelettalen Erkrankungen und neuronalen Befunden, wie z. B. der Chiari-II-Malformation bei Meningomyelozele, sind davon betroffen und bedürfen der regelmäßigen schlafmedizinischen Mitbetreuung.

Diagnostik

Symptombezogene klinische Untersuchungen (Urschitz 2013):

- Allgemein- und neuropädiatrische Untersuchung. Frage: Prädisponierende Faktoren? Z. B. neuromuskuläre Erkrankung?
- HNO-ärztliche Untersuchung: Kehlkopfinstabilität? Anatomische Anomalien?
  - Gegebenenfalls Endoskopie zur Beurteilung einer OP-Indikation
- Kieferorthopädische und / oder Mund-Kiefer-Gesichtschirurgische Untersuchung: Frage: Malokklusion? Mittelgesichtshypoplasie?
- Logopädische Untersuchung: Orovelopharyngeale Dysfunktion?
  - Insbesondere bei Trisomie 21, Pierre-Robin-Sequenz und Gaumenspalte
- Einsatz von Fragebögen, z. B. SRBD-Fragebogen des PSQ (Sagheri et al. 2010)

Polysomnografie (PSG)

- **Absolute Indikation:**
  - Alter < 2 Jahre
  - Syndrome
  - Neurologische Erkrankung
  - Kardiovaskuläre Erkrankung
  - Fehlende Übereinstimmung zwischen Anamnese und klinischem Befund
  - Symptompersistenz nach HNO-ärztlicher oder MKG-chirurgischer Intervention
  - Adipositas
- **Beurteilungskriterien:**
  - Klinische Symptome, insb. thorakale Einziehungen, Schnarchen, Apnoen und gestörter Schlaf
  - Apnoe-Hypopnoe-Index (AHI)
    - Obstruktive oder gemischte Apnoen und Hypopnoen
    - Obstruktive Hypoventilation:
    - AHI ≥ 1 respiratorisches Ereignis (Sistieren des Luftstroms für mindestens 2 Atemzüge), pro Stunde Schlaf mind. eine obstruktive oder gemischte Apnoe oder Hypopnoe pro Stunde Schlaf **und / oder** obstruktive Hypoventilation: Hyperkapnie ($PaCO_2$ > 50 mmHg) über mindestens 25 % der Schlafzeit in Kombination mit Schnarchen, Atemflusslimitation oder paradoxer Atmung.

- Hypoxämie
- Hyperkapnie
- Erhöhte Atemarbeit
- Arousals (ZNS-vermittelte Stress- und Weckreaktionen)

Zur Diagnosestellung müssen sowohl die klinischen als auch die PSG-Kriterien erfüllt sein.

Differenzialdiagnosen

- **Differenzialdiagnosen bei nächtlicher Symptomatik:**
  - Isoliertes Schnarchen. Bei einem Kind mit Schnarchen ohne zusätzliche Symptome wie Apnoe, Tagesschläfrigkeit oder Verhaltensauffälligkeiten ist keine weitere Abklärung erforderlich.
  - Zentrale Schlafapnoe. Im Unterschied zu einer obstruktiven Schlafapnoe fehlen die Thoraxbewegungen hier vollständig.
  - Anatomische Verengung der oberen Atemwege. Hier zeigt sich sowohl im Wachzustand als auch im Schlaf eine Atmungsbehinderung, die sich in der Regel eher in Form eines Stridors als durch Schnarchen manifestiert.
  - Nichtobstruktive alveoläre Hypoventilation. Schnarchen und paradoxe Atmungsbewegungen sind hier generell nicht zu erwarten. Jedoch liegen obstruktive und nichtobstruktive Störungen oft in Kombination vor.
  - Schlafassoziierte Epilepsie. Besonders im Säuglingsalter ist eine Unterscheidung ohne EEG-Kontrolle klinisch kaum möglich.
- **Differenzialdiagnosen bei Tagesschläfrigkeit:**
  - Ungenügende Schlafdauer
  - Narkolepsie
  - Idiopathische Hypersomnie

MERKE

Bei einem schnarchenden Kind mit ≥ 1 zusätzlichem Symptom sollte immer eine Polysomnografie durchgeführt werden!

Therapie

Kinder mit adenotonsillärer Hyperplasie ohne weitere OSA-Risikofaktoren:

- **Verkleinerung der die Obstruktion verursachenden Strukturen**
  - Antiinflammatorische Therapie (initial über 6 Wochen)
    - Nasale Steroide (off-label) und / oder
    - Montelukast (off-label)
  - Adenotomie mit Tonsillektomie bzw. Tonsillotomie (bei Persistenz unter konservativer Therapie oder initial bei moderater bis schwerer OSA). Zur Therapie der OSA sollte immer eine kombinierte Adenotomie und Tonsillektomie / Tonsillotomie durchgeführt werden, auch wenn eine Struktur stärker vergrößert ist als die andere. Bei der Entfernung nur einer der beiden Strukturen zeigte sich deutlich häufiger eine Persistenz der OSA. Einzige Ausnahme sind Patienten mit Gaumenspalte, bei denen eine isolierte Tonsillektomie erfolgen sollte. Die Adenotomie ist bei Vorliegen einer Gaumenspalte kontraindiziert.
- **Bei fehlendem Therapieerfolg:**
  - 6–8 Wochen nach der chirurgischen Intervention sollte eine klinische Reevaluation erfolgen.
  - CPAP / BiPAP-Therapie zur Überbrückung der Obstruktion. Eine CPAP / BiPAP-Therapie ist nur effektiv bei unbehinderter Nasenatmung! Ist diese nicht zu erreichen, sind HNO-ärztliche Maßnahmen indiziert:
    - Titration des optimalen Drucks im Schlaflabor während einer Polysomnografie
    - Dauer der CPAP / BiPAP-Therapie solange wie nötig; jährliche Auslassversuche
- **Ergänzend, insb. bei Gesichtsmuskelhypotonie: logopädische oder myofunktionelle Therapie**

Therapie bei Kindern mit zusätzlichen OSA-Risikofaktoren

- Behandlung einer zugrunde liegenden Erkrankung (z. B. Gewichtsreduktion bei Adipositas)
- Weitere Maßnahmen je nach Ursache
  - Optimieren der Schlafhygiene
  - Allergenkarenz
  - CPAP / BiPAP-Therapie
  - Tracheostoma
  - Kieferorthopädische Behandlung

(Ahn 2010; Urschitz 2013)

13

MERKE

Bei Kindern mit ausgeprägter sagittaler Frontzahnstufe ist bereits im Kleinkindesalter eine kieferorthopädische Behandlung indiziert.

Unter www.AMBOSS.com sind diese Inhalte in digitaler Aufbereitung zu finden.

Fallbeispiel

Der 3-jährige Simon wurde vorgestellt, weil er im Schlaf laut und unregelmäßig schnarchte. Damit einhergehend beobachteten die Eltern mehrere Sekunden lange Atempausen und häufigeres Erwachen. Der Junge atmete bevorzugt durch den Mund und hatte eine adenotonsilläre Hyperplasie. Der konsultierte HNO-Arzt riet von operativen Behandlungsmaßnahmen ab, weil bisher noch nie eine bakterielle Tonsillitis aufgetreten war. Tagsüber war Simon sehr umtriebig. Er galt im Kindergarten als überaktiv.

Bereits im Überblick zeigte die Polysomnografie im REM-Schlaf clusterförmig tiefe O_2-Desaturationen (➤ Abb. 13.3). Die Sauerstoffsättigungswerte fielen bis auf 50 % ab, einhergehend mit 30-sekündigen obstruktiven Apnoen (➤ Abb. 13.1). Wegen der Schwere des Befundes konnte der HNO-Arzt überzeugt werden, den Jungen zu operieren. Er führte eine Adenotonsillotomie durch. Der Eingriff erfolgte stationär mit 24-stündiger postnarkotischer Überwachung, da infolge der schlafbezogenen Atmungsstörungen postnarkotische respiratorische Komplikationen auftreten können. Nach unauffälliger pulsoxymetrischer Überwachung in der ersten postnarkotischen Nacht wurde der Junge entlassen.

In den ersten Nächten kam es infolge leichterer Rachenschleimhautschwellungen noch zu gering ausgeprägtem Schnarchen. Danach schlief der Junge ruhig ohne erkennbare Atmungsauffälligkeiten und war tagsüber erholt. Wegen der bevorzugten Mundatmung und beginnendem Sigmatismus war über einige Monate eine logopädische Behandlung erforderlich.

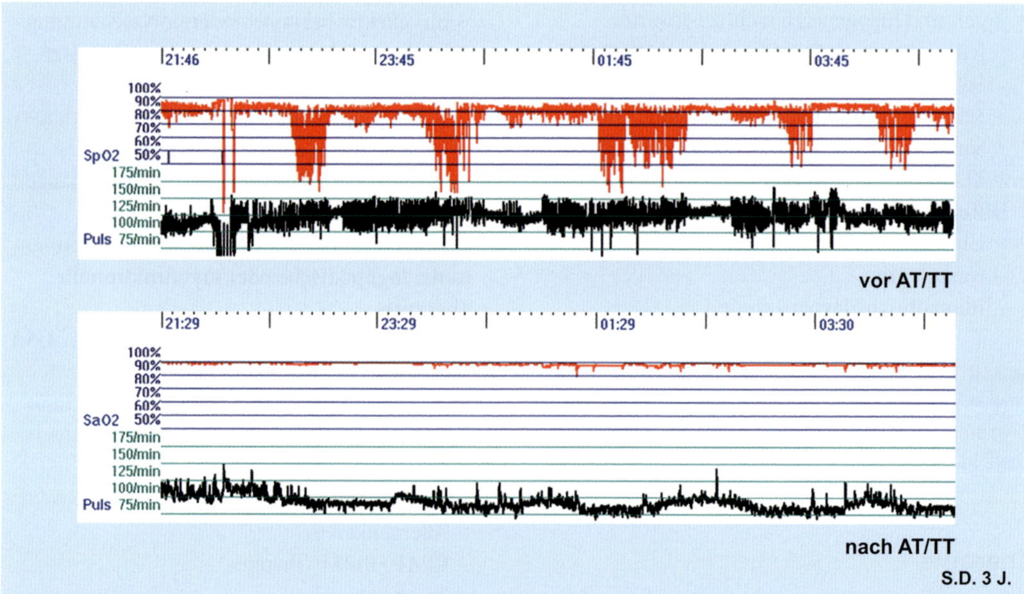

Abb. 13.3 Polysomnografischer Ausschnitt mit clusterförmig auftretenden tiefen Sauerstoffsättigungsabfällen und ausgeprägt unregelmäßiger Herzfrequenz vor AT/TT (oben) und Normalisierung des Befundes postoperativ (unten) [P617]

13.1.2 Parasomnien

Diagnostische Kriterien und Symptome

Gemäß ICSD (American Academy of Sleep Medicine 2014) sind Parasomnien unerwünschte Ereignisse, die während des Einschlafens, während des Schlafens oder während des Aufwachens entstehen. Parasomnien können sowohl im REM-Schlaf als auch im NREM-Schlaf auftreten. Die NREM-Schlaf-Parasomnien sind gekennzeichnet durch wiederholte Episoden unvollständigen Erwachens aus dem Schlaf mit unzureichenden oder fehlenden Reaktionsmöglichkeiten beim Versuch zu intervenieren und stark eingeschränkter oder aufgehobener Wahrnehmung sowie partieller oder kompletter Amnesie. Die Ereignisse treten in der Regel während des ersten Drittels des Nachtschlafes auf. Im Kleinkindesalter ist der **Nachtschreck (Pavor nocturnus)** die häufigste NREM-Parasomnie. Der Nachtschreck geht typischerweise einher mit schrillem Schreien und angstbesetztem Verhalten, begleitet von autonomer Erregung wie Tachykardie, Tachypnoe, Erröten, Schwitzen und Muskeltonuserhöhung. Die Kinder sitzen üblicherweise im Bett und wehren jegliche Beruhigungsversuche vehement ab. Der Nachtschreck kann gefolgt sein vom Schlafwandeln.

Bezogen auf die REM-Schlaf-Parasomnien im Kindesalter haben die **Albträume** die höchste Prävalenz. Sie sind gekennzeichnet durch wiederholt auftretende stimmungsbelastende Träume mit bedrohlichen Inhalten, die auch erinnert werden. Beim Aufwachen aus einem Albtraum sind die Kinder rasch wieder orientiert. Albträume als REM-Schlaf-Parasomnien treten in der Regel in der zweiten Schlafhälfte auf, da der REM-Schlaf dann am ausgeprägtesten ist. Albträume und die damit einhergehenden Schlafstörungen können Stimmungsschwankungen auslösen, Angst zu Bett zu gehen, kognitive und Verhaltensprobleme sowie Tagesschläfrigkeit und Einschränkungen im sozialen und schulischen Bereich.

Epidemiologie

Nach Petit et al. (2015) ist die Prävalenz für den Pavor nocturnus mit 34,4 % am höchsten im Alter von 1,5 Jahren. Ein Drittel der Kinder, die im frühen Kindesalter einen Pavor nocturnus hatten, entwickelte Somnambulismus in der späteren Kindheit. Das Auftreten des Pavor nocturnus ließ sich aus der familiären Vorgeschichte für Schlafwandeln ableiten. Petit et al. folgern daraus, dass es sich beim Pavor nocturnus und dem Somnambulismus um zwei Erscheinungsformen der gleichen pathophysiologischen Einheit handelt. Bei beiden Schlafstörungen kommt es bei der überwiegenden Anzahl der Betroffenen zu einem spontanen Sistieren bis zum Jugendalter.

Nach Schredl (2011) ist die Prävalenz von Albträumen bei Kindern zwischen dem 6. und 10. Lebensjahr am höchsten. Während fast alle Kinder und Jugendlichen schon einmal Albträume erlebt haben, liegt die Rate derjenigen, die einmal pro Woche oder häufiger Albträume erleben, bei 5 %.

Diagnostik

Hauptkriterium zur diagnostischen Einordnung von Nachtschreck und Somnambulismus ist zunächst die detaillierte **Beschreibung der Symptomatik durch die Eltern und die zeitliche Einordnung der Symptomatik im Schlafverlauf. Sehr hilfreich können häusliche Videodokumentationen der Ereignisse sein.** Bei nicht eindeutig zuzuordnender Symptomatik ist eine polysomnografische Untersuchung anzuschließen, insbesondere aus differenzialdiagnostischen Gründen, z. B. zum Ausschluss einer schlafgebundenen Epilepsie (Sauseng et al. 2016). Aufgrund der ausgeprägt angstbesetzten Symptomatik wird der Pavor nocturnus häufig seitens der Eltern als Albtraum fehlinterpretiert.

Auch für die Albtraumdiagnose ist die **Beschreibung der Eltern** entscheidend und in der Regel ausreichend. Dabei zu berücksichtigen ist, dass Träume erst ab einem Alter von 3 Jahren als erinnerlich gelten und erst ab diesem Alter eine verlässliche Erhebung möglich ist (Sauseng et al. 2016).

Ursachen und Folgen

Geht man davon aus, dass es sich bei den Parasomnien um dissoziative Bewusstseinszustände handelt, so gelten Nachtschreck und Schlafwandeln als eine Zumischung von Wachsein zum NREM-Schlaf. **Das Abklingen der Symptomatik bis zum oder im Jugendalter spricht dafür, dass Pavor nocturnus und Schlafwandeln als passageres Entwicklungsphänomen zu betrachten sind.** Auch liegen bei Kindern und Jugendlichen dem Pavor nocturnus und dem Somnambulismus ursächlich in der Regel keine neurologischen oder psychiatrischen Störungen zugrunde. Allerdings gelten Schlafmangel, psychische Belastungssituationen, aber auch Fieber als Faktoren, welche die Symptomatik provozieren oder verstärken können. Auch kann es durch Verunsicherung der Eltern bezüglich der Bedeutung der Symptomatik zu überfürsorglich-ängstlichen Reaktionen kommen, die bei den Kindern zu Ängsten vor dem Schlafen führen können. Das Aufwecken während der Symptomatik des Pavor nocturnus und des Somnambulismus kann aggressives Verhalten provozieren und führt darüber hinaus zu einer unnötigen Unterbrechung und Störung des Schlafes.

Therapie

Beim Pavor nocturnus im Kindesalter ist in der Regel keine medikamentöse Therapie indiziert. **Im Vordergrund stehen die ausführliche Beratung der Eltern über die Einordnung der Symptomatik als Entwicklungsphänomen, das im weiteren Altersverlauf üblicherweise aufhört.** Wecken in der Pavorsituation sollte vermieden werden, um keine Aggressionen zu provozieren und den Schlafverlauf nicht unnötig zu unterbrechen. Ergänzend sollten die Empfehlungen zur Schlafhygiene und zur Schlafumgebung konsequent eingehalten werden, insbesondere sollte auf ausreichend viel Schlaf sowie auf einen regelmäßigen Schlaf-wach-Rhythmus geachtet werden. Im Tagesverlauf und am Abend sollten Reizeinwirkungen, die sich emotional belastend auswirken könnten, insbesondere den Medienkonsum betreffend, dringlich vermieden werden.

Entsprechende Empfehlungen gelten auch für Kinder und Jugendliche mit Albträumen. Nach dem Aufwachen aus einem Albtraum kommt es zunächst darauf an, sich kurz den Trauminhalt erzählen zu lassen, um dann beruhigend das Wiedereinschlafen zu fördern. Als effektivste Albtraumtherapie hat sich empirisch die „Imagery Rehearsal Therapy“ erwiesen (Krakow und Zadra 2006). Dabei wird das Kind tagsüber gebeten, den Trauminhalt aufzuschreiben oder ein Bild zum Traum zu malen. Wenn das erfolgt ist, soll das Kind ein neues Traumende aufschreiben bzw. im Bild etwas ergänzen, das die mit dem Traum einhergehende Angst reduziert. Das Prozedere wird unter professioneller Anleitung regelmäßig wiederholt, sodass das Kind eigene angstreduzierende Traumelemente verinnerlichen und damit die Albtraumthematik bewältigen kann. Die **Albtraumproblematik** hat von den genannten Parasomnien sicherlich die **höchste Relevanz und sollte, insbesondere wegen der damit einhergehenden zum Teil erheblichen psychosozialen Belastungen, frühestmöglich konsequent therapiert werden.**

Unter www.AMBOSS.com sind diese Inhalte in digitaler Aufbereitung zu finden.

13.1.3 Restless-Legs-Syndrom (RLS) bei Kindern

Diagnostische Kriterien und Symptomatik

Das Restless-Legs-Syndrom ist definiert (American Academy of Sleep Medicine 2014) durch den **Drang, die Beine zu bewegen, einhergehend mit unangenehmen Gefühlen wie Kribbeln oder Taubheitsgefühl in den Beinen.** Die Symptomatik beginnt in Ruhe, insbesondere am Abend im Sitzen oder Liegen und lässt teilweise oder vollständig nach durch Bewegungen, z. B.. Umherlaufen oder Ausstrecken der Beine. Bei einigen Betroffenen besteht auch der Drang, die Arme zu bewegen. Wenn die Symptomatik nicht durch andere Ursachen erklärt werden kann und zu Schlafstörungen, Stimmungsschwankungen, Wahrnehmungsstörungen und Einschränkungen der Lebensqualität führt, sind die Diagnosekriterien des RLS erfüllt. Der gestörte Schlaf ist häufig der primäre Grund, ärztliche Hilfe in Anspruch zu nehmen. Die Diagnosestellung wird erschwert bei Kindern unter 6 Jahren, da diese ihre Beschwerden häufig noch nicht deutlich genug verbalisieren können.

Die Symptomatik wird häufig als nächtliche Wadenkrämpfe oder sogenannte Wachstumsschmerzen fehlinterpretiert. Bis zu 80 % der Kinder und Jugendlichen mit RLS haben zumindest ein Elternteil, das ebenfalls erkrankt ist. Unterstützend für die Diagnosefindung ist auch das Vorkommen periodischer Beinbewegungen im Schlaf (> 5 pro Stunde) und deren familiäre Häufung bei Kindern mit RLS. Unter periodischen Bein- bzw. Extremitätenbewegungen im Schlaf (**P**eriodic **L**imb **M**ovements in **S**leep, PLMS) versteht man wiederholt alle 20–40 Sekunden auftretende Bein- / Extremitätenbewegungen. Sie treten episodisch in Clustern auf, die wenige Minuten, aber auch deutlich länger anhalten können.

Epidemiologie

Die RLS-Prävalenz bei Kindern und Jugendlichen liegt nach internationalen Studien bei 2–4 %. Der Schweregrad erstreckt sich von schwach ausgeprägter bis schwerer Symptomatik, wobei 25–50 % der pädiatrischen Patienten mittelschwer bis schwer erkranken (Picchietti et al. 2013). Jungen und Mädchen sind gleichermaßen betroffen.

Diagnostik

Trotz aller Bemühungen, die diagnostischen Kriterien bei Kindern an die Kriterien bei Erwachsenen anzupassen – unter Berücksichtigung der entwicklungsbedingten Ausdruckmöglichkeiten der Kinder –, erscheint die empirisch konzipierte Kriterienliste der AG Pädiatrie der DGSM als die geeignetste:

- Bewegungsdrang in den Beinen im Zusammenhang mit Missempfindungen oder Schmerzen in den Beinen
- Missempfindungen verstärken sich in Ruhesituationen und werden durch Bewegung verbessert
- Missempfindungen verstärken sich am Abend und in der Nacht
- Subjektiver Leidensdruck beim Kind durch die Symptome
- Symptome werden seit mindestens 6 Monaten beobachtet

Zusätzliche Anzeichen können sein:

- Unwillkürliche Bewegungen der Beine im Wachzustand oder in Ruhesituationen sowie regelmäßige Beinbewegungen im Schlaf
- Neurologisch ist das Kind unauffällig
- Weitere Familienmitglieder sind von RLS betroffen

Für Kinder ab dem Alter von 6 Jahren steht zusätzlich ein neu konzipierter Fragebogen zur Verfügung (Schomöller et al. 2019). Die klinische Relevanz des RLS wird zusätzlich durch die Tagessymptomatik bestimmt, die sich bei Kindern deutlicher als bei Erwachsenen durch Störungen im Bereich des Verhaltens und des Lernens zeigt. Bei der Diagnosestellung sind objektivierbare polysomnografische Kriterien mit zu berücksichtigen.

Zur Diagnosefindung obligatorisch ist die unverzügliche Bestimmung des Ferritins. Es ist darauf hinzuweisen, dass im Zusammenhang mit dem RLS nicht der Serumeisenspiegel relevant ist, sondern ausschließlich der Serumferritinspiegel. Ein Eisenmangel ist bereits seit Langem als mögliche Ursache eines RLS beschrieben. Interpretiert wurde der Zusammenhang durch ein sogenanntes sekundäres RLS bei Eisenmangelanämie. Dabei wurde die Bedeutung des Ferritins für die Dopaminsynthese außer Acht gelassen. Es besteht nämlich ein nachweislicher Zusammenhang zwischen Ferritin und der Dopaminbildung ebenso wie der Dopaminsynapsendichte. Auch sind Zusammenhänge zwischen erniedrigten Ferritinspiegeln und ADH-Symptomatik beschrieben worden (Kothare und Kotagal 2011). Bezogen auf das RLS sind Serumferritinspiegel > 50 ng / ml erforderlich. Dieser untere Grenzwert im Zusammenhang mit dem RLS ist häufig nicht kompatibel mit den von den Laboren angegebenen Normwerten!

Da RLS-Symptome teilweise bei einer größeren Anzahl von anderen Erkrankungen vorkommen, ist es bei der Diagnosefindung unbedingt erforderlich, andere Diagnosen auszuschließen. Dazu zählen:

- Wadenkrämpfe
- Sehnenschmerzen
- Verletzungsfolgen
- Sogenannte Wachstumsschmerzen
- Arthritis
- Neurodermatitis
- Neuro- / Myopathie
- Sichelzellanämie

Ursachen und Folgen

Eisenmangel im Gehirn, die zentralnervöse Dopaminregulation und genetische Faktoren liegen der Pathophysiologie des RLS primär zugrunde. Eisen ist essenziell für die Dopaminbildung und die Dopaminsynapsendichte im Gehirn, ebenso für die Myelinsynthese und die Energieproduktion.

Der klinische Verlauf des RLS hängt vom Alter der Betroffenen bei Krankheitsbeginn ab. Frühe Manifestationsformen zeigen ein langsames Fortschreiten oder eine gleichbleibende Symptomatik während des Krankheitsverlaufes, auch Remissionen werden beschrieben. Bei mittelschwerem und schwerem Krankheitsverlauf bedingt die Erkrankung eine Einschränkung der Lebensqualität. Neben der abendlichen Akutsymptomatik führt die Erkrankung zu Schlafstörungen und deren körperlichen Folgen. Hinzu kommen psychische Probleme, insbesondere depressive Verstimmungszustände und Ängste sowie kognitive Einschränkungen, auch einhergehend mit ADH-Symptomatik. Es ist davon auszugehen, dass etwa **25 % der Patienten mit RLS Symptome von ADH zeigen, weshalb bei allen Kindern und Jugendlichen mit ADH-Symptomatik das Vorliegen eines RLS differenzialdiagnostisch mit in Betracht zu ziehen ist.**

Therapie

Selbstverständlich sollte das Einhalten einer adäquaten Schlafhygiene auch für Kinder mit RLS eindringlich empfohlen werden. **Wegen des eindeutigen Zusammenhangs zwischen einem zu niedrigen Ferritinspiegel und der Störung des Dopaminstoffwechsels ist nach dem Ausschluss anderer Ursachen der erste Schritt die Eisen-Therapie bei Ferritinwerten unter 50 ng / ml.** Anzustreben sind Ferritinwerte zwischen 50 und 75 ng / ml. Die klinische Erfahrung in der Behandlung von Kindern mit RLS-Symptomatik zeigt, dass die überwiegende Zahl der Betroffenen durch eine Eisentherapie erfolgreich behandelt werden kann. Unter der Eisentherapie sind regelmäßige Ferritinkontrolluntersuchungen indiziert, um eine Eisenüberdosierung zu vermeiden. Die Beeinflussung des Eisenstoffwechsels durch Infekte ist bei der Interpretation der jeweiligen Laborwerte zu berücksichtigen. Bezüglich anderer Therapiestrategien gibt es für Kinder und Jugendliche keine hinreichenden Empfehlungen. Möglich wäre, Erfahrungen aus der Therapie Erwachsener auf die Kinder und Jugendlichen zu adaptieren, wobei mögliche pädiatrisch-spezifische Nebenwirkungen und Zulassungsbeschränkungen zu berücksichtigen sind.

Unter www.AMBOSS.com sind diese Inhalte in digitaler Aufbereitung zu finden.

13.1.4 Schlafbezogene rhythmische Bewegungsstörungen

Diagnostische Kriterien und Symptomatik

Nach AASM sind die rhythmischen Bewegungsstörungen im Schlaf gekennzeichnet durch wiederholte stereotype und rhythmische Bewegungen, große Muskelgruppen betreffend. Die Bewegungen sind überwiegend schlafbezogen, zeitlich gekoppelt an Tagesschlafperioden oder abendliches Zubettgehen oder wenn die Betroffenen schläfrig sind oder schlafen. Die Störung ist mit Beschwerden verbunden durch die Interferenz mit dem normalen Schlaf oder Einschränkungen der Tagesaktivitäten oder infolge der damit verbundenen Gefahr, sich selbst zu verletzen. Für die Diagnose entscheidend ist, dass die Symptomatik nicht durch andere Ursachen erklärt werden kann und tatsächlich zu klinischen Folgeproblemen führt. Ansonsten wird der Begriff rhythmische Bewegungen ohne Krankheitsrelevanz benutzt. **Die Symptomatik tritt typischerweise bei normal entwickelten Säuglingen und Kindern auf. Die häufigsten Manifestationsformen sind das Body Rocking (Jactatio corporis) und das Head Banging oder Rolling (Jactatio capitis), auch andere Muskelgruppen können involviert sein.** Die Symptomatik kann mit lauter Vokalisation einhergehen. Die Dauer der Episoden beträgt in der Regel weniger als 15 min. Durch Umgebungseinflüsse oder Ansprechen kann es zum Sistieren der Symptomatik kommen. In der Regel besteht eine Amnesie für die Ereignisse.

Epidemiologie

Schlafbezogene rhythmische Bewegungen sind im Säuglingsalter bei fast 60 % der Kinder beschrieben, einmalig oder häufiger vorkommend. Bis zum Alter von 18 Monaten wird ein Rückgang auf 33 % beschrieben. Im Alter von 5 Jahren zeigen nur noch 5 % der Kinder die Symptomatik. Ältere Kinder und Jugendliche sind selten betroffen (American Academy of Sleep Medicine 2014).

Diagnostik

Anamnestische Angaben der Eltern und eine häusliche Videodokumentation der Symptomatik sind in der Regel diagnostisch zielführend. Sollte sich dadurch keine eindeutige Diagnose stellen lassen, ist aus differenzialdiagnostischen Gründen eine polysomnografische Untersuchung zu empfehlen, insbesondere zum Ausschluss schlafbezogener epileptischer Anfälle. Polysomnografisch sind die rhythmischen Bewegungen insbesondere in der Einschlafphase und in den NREM-Stadien 1 und 2 zu erwarten.

Ursachen und Folgen

Der **beruhigende Effekt rhythmischer vestibulärer Stimulation** gilt als mögliche Ursache für das Auftreten der Symptomatik. Die rhythmischen Bewegungen könnten somit als schlafinduzierende Verhaltensweisen interpretiert werden, durch die Einschlaf- und Wiedereinschlafstörungen vermieden werden sollen. **In diesem Zusammenhang stellt sich die Frage, ob es sich bei den Betroffenen um Säuglinge und Kinder handelt, die einem erhöhten Erregungslevel unterliegen bzw. bei denen eine mangelnde Steuerung ihres Erregungslevels vorliegt, so wie es bei der ADHS-Problematik der Fall sein kann.**

Schlafbezogene rhythmische Bewegungsstörungen gehen mit einem erhöhten Verletzungsrisiko einher, wenn die Kinder zu heftig gegen das Bettgestell oder an die Wand schlagen. Psychische Belastungen sind als auslösend beschrieben (Fricke-Oerkermann und Lehmkuhl 2011).

Hauptproblematik im Zusammenhang mit den schlafbezogenen rhythmischen Bewegungsstörungen ist der nicht erholsame Schlaf mit den daraus resultierenden körperlichen, psychosozialen und kognitiven Folgen.

Therapie

Da die Problematik schlafbezogener rhythmischer Bewegungen in der Regel selbstlimitierend ist, erübrigen sich gezielte therapeutische Maßnahmen. Selbstverständlich gelten für die betroffenen Kinder in besonderem Maße die Regeln der Schlafhygiene und die Empfehlungen zur Schlafumgebung (➤ Kap. 20). Bei erhöhtem Verletzungsrisiko sind Maßnahmen zur Absicherung der Schlafumgebung, wie Abpolsterung, ggf. auch ein Schutzhelm, angebracht. Medikamentös kann bei ausgeprägter und länger bestehender Erkrankung ein Therapieversuch mit Clonazepam erwogen werden (Manni und Tartara 1997).

Geht man davon aus, dass die Symptomatik durch das Bedürfnis nach erhöhter vestibulärer Stimulation entsteht und / oder eine Störung der Reizregulation vorliegt, liegt es nahe, analog zu anderen derartigen Erscheinungsbildern therapeutisch vorzugehen. Infrage käme dafür z. B. die sensorische Integrationstherapie. Sicherlich könnten auch psychologisch begleitete Entspannungsverfahren unterstützend hilfreich sein. In Abhängigkeit von der Ausprägung der Symptomatik sind überdies verhaltenstherapeutische Maßnahmen zu erwägen.

Unter www.AMBOSS.com sind diese Inhalte in digitaler Aufbereitung zu finden.

13.1.5 Bruxismus

Diagnostische Kriterien und Symptome

Nach AASM ist der Bruxismus gekennzeichnet durch regelmäßiges oder häufiges **Zähneknirschen im Schlaf,** einhergehend mit Abnutzung der Zähne und / oder morgendlichen Kiefermuskelschmerzen, Erschöpfung, Kopfschmerzen oder Kieferblockade.

Epidemiologie

Die höchste Prävalenz besteht im **Kindesalter mit bis zu 19,7% gelegentlichen Auftretens und 4% häufigen Auftretens** (Lehmkuhl et al. 2011). Im weiteren Lebensalter nimmt die Prävalenz ab, wobei die Erstmanifestation in jedem Alter vorkommen kann. Die früheste Manifestation ist nach dem Zahndurchbruch. Die Nacht-zu-Nacht-Variabilität ist hoch. Geschlechtsunterschiede sind nicht beschrieben.

Diagnostik

Die Diagnose wird klinisch aufgrund der Symptomatik gestellt. Bei ansonsten gesunden Kindern sind weiterführende schlafmedizinisch-diagnostische Maßnahmen nicht erforderlich. Jedoch sollte unbedingt eine zahnärztliche, ggf. auch kieferorthopädische Konsultation erfolgen.

Eine polysomnografische Untersuchung ist nur indiziert, wenn sich Hinweise auf begleitende Erkrankungen ergeben, insbesondere schlafbezogene Atmungsstörungen, gastroösophagealen Reflux, Nachtschreck oder epileptische Anfälle im Schlaf. Polysomnografisch sollte unter dieser Fragestellung eine EMG-Untersuchung des M. masseter und M. temporalis integriert werden. Die Symptomatik ist am ehesten in den NREM-Stadien 1 und 2 zu erwarten und kann mit Arousalreaktionen einhergehen. In schweren Fällen können hunderte von Ereignissen während des Nachtschlafes auftreten.

Ursachen und Folgen

Es ist zu unterscheiden zwischen primärem Bruxismus ohne erkennbare Ursache bei ansonsten gesunden Kindern und dem sekundären Bruxismus, z. B. bei schlafbezogenen Atmungsstörungen, Zerebralparese oder geistiger Behinderung. **Prädisponierende Faktoren für den primären Bruxismus sind Persönlichkeitscharakteristika wie übermäßig ambitioniertes Verhalten; akute Angstzustände und Stesssituationen können auslösend sein.**

Bruxismus kann zur Hypertrophie und zu Schmerzen im Bereich der orofazialen Muskulatur führen.

Einhergehend mit Bruxismus sind morgendliche Zahn- und Kieferschmerzen, Kopfschmerzen, insbesondere temporal, und Zahnschmelzdefekte sowie Funktionseinschränkungen der Kiefergelenke bis hin zur kraniomandibulären Dysfunktion.

Therapie

Kinder mit Zähneknirschen sollten regelmäßig **zahnärztlich / kieferorthopädisch** betreut werden, um rechtzeitig eine Therapie einleiten zu können. Zum Einsatz kommen individuell gefertigte Aufbissschienen, um den Zahnschmelzabrieb zu verhindern, die Zahnsubstanz zu schonen und ggf. die Kiefergelenke zu entlasten. Zusätzlich sind **myofunktionelle Behandlungen und psychologisch begleitete Entspannungsverfahren** zu empfehlen, um den prädisponierenden und auslösenden Faktoren entgegenzuwirken. Es ist aber davon auszugehen, dass nur ein Teil der betroffenen Kinder einer regelmäßigen Therapie bedarf.

Unter www.AMBOSS.com sind diese Inhalte in digitaler Aufbereitung zu finden.

13.2 Psychische Störungen

Schlafstörungen sind im Zusammenhang mit psychischen Erkrankungen ein häufiges Phänomen. Dabei sind sie sowohl für die Entstehung als auch für die Aufrechterhaltung psychischer Störungen bedeutsam. Da sie zu Tagesmüdigkeit und Tagesschläfrigkeit führen, schränken sie die Belastbarkeit der Betroffenen über die ohnehin schon vorhandenen Symptome weiter ein.

Dabei hat die diagnostische Abklärung von zwei Seiten zu erfolgen:

- **Liegen Schlafstörungen vor, stellt sich die Frage, welche weiteren Verhaltensauffälligkeiten möglicherweise vorhanden sind.**
- **Besteht eine psychische Symptomatik, sollte auch das Schlafverhalten abgeklärt werden, da es die Gesamtsituation darüber hinaus verschlechtern und belasten kann.**
- **Bei beiden Konstellationen ist darüber hinaus auf psychosoziale und medizinische Risiken zu**

achten, die den gesamten Krankheitsprozess auslösen, aufrechterhalten und verschlechtern können.

Generell lässt sich festhalten, dass eine hohe Komorbiditätsrate zwischen kinder- und jugendpsychiatrischen Erkrankungen und Schlafstörungen vorliegt. Dennoch muss offenbleiben, ob es sich bei diesen persistierenden Schlafstörungen um einen allgemeinen Vulnerabilitätsfaktor für psychische Auffälligkeiten oder um eine unspezifische Begleitsymptomatik handelt (Lehmkuhl et al. 2011).

Insbesondere im Rahmen von Insomnien, aber auch Parasomnien wie frequent auftretenden Alb- und Angstträumen, kommt es vermehrt zu internalisierenden sowie externalisierenden Verhaltensauffälligkeiten (Harvey 2008). Dabei können die Schlafstörungen die gesamte Familie belasten, sich auf den Kindergartenbesuch auswirken und das Spielverhalten negativ beeinflussen. **Damit stellen sie ein nicht unerhebliches Entwicklungsrisiko dar.**

Im Rahmen einer umfangreichen Untersuchung von Kindern im Einschulalter erhoben wir das Vorliegen von Schlafstörungen sowie weiterer psychischer, sozialer und medizinischer Risiken (Lehmkuhl et al. 2008). Chronische Erkrankungen, Infekte und Allergien erhöhten insbesondere das relative Risiko für Durchschlafstörungen um das 1,4- bis 2,1-Fache, wohingegen der Zusammenhang mit Einschlafproblemen weniger deutlich war. In allen Bereichen fanden sich signifikante Zusammenhänge zwischen verschiedenen Formen der Schlafstörungen und der emotionalen Belastung bzw. Verhaltensauffälligkeiten der Kinder, wobei das relative Risiko zwischen 1,5 und 4,9 lag. Die höchsten Korrelationen hinsichtlich der Einschlafprobleme bestanden zwischen Hyperaktivität und dem Gesamtwert des Strengths and Difficulties Questionnaire (SDQ, Goodman 1997).

MERKE

Generell ist bei Schlafstörungen mit einer erhöhten psychischen Auffälligkeit zu rechnen.

Kumulieren mehrere Risiken, dann besteht die Gefahr einer Chronifizierung, weil die negativen Ein- und Durchschlafgewohnheiten des Kindes häufig die Fehlanpassung verstärken und aufrechterhalten (Lehmkuhl et al. 2011).

Folgende psychischen Erkrankungen, bei denen Schlafstörungen überzufällig häufig zu erwarten sind, sollen genauer abgehandelt werden:

- Autismus-Spektrumstörungen
- Fetale Alkohol-Spektrumstörungen (FASD)
- Entwicklungsneurologische Defizite
- Aufmerksamkeitsdefizit- / Hyperaktivitätsstörungen
- Affektive Störungen

13.2.1 Autismus-Spektrumstörungen

Aufgrund genauerer Diagnoseinstrumente und einer größeren Sensibilität gegenüber der Störung sowie einer weniger engen Schweregraddefinition wird heute von einer Prävalenz von circa 0,6 bis 0,7 % ausgegangen. Damit sind Autismus-Spektrumstörungen keine seltene Erkrankung (Bölte und Poustka 2013). Die Diagnose kann vor dem 18. Lebensmonat noch nicht sicher gestellt werden, obwohl zu diesem Zeitpunkt bereits häufig erste Symptome vorhanden sind. Das mittlere Alter bei Diagnosestellung liegt je nach Untersuchung zwischen 2½ und 6½ Jahren (Bölte und Poustka 2013).

Die Diagnosestellung ist aufwendig, sodass bei Verdacht zunächst Screening-Instrumente eingesetzt werden sollten, um bei einem entsprechenden Verdacht eine genauere Untersuchung zu veranlassen. Als Screening-Fragebogen sind ab dem 4. Lebensjahr vor allem der Fragebogen zur Sozialen Kommunikation (FSK; Bölte und Poustka 2006) sowie die Skala zur Erfassung sozialer Reaktivität (SRS; Bölte und Poustka 2008) geeignet.

Ab dem 6. Lebensjahr kommt auch die Marburger Beurteilungsskala MBAS (Kamp-Becker et al. 2005) mit einer hohen Sensitivität, aber geringerer Spezifität infrage. Alle weitergehenden Untersuchungsverfahren verlangen genaue diagnostische Kenntnisse und sollten deshalb Spezialeinrichtungen vorbehalten bleiben (Freitag et al. 2017).

Dass Kinder mit Autismus-Spektrumstörungen in besonderer Weise an Schlafproblemen leiden, ist gut belegt. Die Prävalenzangaben betragen im Elternurteil bis zu 80 % (Wiggs et al. 2005), die Schlafprobleme stellen häufig eine massive Belastung des familiären Alltags dar. Das Spektrum reicht von Einschlafproblemen, häufigem nächtlichem Aufwachen, verkürzter Schlafzeit, unregelmäßigem Schlaf-wach-Rhythmus, frühmorgendlichem Erwachen bis hin zu Parasomnien (Tani et al. 2004).

Nach Richdale und Schreck (2009) wird ein Zusammenhang zwischen den Kernsymptomen der Autismus-Spektrumstörung und Schlafproblemen bislang wenig verstanden. Ihrer Meinung nach sollte die Interaktion zwischen Schlafstörungen, Verhaltensauffälligkeiten, kognitiven und akademischen Defiziten bei Kindern mit Autismus-Spektrumstörungen systematisch überprüft werden.

Therapie

Das therapeutische Vorgehen beinhaltet neben den allgemeinen Regeln zur Schlafhygiene spezifische Interventionen bei Ein- und Durchschlafstörungen sowie Parasomnien (➤ Kap. 13.2.5).

Die am besten untersuchte Substanz zur Behandlung von Schlafstörungen bei Autismus-Spektrumstörungen ist nach Freitag und Jarczok (2016) das Melatonin. Es zeigt gute Effekte sowohl auf die Schlafdauer, die Häufigkeit nächtlichen Aufwachens als auch auf die Schlaflatenz. Das Spektrum möglicher unerwünschter Wirkungen ist begrenzt und umfasst morgendliche Müdigkeit, verstärktes Einnässen, Kopfschmerzen, Diarrhö sowie Verschlechterung von Verhaltenssymptomen bei einigen Kindern. Die Dosierung wird zwischen 2,5 bis 10 mg angegeben und sollte circa eine halbe bis eine Stunde vor dem Zubettgehen gegeben werden (Rossignol und Freye 2011).

Frölich et al. (2019) gehen aufgrund der vorliegenden Daten von einer gut verträglichen und wirksamen Substanz bei der Behandlung von primären Ein- und Durchschlafstörungen sowie bei Schlaf-wach-Rhythmus-Störungen aus. Sie heben besonders hervor, dass in aller Regel keine Auswirkungen auf die Schlafarchitektur und -struktur mit der Behandlung einhergehen und keine wesentlichen Auswirkungen auf die Tagesvigilanz bzw. Leistungsfähigkeit beobachtet werden. Allerdings beurteilt die 2018 erschienene S1-Leitlinie „Nichtorganische Schlafstörungen" die Studienlage für eine pharmakologische Behandlung als wenig fundiert und nur dann indiziert, wenn lang anhaltende und schwere Schlafstörungen bestehen (Prehn-Kristensen et al. 2018).

13.2.2 Fetale Alkohol-Spektrumstörungen (FASD)

FASD steht für **F**etal **A**lcohol **S**pectrum **D**isorder und fasst alle durch intrauterine Alkoholexposition entstandenen intrauterinen Schädigungen zusammen. Die Symptomatik ist je nach Zeitpunkt, Dauer und Menge des mütterlichen Alkoholkonsums unterschiedlich schwer ausgeprägt. Deshalb sind die betroffenen Kinder häufig schwer zu diagnostizieren bzw. wird die Diagnose bei manchen Betroffenen auch übersehen.

Die Prävalenz in Deutschland wird mit bis 1 % angegeben, wovon ca. 10 % die maximale Ausprägung der Symptomatik zeigen. Die Prävalenz von FASD ist damit vergleichbar mit der des Down-Syndroms.

Die Folgen des mütterlichen Alkoholkonsums sind besonders gravierend, weil der Alkoholgehalt des mütterlichen Blutes über die Plazenta unmittelbar und in gleicher Höhe auf das ungeborene Kind übergeht und sich dann teratogen, insbesondere neurotoxisch auswirkt. Die toxische Alkoholwirkung beim ungeborenen Kind wird verstärkt durch die Tatsache, dass der kindliche Organismus den Alkohol nur sehr langsam abbauen kann. In der Folge der Alkoholexposition kommt es bei den Kindern zu irreversiblen Schäden der körperlichen und psychomentalen Entwicklung.

Mögliche klinische Symptome sind Mikrozephalus, eingeschränkte Wachstums- und Gewichtsentwicklung sowie **eine auffällige Facies mit kurzen, schmalen und schräg nach oben geneigten Lidspalten, Ptosis, Epikanthus, Hypertelorismus, kurzer, flacher Nase, einem verstrichenen Philtrum bei schmalem Oberlippenrot** (➤ Abb. 13.4). Hinzu kommen können Organfehlbildungen sowie Hör- und Sehstörungen.

Psychomental im Vordergrund stehen eine globale Intelligenzminderung, Aufmerksamkeitsstörungen (ADHS), Wahrnehmungsstörungen, Störungen der Impulskontrolle und des Sozialverhaltens.

Kinder mit einer fetalen Alkohol-Spektrumstörung weisen in bis zu 85 % Schlafstörungen auf. Die durchschnittliche Einschlafdauer beträgt nach einer Studie von Stade et al. (2008) knapp eine Stunde. Darüber hinaus wird über häufige Durchschlafstörungen, Parasomnien und Bewegungsstörungen im Schlaf wie beim Restless-Legs-Syndrom berichtet (Spohr 2014).

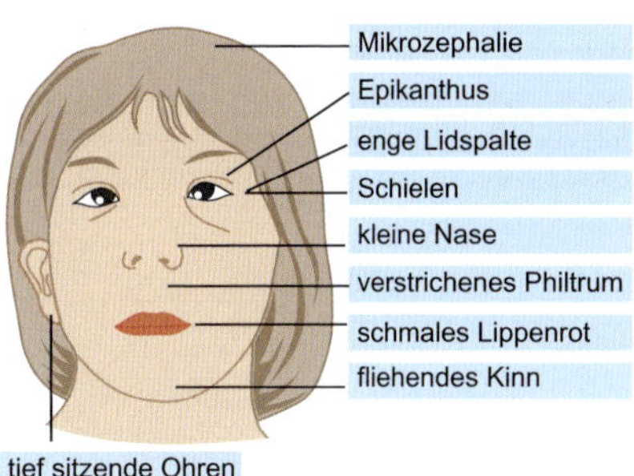

Abb. 13.4 Beispiele für Auffälligkeiten im Gesichtsbereich [L157]

Therapie

Therapeutisch werden Maßnahmen zur Schlafhygiene und ein „Schlaffahrplan“ empfohlen mit einer vertrauten, klar strukturierten Schlafumgebung und entsprechenden Vorbereitungen zum Schlafengehen. Hinzu kommen Maßnahmen zur Strukturierung des Tagesablaufes und der individuell angepassten Reizexposition. Wenn bei einem Kind mit FASD eine Störung des Reiz-Reaktionsvermögens besteht, ist davon auszugehen, dass es bereits bei gering ausgeprägten, z. B. taktilen, Reizen zu einer psychomotorischen Überreaktion kommt, die für das Kind mit einer erheblichen Stressbelastung verbunden ist. Ein erhöhter Stresslevel wiederum kann sich negativ auf das Schlafverhalten des Kindes auswirken.

MERKE

Die Behandlung der Schlafstörungen bei Kindern mit FASD sollte daher in ein therapeutisches Gesamtkonzept integriert werden, um den Interdependenzen zwischen Wach- und Schlafverhalten, die bei diesen Kindern besonders ausgeprägt zu sein scheinen, hinreichend gerecht werden zu können.

In Deutschland besteht ein FASD-Kompetenzzentrum an der LMU in München.

Bei 79 % der Kinder fanden sich von der Norm abweichende Melatoninprofile. Studien zur Wirksamkeit von Melatonin bei Kindern mit FASD und Einschlafstörungen liegen bisher nicht vor. Aufgrund des gleichzeitigen Vorliegens von Schlafstörungen und Veränderungen der Melatoninspiegel liegt es nahe, dass Kinder mit FASD als Teil der Gruppe der Kinder mit neurologischer Entwicklungsstörung im Einzelfall von einem Therapieversuch mit Melatonin profitieren könnten (Kirchhoff et al. 2018).

13.2.3 Entwicklungsneurologische Defizite

Schlafprobleme stellen auch ein häufiges Phänomen bei Kindern mit entwicklungsneurologischen Defiziten und Intelligenzminderung dar (Didden et al. 2002). Die berichteten Prävalenzen liegen zwischen 13 und 86 %, wobei sich die Variabilität sowohl über Untersuchungseffekte, Art und Ausprägung der jeweiligen Störung als auch über Umgebungsfaktoren erklärt (Lehmkuhl et al. 2011). So finden sich bei Kindern mit einem Fragiles-X-Syndrom vermehrt Einschlafstörungen sowie nächtliches Aufwachen. Auch im Rahmen von psychischen Störungen und Verhaltensauffälligkeiten bei Kindern mit Intelligenzminderung sind häufig Schlafstörungen zu beobachten. Die Ausprägung der Schlafstörung hängt mehr mit der Schwere der kognitiven Einschränkungen zusammen als von der Art der neurologischen Erkrankungen.

Therapie

Neben den allgemeinen Regeln zur Schlafhygiene sowie einer genauen Schlafedukation sind spezielle verhaltenstherapeutische Interventionen je nach Art der Schlafstörung indiziert. Die Datenlage für eine medikamentöse Therapie von Schlafstörungen bei Menschen mit Intelligenzminderung sowie Behinderungen ist dürftig (Hennicke et al. 2009; Häßler und Warnke 2016). Es wird die Gabe von Melatonin mit einer maximalen Tagesdosis von 9 mg empfohlen, wobei die übliche Dosierung zwischen 1 bis 5 mg pro Tag liegt. Zur genauen Einstellung sollte die individuelle Wirkdosis in 1-mg-Schritten auftitriert werden.

13.2.4 Aufmerksamkeitsdefizit-/Hyperaktivitätsstörungen (ADHS)

Anamnestisch stellen Schlafstörungen ein häufig anzutreffendes Symptom bei ADHS im Vorschulalter dar (Armstrong et al. 2014; Scott et al. 2013). **Die Prävalenz wird zwischen 10 und 20 % angegeben** (Stein 1999; Lycett et al. 2014), wobei sowohl über Einschlafstörungen als auch über eine geringere Schlafeffizienz mit erhöhter morgendlicher Müdigkeit berichtet wird (Frölich et al. 2003; Cortese et al. 2009).

Vor allem elterngestützte Untersuchungen weisen einen hohen Anteil verschiedener Schlafstörungen bei Kindern mit ADHS in Form von verzögerten Einschlafzeiten, häufigem nächtlichem Erwachen mit unruhigem Schlaf, frühem Erwachen und morgendlicher Müdigkeit auf.

Nach Frölich et al. (2003) stellt sich die prinzipielle Frage, inwieweit Schlaf- bzw. Arousal-Störungen eine spezifische pathogenetische Bedeutung zukommt. Die neurophysiologische und -anatomische Befundlage weist zumindest enge Verbindungen zu Hirnstrukturen auf, die in die Regulation der Vigilanz-, Arousal- und Aufmerksamkeitsfunktionen involviert sind, nämlich den Präfrontalkortex (Dahl 1996a, b). Überschneidungen und Schlafstörungen bei ADHS existieren mit schlafbezogenen Atmungsstörungen wie dem OSA und periodischen Beinbewegungen (PLMS; Cortese et al. 2009; Sedky et al. 2014).

Untersuchungsbefunde mit objektiven Methoden wie Aktimetrie und Polysomnografie weisen auf eine erhöhte Einschlaflatenz, vermehrte Körperbewegungen im Schlaf sowie eine veränderte Schlafarchitektur mit veränderten REM-Schlaflatenzen hin (> Tab. 13.1). Aktuelle Befunde legen nahe, dass Schlafprobleme bei Kindern mit ADHS auch mit dem jeweiligen Chronotyp zusammenhängen (van der Heijden et al. 2018). **Ein Eveningness-Chronotyp ist bei Kindern und Jugendlichen mit ADHS signifikant häufiger zu finden** (Coogan & McGowan 2017).

Ein weiterer wichtiger Punkt betrifft die Psychostimulanzien-Behandlung mit der am häufigsten auftretenden Nebenwirkung von Schlafstörungen. Hierbei kommt es vor allem zu verlängerten Einschlafzeiten, aber es können auch spezifische Schlafstörungen wie Insomnien, Parasomnien und vermehrte Körperbewegungen im Schlaf durch Stimulanzien induziert werden (Mick et al. 2000). Allerdings schätzen nur 18 % der befragten Eltern die Schlafstörungen als so schwerwiegend ein, dass die Medikation verändert werden musste. Andererseits konnten auch günstige Auswirkungen der Stimulanzien auf eine Rhythmisierung der Schlafarchitektur festgestellt werden (Stein et al. 1996).

Tab. 13.1 Befunde zum Schlafverhalten bei Kindern mit ADHS (aus Frölich et al. 2003)

Untersuchungsbefunde aus subjektiven Erhebungsmethoden (Schlaftagebücher, 24-Stunden-Protokolle)
• Einschlafprobleme
• Gesamtschlafzeit im Normbereich
• Häufiges nächtliches Erwachen
• Vermehrte Müdigkeit nach dem Aufwachen
• Einschlafverzögerung unter Stimulanzien-Medikation
Untersuchungsbefunde aus objektiven Untersuchungsmethoden (Polysomnografie, Aktimetrie)
• Erhöhte Einschlaflatenz
• Überwiegend normale Gesamtschlafzeit
• Vermehrte Körperbewegungen im Schlaf
• Schlafarchitektur mit veränderten REM-Schlaflatenzen,
• REM-Schlaffragmentation, vermehrte Tiefschlafanteile
• Geringere Schlafeffizienz

Auch bei Kindern mit anderen externalen Auffälligkeiten wie z. B. Störungen des Sozialverhaltens und oppositionellem Trotzverhalten besteht häufig eine schlechtere Schlafqualität (Rubens et al. 2017). Vermutet wird ein Zusammenhang mit unruhigen Temperamentseigenschaften (Cremone et al. 2017) und einer schlechteren Selbstregulation.

13.2.5 Affektive Störungen

Kinder mit emotionalen, d. h. depressiven oder ängstlichen, Symptomen klagen häufig über einen gestörten Schlaf, insbesondere über Ein- und Durchschlafprobleme (Johnson et al. 2000). Eine Analyse von Schlafauffälligkeiten depressiver Kinder und Jugendlicher verdeutlicht, dass Schlaflosigkeit über alle Gruppen hinweg gleich häufig vorkommt (70 %), während Hypersomnie-Beschwerden im Kindesalter, bedingt auch durch die alterstypische Maskierung (im Vordergrund stehen bei Schlafmangel oft Regulationsdefizite, Neigung zu Hyperaktivität, Reizbarkeit etc.), deutlich weniger ausgeprägt sind (Ivanenko et al. 2005; Alfer et al. 2019). **Über schlafbezogene Probleme berichten fast**

90 % der betroffenen Kinder. Generalisierte Angststörungen sind mit einer erhöhten Einschlaflatenz, verkürzter Schlafdauer und erhöhter Tagesschläfrigkeit verbunden (Fletcher et al. 2016).

Die vorliegenden Schlaflaborstudien zeigen vergleichbare Befunde wie im Erwachsenenalter sowie eine höhere REM-Dichte, verkürzte REM-Latenz und verlängerte Schlaflatenz (Goetz et al. 2001; Gregory und Sadeh 2012).

Die empirischen Ergebnisse sprechen dafür, dass die Beziehung zwischen Stimmungsänderung und Schlafstörungen bidirektional zu sein scheint. **Die Schlafstörungen können als ein Prodromalsyndrom einer beginnenden depressiven Erkrankung verstanden werden. Zugleich kann der gestörte Schlaf selbst eine wichtige pathogenetische Bedeutung für das Zustandekommen depressiver Stimmungsschwankungen haben.**

Psychotherapeutische Behandlungsansätze

Im Vordergrund stehen Information und Beratung der Eltern zur Durchführung einer adäquaten Schlafsituation und Schlafhygiene. Vor allem jüngere Kinder benötigen Anleitung und Unterstützung der Eltern, um Schlafprobleme zu bewältigen, und sind auf eine entsprechende Unterstützung angewiesen. Mit diesen einfachen Interventionen lässt sich häufig eine deutliche Besserung erreichen.

Das Schlafverhalten ist in allen Altersgruppen häufig mit Konfliktsituationen verbunden, die mit dem Zubettgehen und der Notwendigkeit, Regeln einzuhalten, verbunden sind. **Es bedarf also auch einer allgemeinen Erziehungskompetenz mit entsprechenden Strategien, um mit den sich häufig abends kumulierenden Spannungen und Konflikten zurechtzukommen.** Eltern und Kind geraten leicht in einen Teufelskreis, der dazu führt, dass ein Konflikt eskaliert bzw. die Eltern in unangemessener Form nachgeben. Deshalb ist es notwendig, Regeln für die Konfliktbewältigung aufzustellen. Dies bedeutet, dass sich die Eltern bewusst werden müssen, wie und welche Regeln sie am Abend umsetzen und wie sie vom Kind eingehalten werden sollen.

Stuck und Fricke-Oerkermann (2009) unterscheiden zwischen **Methoden zur Verbesserung des erwünschten Verhaltens und Methoden zur Verminderung des unerwünschten Verhaltens bei Ein- und Durchschlafstörungen.**

Dabei sind folgende Ansätze hilfreich, das **erwünschte Schlafverhalten zu verbessern:**

- **Positive Verstärkung:** Das Kind wird z. B. gelobt, wenn es alleine einschläft, oder am nächsten Tag gibt es positive Rückmeldungen und Verstärker.
- **Diskrimination** bedeutet, dass in Gegenwart eines definierten Reizes das Zielverhalten verstärkt wird. Die Eltern geben z. B. abends beim Beginn des Zubettgehens immer den Hinweisreiz: „Es ist jetzt Zeit, ins Bett zu gehen."
- **Shaping** bedeutet, dass Kinder ab dem Alter von 6 Monaten lernen, aufeinanderfolgende Schritte, die zum erwünschten Verhalten führen, zu verinnerlichen, die dadurch verstärkt werden. Das Zubettgehen wird z. B. in die Einzelschritte Zähne putzen, Schlafanzug anziehen etc. eingeteilt und einzeln durch Lob verstärkt und automatisiert.
- **Positive Routinen** helfen dem Kind, bei dem abendlichen Ritual zu entspannen und dadurch besser einzuschlafen. Dies bedeutet, ruhige Tätigkeiten wie Vorlesen, Geschichten erzählen in einer festgelegten Reihenfolge 20 bis 30 Minuten vor dem Einschlafen durchzuführen.
- Beim **Fading** werden Verstärkungen, die zunächst eingesetzt und gebraucht wurden, um ein Verhalten zu etablieren, allmählich wieder zurückgenommen. Eltern bleiben z. B. anfangs bis zum Einschlafen am Bett des Kindes und reduzieren diese Zeit langsam über mehrere Tage.

Geht es vor allem darum, **unerwünschtes Schlafverhalten zu verringern,** haben sich folgende Vorgehensweisen bewährt:

- **Graduelle Extinktion:** Hier wird der belohnende Stimulus nach einem abgestuften Zeitplan zurückgehalten, um dem Kind das eigenständige Einschlafen zu ermöglichen (s. u.).
- **Geregeltes Wecken** entzieht dem Kind die Kontrolle über das Aufwachen. Dieses Vorgehen ist dann sinnvoll, wenn das Kind zu regelmäßigen Zeiten nachts wach wird. In diesen Fällen wird das Kind z. B. 15 Minuten vor dem spontanen nächtlichen Erwecken geweckt. Dieses Verfahren kann auch bei ausgeprägtem Auftreten von Pavor nocturnus und Somnambulismus eingesetzt werden.
- **Auszeit** bedeutet, dass soziale Verstärker entzogen werden. Das heißt, wenn das Kind

abends immer wieder aus dem Bett aufsteht, dass die sonst angelehnte Zimmertür für 1 / 2 / 3 etc. Minuten geschlossen wird.

Interventionen bei schlafbezogenen Ängsten

Es ist wichtig, dem Kind Geborgenheit und Schutz zu vermitteln. Zum Beispiel helfen ein abgedunkeltes Nachtlicht, damit das Zimmer nicht ganz dunkel ist, das Lesen von Kinderbüchern, die sich mit dem Thema Schlaf und Ängsten beschäftigen, und das gemeinsame Gespräch über bedrohliche Gedanken. Ziel ist es, bedrohliche Wahrnehmungen durch positive zu ersetzen und dem Kind dabei zu helfen, Befürchtungen fantasievoll zu bewältigen, z. B. durch einen „magischen unsichtbaren Ring", der die Fähigkeit besitzt, alle Gefahren abzuwenden.

Ein spezifisches Vorgehen besteht in der graduellen Exposition bei schlafbezogenen Ängsten (➤ Tab. 13.2). Die Eltern machen dem Kind Mut, auftretende Ängste auszuhalten und zu bewältigen, d. h., das Kind lernt, bei der Exposition die Angst auszuhalten und zu akzeptieren. Damit ist die Erfahrung verbunden, der Angst etwas entgegensetzen zu können und sie „zu besiegen".

Interventionen bei Ein- und Durchschlafstörungen

Da das Kind bereits mit der Erfahrung ins Bett geht, schlecht einschlafen zu können, und bereits die Erwartung hat, längere Zeit wach zu liegen, ist das Erlernen von Entspannungsverfahren hilfreich. Hierzu gehören Ruhebilder und Fantasiereisen, aber auch Übungen des autogenen Trainings lassen sich bereits im Vorschulalter erfolgreich einsetzen. Bei etwas älteren Kindern werden zunehmend kognitive Verfahren möglich, z. B. in Form des Gedankenstopps oder des Ersetzens von schlafstörenden Gedanken durch schlaffördernde. Ein weiterer Punkt ist, wie die Eltern auf einen Albtraum reagieren. Sie sollten dem Kind Sicherheit und körperliche Nähe vermitteln, es beruhigen, kurz nach dem Trauminhalt fragen, jedoch nicht weiter insistieren und nicht selbst mit hoher Beunruhigung reagieren.
Allgemeine hilfreiche Maßnahmen sind:

- Einrichten eines abgedunkelten Nachtlichts
- Verstärkung der Selbstberuhigung des Kindes durch ein Lieblingsstofftier oder einen anderen Sicherheit vermittelnden Gegenstand
- Überprüfung von Comics, Fernsehsendungen und Computerspielen, die Angst machen können, d. h. Kontrolle des Medienkonsums, insbesondere vor dem Einschlafen
- Kindergeschichten und -bücher, die vermitteln, wie mit Träumen oder Albträumen besser umzugehen ist, z. B. das Kindergedicht „Traumfresserchen" von Michael Ende
- Bei wiederkehrenden Albträumen hat sich ein Vorgehen bewährt, das durch Malen oder Aufschreiben des Traumes sowie einer konstruktiven Lösung der Traumvorgänge die Erwartungsangst verringert (➤ Tab. 13.3). Ein neues, angstfreies Ende des Traumes sollte eingeübt werden, um mit der Zeit die Angst ganz zu verlieren. Bei wiederkehrenden Albträumen wird mit der Zeit das neue Ende des Traumes mitgeträumt, sodass der Traum weniger belastend ist und mit der Zeit vollständig verschwindet.

Tab. 13.2 Beispiel für die graduelle Exposition bei schlafbezogenen Ängsten (Fricke-Oerkermann und Lehmkuhl 2011)

Angst des Kindes: Das Kind hat Angst vor der Dunkelheit und fürchtet sich, allein ohne die Eltern im Kinderschlafzimmer einzuschlafen.	
1. Schritt	Elternteil bleibt bis zum Einschlafen beim Kind, indem es sich auf einen Stuhl neben das Bett setzt
2. Schritt	Elternteil bleibt bis kurz vor dem Einschlafen beim Kind und verlässt dann das Zimmer
3. Schritt	Elternteil verlässt den Raum, wenn das Kind noch wach ist

Tab. 13.3 Behandlungsempfehlungen bei Albträumen (Fricke-Oerkermann und Lehmkuhl 2011)

Konfrontation	Aufschreiben oder Malen des Traumes
Bewältigung der Albtraumsituation	Neues Traumende schreiben bzw. das Bild mit etwas ergänzen, das zur Angstreduktion beiträgt
Trainieren der Bewältigungsstrategie	Circa 5 bis 10 Minuten pro Tag über 2 Wochen üben

LITERATUR

Alfer D, Lehmkuhl G, Bender S. Insomnie und Hypersomnie bei Kindern und Jugendlichen mit psychiatrischen Störungen. Praxis der Kinderpsychologie und Kinderpsychiatrie 2019; 68(2): 110–127.

Ahn YM. Treatment of obstructive sleep apnea in children. Korean J Pediatr 2010; 53(10): 872–879.

American Academy of Sleep Medicine. International Classification of Sleep disorders. 3. Aufl. Darien, IL: American Academy of Sleep Medicine; 2014.

Armstrong JM, Ruttle PL, Klein MH, Essex MJ, Benca RM. Associations of child insomnia, sleep movement, and their persistance with mental health symptoms in childhood and adolescence. Sleep 2014; 37(5): 901–909.

Bölte S, Poustka F. FSK. Fragebogen zur sozialen Kommunikation. Bern: Hans Huber; 2006.

Bölte S, Poustka F. Skala zur Erfassung sozialer Reaktivität. Bern: Hans Huber; 2008.

Bölte S, Poustka F. Autismus und tiefgreifende Entwicklungsstörungen. In: Lehmkuhl G, Poustka F, Holtmann M, Steiner H (Hrsg.): Lehrbuch der Kinder- und Jugendpsychiatrie. Bd. 2: Störungsbilder. Göttingen: Hogrefe; 2013. S. 539–573.

Coogan AN, McGowan NM. A systematic review of circadian function, chronotype and chronotherapy in attention deficit hyperactivity disorder. ADHD attention deficit and hyperactivity disorders 2017; 9(3): 129–147.

Cortese S, Faraone SV, Konofal E, Lecendreux M. Sleep in children with attention-deficit/hyperactivity disorder: Meta-analysis of subjective and objective studies. J Am Adac Child Adolesc Psychiatr 2009; 48(9): 894–908.

Cremone A, Jong DM, Kurdziel LB et al. Sleep tight, act right: negative affect, sleep and behavior problems during early childhood. Child Development 2017; 89(2): e42–e59.

Dahl RE. The impact of inadequate sleep on children's daytime cognitive function. Semin Pediatr Neurol 1996a; 3: 44–50.

Dahl, RE. The regulation of sleep and arousal: development and psychopathology. Dev Psychopathol 1996b; 8: 3–27.

Didden R, Korzillius H, van Aperlo B, van Overloop C, de Vries M. Sleep problems and daytime problem behaviours in children with intellectual disability. J Intellect Disabil Res 2002; 46: 537–547.

Dehlink E, Tan HL. Update on paediatric obstructive sleep apnoea. J Thorac Dis 2016; 8(2): 224–235.

Fletcher FE, Conduit R, Foster-Owens MD, Rinehart NJ, Rajaratnam SM, Cornish KM. The accosiation between anxiety symptoms and sleep in school-age children: A combined insight from the Children's Sleep Habits Questionnaire and actigraphy. Behavioral Sleep Medicine 2016; 16(29): 169–184.

Freitag, CM, Kitzerow J, Medda J, Soll S, Cholemkaery H. Autismus-Spektrum-Störungen. Göttingen: Hogrefe; 2017.

Freitag CM, Jarczok T. Autismus-Spektrum-Störungen. In: Gerlach M, Mehler-Wex C, Walitza S, Warnke A, Wewetzer C (Hrsg.): Neuro-Psychopharmaka im Kindes- und Jugendalter. Grundlagen und Therapie. Heidelberg: Springer; 2016. S. 429–452.

Fricke-Oerkermann L, Lehmkuhl G. Psychotherapeutische Behandlungsansätze. In: Wiater A, Lehmkuhl G (Hrsg.): Handbuch Kinderschlaf. Stuttgart: Schattauer; 2011. S. 272.

Frölich J, Lehmkuhl G, Wiater A. Schlafstörungen bei hyperkinetischen Kindern – Zusammenhänge zu Arousalstörungen, differential-diagnostische Abgrenzungen und Komorbiditäten. Z Kinder Jugendpsychiatr Psychother 2003; 31: 133–143.

Frölich J, Wiater A, Lehmkuhl G. Melatonin in der Behandlung neuropsychiatrischer Störungsbilder im Kindes- und Jugendalter. Somnologie 2019; 4.

Goetz RR, Wolk SI, Coplan JD, Ryan ND, Weissmann MM. Premorbid polysomnographic signs in depressed adolescents: a reanalysis of EEG sleep after longitudinal follow-up in adulthood. Biol Psychiatry 2001; 49: 930–942.

Goodman R. The strengths and difficulties questionnaire: A research not. J Child Psychol Psychiatr 1997; 38: 581–586.

Gregory AM, Sadeh A. Sleep, emotional and behavioral difficulties in children and adolescents. Sleep Medicine Reviews 2012; 16: 129–136.

Gut G, Tauman R, Greenfeld M et al. Nasal nitric oxide in sleep-disordered breathing in children. Sleep Breath Sleep Breath 2015; 20(1): 303–308.

Harvey AG. Insomnia, psychiatric disorders, and the transdiagnostic perspective. Current Directions. Psychological Science 2008; 17: 299–303.

Häßler F, Warnke A. Psychische Störungen bei Kindern und Jugendlichen mit Intelligenzminderung. In: Gerlach M, Mehler-Wex C, Walitza S, Warnke A, Wewetzer C (Hrsg.): Neuro-Psychopharmaka im Kindes- und Jugendalter. Grundlagen und Therapie. Heidelberg: Springer; 2016. S. 539–549.

Hennicke K, Buscher M, Häßler F, Roosen-Runge G. Psychische Störungen und Verhaltensauffälligkeiten bei Kindern und Jugendlichen mit Intelligenzminderung. Empfehlungen zur Diagnostik und Therapie. S1-Leitlinien der Deutschen Gesellschaft für Kinder- und Jugendpsychiatrie, Psychosomatik und Psychotherapie. Berlin: Medizinisch-wissenschaftlich Verlagsgesellschaft; 2009.

Ivanenko A, Crabtree VM, Gozal D. Sleep and depression in children and adolescents. Sleep Med Rev 2005; 9: 115–129.

Johnson EO, Chilcoat HD, Breslau N. Trouble sleeping and anxiety/depression in childhood. Psychiatry Res 2000; 94: 93–104.

Kamp-Becker I, Mattejat F, Wolf-Ostermann K, Remschmidt H. Die Marburger Beurteilungsskala zum Asperger-Syndrom (MBAS) – ein Screening-Verfahren für autistische Störungen auf hohem Funktionsniveau. Zeitschrift für Kinder- und Jugendpsychiatrie und Psychotherapie 2005; 33(1): 15–26.

Kirchhoff F, Paditz E, Erler T, Kerzel S, Eichholz S, Schlarb A, Schneider B. Einsatz von Melatonin bei Kindern mit

Schlafstörungen. Aktuelle Kinderschlafmedizin 2018; 68–82.

Kothare S, Kotagal S. Sleep in childhood neurological disorders. New York: Demos Medical Publishing; 2011.

Krakow B, Zadra A. Clinical management of chronic nightmares: imagery rehearsal therapy. Behavioral Sleep Medicine 2006; 4(1): 45–70.

Kwok KL, Ng DK, Chan CH. Cardiovascular changes in children with snoring and obstructive sleep apnoea. Ann Acad Med Singapore 2008; 37(8): 715–721.

Lehmkuhl G, Wiater A, Mitschke A, Fricke-Oerkermann L. Schlafstörungen im Einschulalter – Ursachen und Auswirkungen. Dtsch Ärztebl 2008; 105(47): 809–814.

Lehmkuhl, G, Frölich J, Fricke-Oerkermann L. Psychodiagnostik von Schlafstörungen. In: Wiater A, Lehmkuhl G: Handbuch Kinderschlaf. Stuttgart: Schattauer; 2011. S. 57.

Lycett K, Mensah FK, Hiscock H, Sciberras E. A prospective study of sleep problems in children with ADHD. Sleep Medicine 2014; 15(11): 1354–1361.

Malakasioti G, Alexopoulos E, Befani C et al. Oxidative stress and inflammatory markers in the exhaled breath condensate of children with OSA. Sleep Breath 2012; 16: 703–708.

Manni R, Tartara A. Clonazepam treatment of rhythmic movement disorders. Sleep 1997; 20: 812.

Mick E, Biederman J, Jetton J, Faraone SV. Sleep disturbance associated with attention deficit hyperactivity disorder: the impact of psychiatric comorbidity and pharmacotherapy. J Child Adolesc Psychopharmacol 2000; 10: 223–231.

Perfect MM, Archbold K, Goodwin JL, Levine-Donnerstein D, Quan SF. Risk of behavioral and adaptive functioning difficulties in youth with previous and current sleep disordered breathing. Sleep 2013; 36(4): 517–525.

Petit D, Pennestri MH, Paquet J et al. Childhood sleepwalking and sleep terrors: a longitudinal study of prevalence and familial aggregation. JAMA Pediatr 2015; 169(7): 653–658.

Picchietti DL, Bruni O, de Weerd A et al.: Pediatric restless legs syndrome diagnostic criteria: An update by the International Restless Legs Syndrome Study Group. Sleep Med 2013; 14: 1253–1259.

Prehn-Kristensen A, Göder R. Schlaf und Kognition bei Kindern und Jugendlichen. Z Kinder-Jugendpsychiatr Psychother 2018; 46: 405–422.

Richdale AL, Schreck KA. Sleep problems in autism spectrum disorders: Prevalence, nature, & possible biopsychosocial aetiologies. Sleep Med Rev 2009; 13(6): 403–411.

Rossignol DA, Freye RE. Melatonin in autism spectrum disorders. A systematic review and metaanalysis. Tev Med Child Neurol 2011; 53(9): 783–792.

Rubens SL, Evans SC, Becker SP, Fite PJ, Tountas AM. Self-reported tome in bed and sleep quality in association with internalizing and externalizing symptoms in school-age youth. Child Psychiatry & Human Development 2017; 48(3): 455–467.

Sagheri D, Wiater A, Steffen P, Owens JA. Applying principles of good practice for translation and cross-cultural adaptation of sleep-screening instruments in children. Behavioral Sleep Medicine 2010; 8: 151–156.

Sauseng W, Rauter L, Kerbl R. Nachtschreck, Schlafwandeln und Albträume. Monatsschr Kinderheilkd 2016; 164: 1096–1102.

Schnoor J, Ilgner J, Merkenschlager A. Obstruktive Schlafapnoe im Kindesalter. Der Anaesthesist 2012; 61(1): 69–80.

Scholle S, Wiater A, Scholle HC. Normative values of polysomnographic parameters in childhood and adolescence: arousal events. Sleep Med 2012; 13(3): 243–251.

Schomöller A, Mayer F, Erler T. Restless-Legs-Syndrom im Kindes- und Jugendalter. In: Weiss S, Sauseng W, Paditz E (Hrsg.): traumhaft und grenzenlos. Dresden: Kleanthes; 2019. S. 97–110.

Schredl M. Die nächtliche Traumwelt im Kindesalter. In: Wiater A, Lehmkuhl G (Hrsg.): Handbuch Kinderschlaf: Stuttgart: Schattauer; 2011. S. 93–107.

Scott N, Blair PS, Emond AM et al. Sleep patterns in children with ADHD: A population-based cohort study from birth to 11 years. J Sleep Research 2013; 22(2): 121–128.

Sedky K, Bennett DS, Carvalho KS. Attention deficit hyperactivity disorder and sleep disordered breathing in pediatric populations: A meta-analysis. Sleep Medicine Reviews 2014; 18(4): 349–356.

Spohr H-L. Das fetale Alkoholsyndrom im Kindes- und Erwachsenenalter. Berlin: De Gruyter; 2014.

Stade BC, Khu UM, Bennet D, Sandor PL, Stephend R, Lanceta M. Sleep disturbances in children with fetal alcohol spectrum disorder (FASD). Pediatrics & Child Health 2008; 13.

Stein MA. Unravelling sleep problems in treated and unreated children with ADHD. J Child Adolesc Psychopharmacol 1999; 9: 157–168.

Stein MA, Blondis TA, Schnitzler ER et al. Methylphenidate dosing: Twice daily versus three times daily. Pediatrics 1996; 98: 748–756.

Stuck BA, Fricke-Oerkermann L. Schlafstörungen im Kindesalter. In: Stuck BA, Maurer TJ, Schredl M, Weeß H-G (Hrsg.): Praxis der Schlafmedizin. Heidelberg: Springer; 2009. S. 256–276.

Tani P, Lindberg N, Nieminen-von Wendt T et al. Sleep in young adults with Asperger syndrome. Neuropsychology 2004; 50: 147–152.

Urschitz MS, Poets CF, Stuck BA, Wiater A. Schnarchen bei Kindern. Monatsschr Kinderheilk 2013; 161(4): 347–350.

van der Heijden KB, Stoffelsen RJ, Popma A, Swaab H. Sleep, chronotype, and sleep hygiene in children with attention-deficit/hyperactivity disorder, autism spectrum disorder, and controls. European Child & Adolescent Psychiatra 2018; 27(1): 99–111.

Wiggs L, Montgomery P, Stores G. Actigraphic and parent reports of sleep patterns and sleep disorders in children with subtypes of attention-deficit hyperactivity disorder. Sleep 2005; 28: 1437–1445.

KAPITEL 14

Gerd Lehmkuhl, Alfred Wiater

Beratungs- und Behandlungsangebote in der Praxis

Auch bei Kleinkindern ist die Unterscheidung zwischen organisch bedingten und nicht organisch bedingten Schlafstörungen die Grundlage für die Beratung der Eltern. Dabei ist davon auszugehen, dass viele **Eltern durch die Schlafstörung ihrer Kinder deutlich belastet und im Verhalten ihrem Kind gegenüber verunsichert sind.** Kinderärztliche Zuwendung und Fachkompetenz können in dieser Situation entscheidend sein, zum einen, um der Familie akut weiterzuhelfen, zum anderen, um zu vermeiden, dass sich Eltern anderswo vielleicht inkompetenten Rat holen.

Bei den nicht organisch bedingten Schlafstörungen steht die umfassende Information der Eltern über die zugrunde liegende Störung im Mittelpunkt. Schriftliche Information wie die Patientenratgeber der DGSM (https://www.dgsm.de) können begleitend dazu eingesetzt werden. **Ziel der Beratung muss es sein, den Eltern wieder Sicherheit im Umgang mit ihrem Kind zu vermitteln.** Nur so kann es ihnen ermöglicht werden, adäquat mit der Symptomatik ihres Kindes umzugehen. Gerade was konsequentes und zielgerichtetes Verhalten im Hinblick auf die Symptomatik des Kindes angeht, brauchen die Eltern die Sicherheit, dass sie richtig und positiv reagieren und sich ihr Verhalten nicht negativ auf die Entwicklung ihres Kindes auswirkt. Ansonsten besteht die Gefahr, dass sich die Ängste und Unsicherheiten der Eltern auf ihr Kind übertragen und die Symptomatik eher verstärkt oder komplexer wird. Gleiches gilt auch, wenn das Verhalten der Eltern wechselhaft ist. So ist es ein gewaltiger Unterschied, ob die Eltern die Symptomatik des Pavor nocturnus als vorübergehendes Entwicklungsphänomen wahrnehmen, ihr Kind in der Pavorsituation zu beruhigen versuchen und dann ungestört weiterschlafen lassen oder sie ihr Kind wecken, weil sie fälschlicherweise meinen, es aus einer fürchterlichen Albtraumsituation herausholen zu müssen. Andererseits führt die mangelnde therapeutische Auseinandersetzung bei tatsächlich auftretenden Albträumen dazu, dass das betroffene Kind Angst vor dem Einschlafen bekommt, weil es befürchtet, wieder aus einem Albtraum aufwachen zu müssen. So käme dann zur Problematik der Parasomnie noch eine Insomnie hinzu.

Die Beispiele machen deutlich, welch hohen Stellenwert die Elternberatung in der Praxis hat. Erfahrungsgemäß sind viele Eltern durch sich widersprechende Ratgebende und Ratgeber sowie mangelnde erzieherische Erfahrung gerade mit ihrem ersten Kind – und wenn bei ihrem Kind gesundheitliche Probleme auftreten – besonders gefordert und belastet. Im Vordergrund steht oft die Sorge, durch falsches erzieherisches Verhalten, ihrem Kind in der Entwicklung oder psychisch zu schaden. Folge davon kann sein, dass es den Eltern schwer fällt, infolge ihrer eigenen Zweifel ihrem Kind den erzieherischen Halt zu geben, auf dem sich die weitere kindliche Entwicklung aufbauen kann.

Ein weiterer Gesichtspunkt der Beratung in der Praxis bezieht sich auf das **Medienverhalten** (➤ Kap. 20). Um einen exzessiven Medienkonsum perspektivisch zu vermeiden, sind von Anfang an klare Regeln im Umgang mit Medien erforderlich. Insbesondere sollten die Eltern ihre Kinder von Anfang an beim Medienkonsum begleiten, um sowohl die Inhalte als auch die Dauer des Medienkonsums ihrer Kinder zu überschauen und ihren Kindern Medienkompetenz zu vermitteln, die auf einen positiven Mediennutzungseffekt ausgerichtet ist.

Speziell im Vorschulalter kommt den Interaktionsabläufen zwischen Kindern und Eltern über das Schlafverhalten eine besondere Bedeutung zu. Entsprechend gelten Schlafedukation und die Vermittlung und Einhaltung von Regeln zur Schlafhygiene als erste Maßnahme, um vorhandene Schwierigkeiten zu verändern. Dabei sind folgende Aspekte von besonderer Bedeutung (Fricke-Oerkermann und Lehmkuhl 2019, S. 797):

- Die Schlafzeiten sollten entsprechend dem Schlafbedürfnis des Kindes und unter Einhaltung regelmäßiger Zubettgeh- und Aufstehzeiten festgelegt werden. Mithilfe eines Schlafprotokolls sollte die benötigte Gesamtschlafzeit des Kindes ermittelt werden. Entsprechend dem ermittelten Schlafbedürfnis des Kindes sollten dann die Zubettgeh- und Aufstehzeiten festgelegt werden. Falls das Kind einen Mittagsschlaf hält, sollte diese Schlafzeit von der Gesamtschlafzeit in der Nacht abgezogen und der Tagesschlaf vor 15 Uhr abgehalten werden, damit der Mittagsschlaf nicht zu nah an der Nachtschlafphase liegt und das Kind abends ausreichend müde ist, wenn es zu Bett geht.
- Vor allem bei Vorschulkindern gilt, dass einem Kind, das gelernt hat, am Tage allein einzuschlafen, dies auch am Abend oder in der Nacht leichter gelingt. Die Eltern sollten dem Kind behilflich sein, allein wieder in den Schlaf zu finden, indem sie Sicherheit vermitteln und dem Kind z. B. durch ruhiges Sprechen helfen, sich selbst zu beruhigen.
- Einschlafen bedeutet für Kinder, dass sie sich von den Eltern trennen. Wenn ein Kind gelernt hat, sich für gewisse Zeitabschnitte am Tage zu trennen (d. h., sich zu trennen und wieder zu vereinen), dann fällt es ihm auch am Abend leichter.
- Ein angemessenes Schlafambiente (z. B. keine störenden Licht- oder Lärmquellen) fördert einen guten Schlaf.
- Eine ruhige Phase vor dem Schlafengehen, in der ein Schlafritual von den Eltern durchgeführt wird, hilft dem Kind beim Einschlafen. Aus diesem Grund sollte jeden Abend ein Schlafritual durchgeführt werden, das nicht länger als 30 Minuten dauert.
- Das Kind sollte vor dem Schlafengehen keine Medikamente einnehmen, die schlafbeeinträchtigende Nebenwirkungen (z. B. Stimulanzien zur Behandlung von Aufmerksamkeitsdefizit-/Hyperaktivitätsstörung, ADHS) haben. Sollte dies der Fall sein, ist mit dem behandelnden Arzt zu überlegen, ob eine Umstellung auf ein anderes Medikament oder z. B. eine Einnahme am Morgen und nicht am Abend möglich ist.
- Das Abendessen sollte nicht direkt vor dem Schlafengehen stattfinden. Es ist jedoch auch wichtig, dass das Kind nicht hungrig ins Bett geht. Ein Glas Milch oder eine Banane vor dem Schlafengehen können hier helfen.
- Kinder sollten nachmittags und abends keine koffeinhaltigen oder teinhaltigen Getränke (z. B. Cola) zu sich nehmen.
- Zwischen Alltag und Zubettgehen sollte Zeit zum Ausklingen des Tages sein. Vor dem Schlafengehen sollte sich das Kind nicht mit körperlich oder geistig anstrengenden Tätigkeiten beschäftigen.
- Nächtliches Essen sollte vermieden werden.
- Helles Licht ist ein „Wachmacher". Nachts sollte das Kind keinem hellen Licht ausgesetzt sein.
- Am Tage sollten sich Kinder ausreichend bewegen – möglichst auch an der frischen Luft.
- Da wir morgens besonders empfindsam für Licht sind, ist es auch für den Schlaf-wach-Rhythmus von Kindern günstig, sich morgens ungefähr eine halbe Stunde dem Tageslicht auszusetzen.
- Ein geregelter Tagesablauf, z. B. mit regelmäßigen (möglichst gemeinsamen) Essenszeiten, unterstützt den Schlaf-wach-Rhythmus von Kindern positiv.
- Das Bett ist zum Schlafen da und nicht zum Fernsehen, Computerspielen oder Lesen.
- Schlafen oder Zubettgehen sollte nicht als Strafe verwendet werden.
- Im Kinderschlafzimmer sollte nie geraucht werden.
- Die Umsetzung der aufgeführten Regeln verlangt eine gründliche Anleitung der Eltern, die z. B. in entsprechenden Gruppensitzungen am besten vermittelt werden können (Fricke und Lehmkuhl 2006; Schlarb 2014).
- Neben den genannten Verfahren gibt es noch weitergehende Methoden wie Entspannungsverfahren, kognitive Umstrukturierung und spezifische Interventionen bei Somnambulismus und Pavor nocturnus wie z. B. autosuggestive Verfahren.

Bezogen auf die organisch bedingten Schlafstörungen sollte unverzüglich therapeutisch gehandelt werden. So wird in der Regel der Nachweis von obstruktiven Schlafapnoen zur Einleitung einer medikamentösen Therapie oder der direkten Zuweisung zum HNO-Arzt führen, um die OP-Indikation für eine Adenotonsillotomie zu klären. Da die Indikation zur Adenotonsillotomie (selten Adenotonsillektomie) bei obstruktiver Schlafapnoe bei Kindern von manchen HNO-Ärzten zurückhaltend gestellt wird, ist ggf. der direkte kollegiale Kontakt zur Befundbesprechung zu empfehlen. Des Weiteren ist darauf hinzuweisen, dass Patienten mit obstruktiver Schlafapnoe ein erhöhtes postnarkotisches Risiko haben, sodass eine hinreichende postnarkotische Überwachung sichergestellt sein muss. In diesem Zusammenhang sei nochmals darauf hingewiesen, dass außer den Narkotika auch andere Medikamente mit atmungssuppressiver Wirkung (z. B. Benzodiazepine) oder Nebenwirkung (z. B. Codein oder einige Antihistaminika) zu einer deutlichen Verschlechterung der Schlafapnoen führen können.

MERKE

Der Hinweis auf ein erhöhtes postnarkotisches Risiko und die Risiken von Medikamenten mit atmungssuppressiver Wirkung und Nebenwirkung bei Kindern mit obstruktiver Schlafapnoe gehört zur Elternberatung der betroffenen Kinder.

Bei entsprechenden klinischen Auffälligkeiten sollte den Eltern von Kindern mit obstruktiver Schlafapnoe auch die frühzeitige Einbeziehung kieferorthopädischer Kompetenz empfohlen werden. Selbstverständlich zählt eine ausführliche Ernährungs- und Verhaltensberatung einschließlich sportlicher Aktivierung zur Betreuung bei adipösen Kindern mit obstruktiven Schlafapnoen. Auch nach therapeutischer Versorgung der Kinder sollten sich Verlaufskontrollen anschließen.

Im Hinblick auf das RLS steht im Vordergrund der Elternberatung die Empfehlung zur Ferritinbestimmung, um zeitnah therapeutisch handeln zu können.

Fallbeispiel

Lena kam nach unauffälliger Schwangerschaft und Geburt unauffällig zur Welt. Die frühkindliche Entwicklung verlief problemlos.

Im Alter von 4 Jahren traten bei ihr fast jede Nacht heftige Schreiattacken auf, manchmal 3-mal während der Nacht, im Extremfall 10-mal, das erste Mal meistens 30 Minuten nach dem Einschlafen. Tagsüber war das Kind völlig unauffällig. Der Kinderarzt stellte bei seiner Untersuchung in der Praxis keine Auffälligkeiten fest, beruhigte die Eltern und riet zum Abwarten.

Die Eltern waren wegen der nächtlichen Symptome jedoch weiterhin beunruhigt und in ihrem eigenen Schlafverhalten erheblich gestört. Einhergehend mit den Schreiattacken von Lena traten Armbewegungen in Fechterstellung, Beinbewegungen wie beim Fahrradfahren sowie rasches, rhythmisches Hin- und Herschaukeln des Rumpfes auf. Die Symptomatik dauerte jeweils weniger als 2 Minuten. Anschließend schlief Lena problemlos weiter. Der Ablauf der Symptomatik war immer gleich.

Eine EEG-Untersuchung ergab keinen auffälligen Befund. Im Rahmen einer polysomnografischen Untersuchung, die zur differenzialdiagnostischen Abklärung erfolgte, gelang es, in der 2. Untersuchungsnacht die Symptomatik aufzuzeichnen. Im EEG zeigte sich ein frontaler epileptischer Fokus. Es wurde daraufhin die Diagnose einer nächtlichen Frontallappen-Epilepsie gestellt, wobei Lena bei der Erstmanifestation der Erkrankung noch relativ jung war. Aber die häufig und stereotyp auftretende Symptomatik in der Nacht und der polysomnografisch erhobene EEG-Befund waren richtungweisend. Unter Carbamazepinbehandlung kam es zeitnah zum Sistieren der Symptomatik.

Die Kasuistik zeigt, dass epileptische Anfälle als Differenzialdiagnose beim Pavor nocturnus berücksichtigt werden müssen.

LITERATUR

Fricke-Oerkermann L, Lehmkuhl G. Schlafstörungen. In: Schneider S, Markgraf J (Hrsg.): Lehrbuch der Verhaltenstherapie. Bd. 3: Psychologische Therapie bei Indikationen im Kindes- und Jugendalter. 2. Aufl. Heidelberg: Springer; 2019. S. 786–808.

Fricke L, Lehmkuhl G. Schlafstörungen im Kindes- und Jugendalter – Ein Therapiemanual für die Praxis. Göttingen: Hogrefe; 2006.

Schlarb AA. KiSS-Therapiemanual. Das Training für Kinder von 5 bis 10 Jahren mit Schlafstörungen. Stuttgart: Kohlhammer; 2014.

KAPITEL

15 Verlaufsbeobachtungen und Kontrollen

Gerd Lehmkuhl

Bezogen auf die organisch bedingten Schlafstörungen sind in Abhängigkeit von der jeweiligen Diagnose regelmäßige Verlaufskontrollen indiziert. So sollte bei V. a. obstruktive Schlafapnoen eine ggf. wiederholte Abklärung erfolgen, wenn die Symptomatik rezidiviert. Unter CPAP-Therapie bei OSA sollte mindestens einmal jährlich eine Polysomnografie abgeleitet werden, um zu überprüfen, ob die Therapie noch adäquat bzw. ob eine Fortsetzung der Therapie weiterhin erforderlich ist. Bei Kindern mit RLS kann es durchaus vorkommen, dass nach erfolgreicher Eisenbehandlung die Symptomatik abklingt und eine Therapieunterbrechung erfolgen kann. Umso wichtiger ist es, bei erneut auftretenden Symptomen abermals eine Ferritinkontrolle durchzuführen und ggf. wieder mit der Eisenbehandlung zu beginnen. Des Weiteren ist zu berücksichtigen, dass ein erneuter differenzialdiagnostischer Ansatz indiziert ist, wenn sich im Verlauf die Symptomatik verändert, z. B. wenn sich bei vermeintlichen Parasomnien oder schlafbezogenen Bewegungsstörungen Hinweise auf das Vorliegen einer schlafbezogenen Epilepsie ergeben.

Auch bei den nicht organisch bedingten Schlafstörungen ist eine gründliche Verlaufsbeobachtung mit einer Überprüfung des Schlafverhaltens des Kindes notwendig, weil die Schlafstörungen einerseits als Entwicklungsphänomene passager auftreten können, jedoch andererseits zu einem Teil auch die Tendenz haben, zu chronifizieren. Bei 5 bis 10 % der betroffenen Kinder handelt es sich um eine ausgeprägte Störung, die mit verschiedenen Belastungsfaktoren und weiteren Verhaltensauffälligkeiten zusammenhängen kann. Hier können Schlafstörungen ein erstes Zeichen sein, von dem ausgehend weitere diagnostische und therapeutische Schritte notwendig sind. Frühe niedrigschwellige Interventionen wie Edukation und Beratung erscheinen deshalb aus präventiven Gründen indiziert und sollten frühzeitig angeboten werden, um langfristige negative Auswirkungen auf die psychische Gesundheit zu vermeiden.

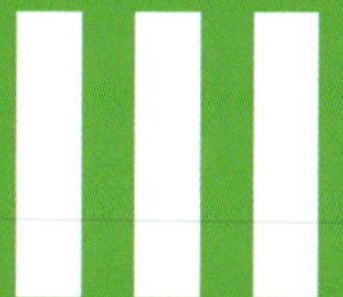

Schulkinder

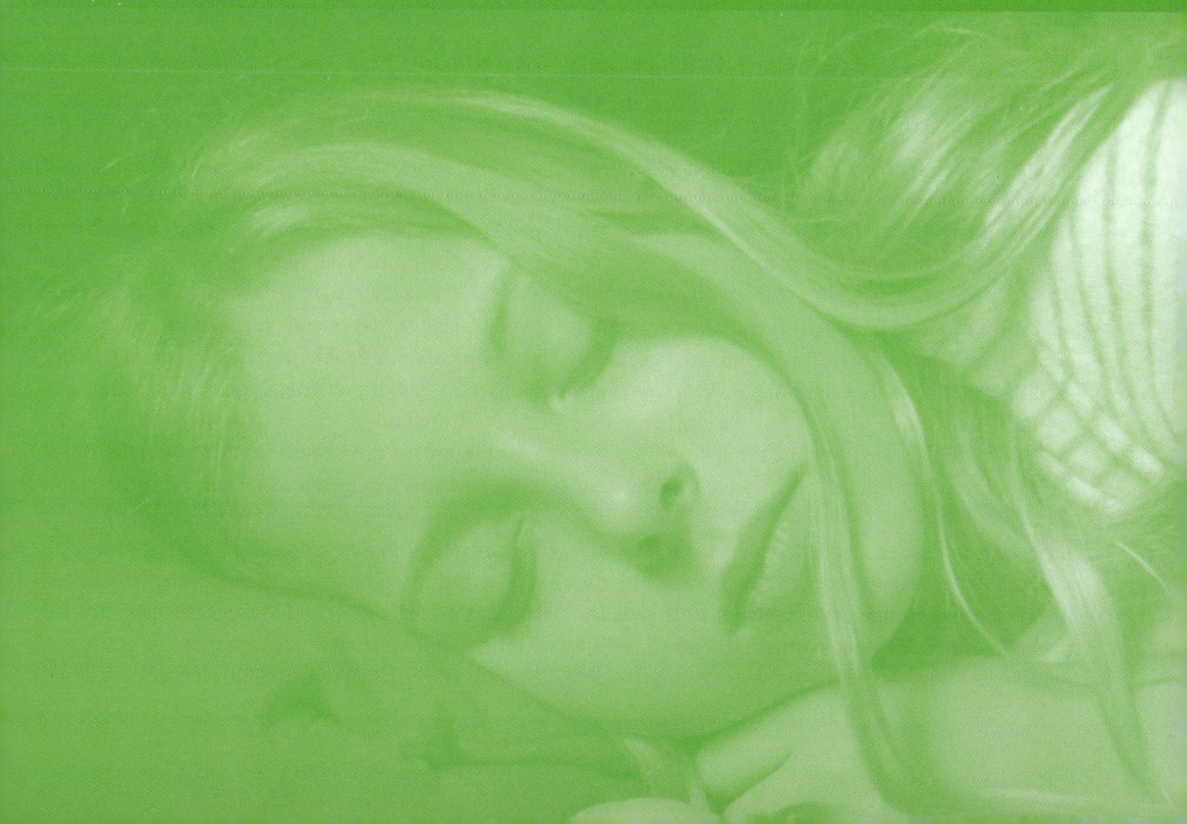

KAPITEL

Dirk Alfer

16 Schlaf und Schlafstörungen bei Schulkindern

Die möglichen Folgen eines chronischen Schlafmangels im Kindesalter können zu erheblichen Problemen führen. Diese Thematik wird in den Medien immer wieder aufgegriffen mit dem Hinweis, dass Schlafmangel aus Schulkindern Zappelphilippe mache sowie zu Konzentrationsschwäche, gesteigerter Impulsivität und Tagesmüdigkeit führe (Spork 2010).

Wenn aktuelle Zahlen davon ausgehen, dass nur 8 bis 10 % der Kinder unter der Woche ausreichend lange schlafen, dann käme diesem Thema in der Gesundheitsfürsorge derselbe Stellenwert zu wie Bewegung und ausgewogene Ernährung.

Insbesondere im Übergang vom Kindergarten in die Schule kommen auf die Kinder erhöhte psychosoziale Herausforderungen, Aufgaben und Leistungserwartungen zu, die bestehende Probleme verschärfen oder auftreten lassen.

Dies wirkt sich auf den Schlaf in vielfältiger Weise aus. **Stärker noch als mit dem regelmäßigen Besuch einer Kindertagesstätte wird mit dem Schulbesuch der Tagesablauf zeitlich und inhaltlich strukturiert.** Relativ frühes morgendliches Aufstehen und Schulbesuch werden zu einer Pflicht für alle. Hinzu kommen häufig **vielfältige organisierte Freizeitaktivitäten,** die für manche Kinder zu einem zusätzlichen Stundenplan werden. Erhöhte Anforderungen am Schultag wirken sich auch auf die Abende und das Zubettgehen aus. Um genug erholsamen Schlaf zu bekommen, muss das „Timing stimmen" und die Regulation von Wachheit / Erregung und auf den Tag bezogenen Gedanken / Gefühlen wird anspruchsvoller.

Kinder bedürfen dabei noch der Unterstützung durch ihre Eltern, sollten jedoch bei Vorstrukturierung und unter dem schützenden Einfluss der Eltern in die Lage versetzt werden, **sich auf die neuen Anforderungen einzustellen und sich innerhalb dieses Rahmens möglichst stark selbst regulieren zu lernen.** Schwierigkeiten beim Wecken / Aufstehen und beim Schulbesuch bergen nicht selten täglich erhebliches Konfliktpotenzial in Familien. Mit der Erwartung des nächsten konfliktreifen Morgens – *„der tägliche Kampf beginnt von vorne"* (s. Fallbeispiel) – leidet gewöhnlich auch der nächtliche Schlaf und es entsteht u. U. ein **Teufelskreis,** der die Belastung erheblich ansteigen lassen kann.

Schlafprobleme stellen häufig die Spitze des Eisbergs dar und sollten vom Pädiater auch bei medizinischen Routineuntersuchungen verstärkt beachtet und abgeklärt werden. Die Vermittlung und Einhaltung von Regeln zur Schlafhygiene schafft in den meisten Fällen eine deutliche Entlastung. Je mehr Wissen bei den Eltern und Kindern über den Schlaf vorliegt, umso stärker können sie vorhandene Schlafprobleme reduzieren.

MERKE

Während die durchschnittliche Schlafdauer bei 6-Jährigen noch bei 11 Stunden/Tag liegt, kommt es zu einer Reduzierung auf circa 10 Stunden bis zum Alter von 10 Jahren mit einer Schwankungsbreite zwischen circa 8,5 Stunden und circa 11 Stunden (Iglowstein et al. 2003).

Ein- und Durchschlafprobleme sowie frühmorgendliches Erwachen betreffen dann Kinder und Eltern gemeinsam, auch wenn jeder Beteiligte „guten Willens" zu sein scheint. **Kommen Widerstände gegen das Zubettgehen, forderndes oder aber auch ängstliches Problemverhalten von Seiten der Kinder in Zubettgehsituationen auf, so hat dies unter Umständen erhebliche belastende Auswirkungen auf die Lebensqualität und Leistungsfähigkeit von Kindern und Eltern.** Für Eltern bzw. Erwachsene stehen bei Schlafmangel häufig Müdigkeit, Erschöpfungszustände und Verunsicherung im Vordergrund. Häufiger als Verhaltensauffälligkeiten mit Tagesschläfrigkeit und Müdigkeit zeigen sich bei Kindern mit qualitativ und quantitativ gestörtem Schlaf dagegen Unruhe, Unreguliertheit, Impulsivität und Konzentrationsschwäche (Fallone et al. 2002; Sheldon et al., 2014). Dies erscheint nur auf den ersten Blick paradox, lässt sich aber gut damit erklären, dass im Vorschul- und Schulkindesalter besonders deutlich erkennbar wird, dass Verhaltensinhibition und -planung eine aktive Leistung des zentralen Nervensystems darstellen, zu deren Funktionieren Schlaf einen unverzichtbaren Beitrag leistet.

MERKE

Müde Schulkinder wirken häufig nicht müde, sondern unruhig und unreguliert.

LITERATUR

Spork P. Wir Unausgeschlafenen. Die Zeit 2010; 44.

KAPITEL 17

Dirk Alfer

Symptome von Schlafstörungen bei Schulkindern

Somatisch sorgen in diesem Lebensabschnitt in erster Linie schlafbezogene Atmungsstörungen für nicht erholsamen Schlaf, z. B. durch persistierende oder progrediente Faktoren (v. a. hypertrophiertes lymphatisches Gewebe im Rachenbereich und schmales Mittelgesicht / Kieferokklusionsstörungen). Selten können sich in diesem Alter auch frühe schlafbezogene Symptome neurologischer Erkrankungen (z. B. progressive Muskeldystrophien, Narkolepsie, Restless-Legs-Syndrom) bemerkbar machen. Nicht zuletzt bedingt eine Vielzahl weiterer somatischer Erkrankungen mit bronchopulmonaler Obstruktion, Inflammation, Schmerzen etc. gestörten Schlaf (➤ Kap. 16).

17.1 Entwicklungsaspekte gesunden und gestörten Schlafes im Schulkindesalter

Kinder im Schulalter zeigen tagsüber normalerweise eine hohe Wachheit mit starkem Rückgang der noch bis ins Vorschulalter typischen Müdigkeits- bzw. Schläfrigkeitsepisoden (Mittagsschlaf, Nickerchen in monotonen Situationen etc.).

MERKE
Anhaltende von Eltern und Lehrern beschriebene Verhaltensauffälligkeiten mit Tagesschläfrigkeit stellen ein deutliches Alarmsignal dar und erfordern eine schnelle Einschätzung und weitere Abklärung sowie ggf. eine spezifische Behandlung.

Schlafstörungen werden u. a. durch folgende Entwicklungsaspekte begünstigt (Mindell und Owens 2015):

- Kognitiv – die Auseinandersetzung mit realen Herausforderungen und Gefahren nimmt zu, dies kann Ängste und Hyperarousalreaktionen steigern.
- Verhaltensweisen – die Teilnahme an schulischen, sozialen, sportlichen, familiären etc. Aktivitäten kann zu Problemen mit einem physiologischen Schlaf-wach-Rhythmus führen.
- Sozial emotional – eine zunehmende Unabhängigkeit von elterlicher Unterstützung und Kontrolle wird gefordert. Den Eltern entziehen sich damit sowohl Einblick als auch Einflussmöglichkeiten. Peerkontakte gewinnen an Bedeutung. Soziale Ängste und Leistungsängste können zunehmen, nicht bewältigte Trennungsängste zudem zu kritischen Entwicklungen beispielsweise mit Schulabsentismus führen.
- Die Verfügbarkeit von elektronischen Medien, deren Nutzung zu Konflikten mit einem gesunden Schlaf-wach-Verhalten führen kann, erweitert sich deutlich. Zusätzlich zu Hörspielen / Musik, Fernsehen / Video abspielen, Computern und Spielkonsolen kommen in diesem Lebensalter auch mobile, intensiv genutzte Geräte wie Smartphones und Tablets hinzu.
- Chronotypen – „Abendtypen“ mit präferierten späteren Zubettgeh- und Aufstehzeiten sind gegenüber „Morgentypen“ im Nachteil, wenn ein für alle gleichermaßen geltender früher Schulbeginn gesetzt wird.
- Sozioökonomischer Status – eine Reihe von Studien zeigt, dass niedriger sozioökonomischer Status und Zugehörigkeit zu sozialen Minderheiten mit teilweise erheblich erhöhtem Risiko für verminderte Schlafqualität und -quantität einhergehen.

Vor diesem Hintergrund muss der Eintritt ins Schulalter als kritisch gelten für wichtige Schritte der Autonomieentwicklung, den Erwerb essenzieller Fertigkeiten und von Wissen sowie im weiteren Sinne der Teilhabe am sozialen Leben. Möglichst erholsamer Schlaf und resiliente Schlafgewohnheiten stellen dabei zugleich eine förderliche Bedingung und eine weiterzuentwickelnde Ressource dar (Irish et al. 2015; McGlinchey et al. 2014).

MERKE

Drei Fragen für die Praxis, um die schlafbezogene Symptomatik zu erfassen

1. Ist die nächtliche Schlafqualität oder -quantität vermindert?
2. Treten im Schlaf Auffälligkeiten auf?
3. Gibt es Einschränkungen der Tagesaktivität durch vermehrte Unruhe, gestörte Konzentration oder erhöhte Schläfrigkeit?

Mit diesen Fragen korrespondieren die folgenden Störungsbereiche bzw. Diagnosen:

- Nicht organische Insomnie – „zu wenig Schlaf" – Schwierigkeiten mit Ein- und Durchschlafen, verminderte Erholsamkeit des Schlafs.
- Organische Schlafstörungen – beispielsweise obstruktives Schlafapnoesyndrom oder Restless-Legs-Syndrom mindern die Qualität bzw. Quantität des Schlafs.
- Parasomnien – nächtliche Ereignisse und Verhaltensweisen stören den Schlaf (z. B. Schlafwandeln, Nachtschreck, Albträume).
- Hypersomnolenz – „zu viel Schlaf"(neigung) am Tag, d. h., beim Aufstehen, in der Schule und im weiteren Tagesverlauf ist die Wachheit gemindert – dies kann eine Folge von gestörtem nächtlichem Schlaf oder eine eigenständige Erkrankung (z. B. Narkolepsie) darstellen.

LITERATUR

Fallone G, Owens JA, Deane J. Sleepiness in children and adolescents: clinical implications. Sleep Med Rev 2002; 6: 287–306.

Iglowstein I, Jenni OG, Molinari L, Largo RH. Sleep duration from infancy to adolescence: reference values and generational trends. Pediatrics 2003; 111: 302–307.

Irish LA, Kline CE, Gunn HE, Buysse DJ, Hall MH. The role of sleep hygiene in promoting public health: A review of empirical evidence. Sleep Med Rev 2015; 22: 23–36.

McGlinchey EL, Harvey AG. Sleep interventions: a developmental perspective. In: Lewis M, Rudolph KD (Hrsg.): Handbook of developmental psychopathology. Boston, MA: Springer US 2014, 409–423.

Mindell JA, Owens JA. A Clinical guide to pediatric sleep. 3. Aufl. Philadelphia, PA: Lippincott Williams and Wilkins; 2015.

Sheldon SH, Kryger MH, Ferber R, Gozal D. Principles and practice of pediatric sleep medicine. 2. Aufl. Amsterdam: Elsevier Health Sciences, 2014.

KAPITEL

18 Diagnostische Maßnahmen in der Praxis

Dirk Alfer

Im diagnostischen Abklärungsprozess bietet sich ein schrittweises Vorgehen an (➤ Tab. 18.1). Neben der Eigen- und Fremdanamnese können Fragebögen, Interviews, Schlaftagebücher und apparative Diagnostik (wie Aktigrafie, Polygrafie und Polysomnografie, s. u.) genutzt werden (Prehn-Kristensen et al. 2018). Verschiedene standardisierte Fragebögen wurden entwickelt, die als Screening-Instrumente, Verlaufskontrollen und auch für eine genauere Beurteilung und Klassifikation von Schlafstörungen geeignet sind. Neben ökonomisch einsetzbaren Fragebögen bieten strukturierte und halbstrukturierte Interviews die Möglichkeit, Schlaf-wach-Störungen entsprechend geltender Diagnosekriterien (ICD 10) zu erfassen. Ein weiteres wichtiges diagnostisches Instrument ist das Schlaftagebuch / Schlafprotokoll, das üblicherweise über einen Zeitraum von mindestens 14 Tagen geführt werden sollte (Fricke-Oerkermann et al. 2007).

Tab. 18.1 Befragung von Patient und / oder Bezugsperson (ggf. Schule, Kindergarten) / Anamnese (nach Prehn-Kristensen et al. 2018)
Schlafgewohnheiten (Kurz- / Langschläfer, Chronotyp, Uhrzeiten, Dauer, Ort)
Schlafumstände
Abendliche Aktivitäten und Essgewohnheiten
Vorbereitung auf das Zubettgehen, Bettgehzeit
Rituale, evtl. geäußerte Ängste
Einschlafassoziationen
Dauer der Einschlafzeit, Verhalten und Befinden währenddessen
Häufigkeit, Ursachen, Dauer von Aufwachphasen
Schwierigkeiten beim Wiedereinschlafen; nächtliche Aktivitäten
Exakte Schilderung episodischer Ereignisse (Symptomatik, Häufigkeit, Dauer)
Verhalten während des Schlafs (Unruhe, Schnarchen, Bettnässen etc.)
Gesamtschlafdauer, Dauer ungestörter Schlafepisoden
Aufwachzeit, spontanes Wachwerden, Erweckbarkeit
Befindlichkeit nach dem Erwachen
Verhalten tagsüber
Müdigkeit, Schlafphasen
Antrieb
Konzentration und Leistungsfähigkeit, Gedächtnis
Stimmung
Hyperaktivität
Reaktionen der Bezugspersonen
Leidensdruck
Nächtliche Abwesenheit der Bezugsperson (z. B. bei Schichtarbeit)

MERKE

Im Schulkindesalter bildet die Fremdbeurteilung (Eltern führen ein Schlafprotokoll und stellen Problematik dar) häufig den Hauptfokus. Dennoch sollte die Selbstbeurteilung (Kinder führen selbst ein Schlafprotokoll, partizipieren also an wesentlichen Diagnostikschritten) nicht vernachlässigt werden.

Für die klinische Praxis liegen verschiedene Vorlagen zur Selbst- und Fremdbeurteilung vor. Auf der Internetseite der Deutschen Gesellschaft für Schlafforschung und Schlafmedizin (DGSM) werden ebenfalls Schlaftagebuchvorlagen zum Download zur Verfügung gestellt (https://www.dgsm.de/). Grafisch, numerisch und mit Texteintragungen kann so eine prospektive (statt einer retrospektiven) Erfassung wichtiger Aspekte (z. B. subjektive Einschlafzeit, Gesamtschlafzeit, nächtliches Erwachen, Erholtsein am Morgen und Befinden am Tag) erfolgen. Zusammenhänge zwischen Tagesereignissen und Schlafqualität können auf diese Weise deutlich werden.

MERKE

Das Führen von Schlafprotokollen stellt bereits eine Intervention dar, die nicht selten zu einer Verbesserung der Beschwerden führt.

Schaffen Betroffene es nicht, Schlafprotokolle zu führen, gibt dies wichtige Hinweise für das weitere Vorgehen. Wird der Vorschlag, Schlafprotokolle zu führen und diese gemeinsam in Verlaufskontrollen bzw. weitergehenden Beratungs- und Behandlungsmaßnahmen zu nutzen, nicht umgesetzt, können in der klinischen Praxis folgende Fragen und Schlussfolgerungen naheliegen:

- Besteht bzgl. des Schlafs doch nur geringer Leidensdruck und Änderungsmotivation?
  - Dann wären weitergehende Maßnahmen ggf. überflüssig bzw. noch nicht sinnvoll.
- Bestehen zu viele bzw. zu bedeutsame weitere, möglicherweise auch übergreifende Probleme, sodass die Schlafprobleme eher „sekundär / symptomatisch" erscheinen?
  - Dann sollte auf einen umfassenderen Behandlungsansatz (z. B. sozialpädiatrisch, sozialpsychiatrisch, psychiatrisch / psychotherapeutisch) hingearbeitet werden.
- Verfügt die Familie bei erheblicher Problematik über zu geringe Ressourcen?
  - Dann sollte neben einem umfassenderen Behandlungsansatz (s. o.) erwogen werden, weitere Hilfsmaßnahmen (insbesondere Jugendhilfemaßnahmen) zu installieren.

Eigen- und Fremdanamnese

In der Regel stellen die spontan berichteten Beschwerden den Ausgangspunkt von Anamnesegesprächen in der klinischen Praxis dar (Fricke-Oerkermann et al. 2007). Schlafbezogene Beschwerden werden hier nicht selten auch dann als im Vordergrund stehend berichtet, wenn wesentliche weitergehende Probleme vorliegen. Über Schlafstörungen zu sprechen, fällt meist leichter als über Probleme, die schamhafter besetzt sind (z. B. andere psychische Probleme, Partnerschaftskonflikte etc.). Ergeben sich aus der spontan berichteten Symptomatik oder auf Nachfrage Hinweise, dass Schlaf ein wichtiges Problemthema ist, kann anhand der folgenden Aufstellungen versucht werden, ein differenzierteres Bild zu entwickeln.

➤ Tab. 18.1 zeigt eine Checkliste zur Befragung von Patient und / oder Bezugsperson.

Tab. 18.2 Weitergehende Erhebungsinstrumente (nach Prehn-Kristensen et al. 2018)

Selbstbeurteilung
Kinderschlafcomic (CSC), Alter: ab 5 Jahren
Sleep Self Report, deutsche Version (SSR-DE), Alter: 7–12 Jahre
Schlafinventar für Kinder und Jugendliche (SI-KJ), Alter: 8–11 Jahre, Fragebogen und strukturiertes Interview zur Selbstbeurteilung
Epworth Sleepiness Scale (ESS-K)
Fremdbeurteilung
Children's Sleep Habits Questionnaire, deutsche Version (CSHQ-DE), Alter: 4–10 Jahre
Sleep Disturbance Scale (SDSC), Alter: 5–16 Jahre
Pediatric Sleep Questionnaire, deutsche Version: Kinderärztlicher Schlaffragebogen (PSQ-DE), Alter: 2–18 Jahre
Schlafinventar für Kinder und Jugendliche (SI-KJ), Alter: 5–11 Jahre, Elternfragebogen und strukturiertes Elterninterview

18

Da Gesprächszeit kostbar, anhaltendes Konzentrationsvermögen von Arzt und Patienten begrenzt und ein möglichst systematisches, d. h. nicht Wesentliches auslassendes Vorgehen wünschenswert sind, bieten sich bei relevanten Beschwerden weitergehende Erhebungsinstrumente an.

Einige der aufgeführten Materialien werden auf der Homepage der Deutschen Gesellschaft für Schlafforschung und Schlafmedizin (DGSM; https://www.dgsm.de/) zur Nutzung angeboten.

Störungsspezifische Entwicklungsgeschichte

Befragung von Bezugsperson (und Patient):

- Beginn und Entwicklung der Symptomatik
- Bekannte Auslöser? (emotionaler Stress, somatische Erkrankungen)
- Symptomverschlechternde / -verbessernde Umstände
- Ängstlichkeit, Trennungsangst, soziale Überempfindlichkeit in der Vorgeschichte
- Oppositionelles Verhalten in der Vorgeschichte
- Substanzmissbrauch in der Vorgeschichte.

Psychiatrische Komorbidität und Begleitstörungen

Befragung von Bezugsperson (und Patient):

- Bei Insomnie v. a. Angststörungen, depressive Störungen, Zwänge, Substanzmissbrauch, Aufmerksamkeitsdefizit- / Hyperaktivitätsstörung, Störung des Sozialverhaltens, Suizidalität
- Bei Hypersomnie v. a. Depression, Substanzmissbrauch
- Bei Somnambulismus und Pavor nocturnus v. a. gegenseitige Komorbidität
- Bei Albträumen v. a. posttraumatische Belastungsstörung, Ängste, Depressionen, Insomnie, sensitive Persönlichkeit (bei Persistieren über die Adoleszenz), Suizidalität.

Störungsrelevante Rahmenbedingungen

Befragung von Bezugsperson (und Patient):

- Intelligenzminderungen
- Somatische Komorbidität (v. a. Schmerzzustände, Bettlägerigkeit, Blindheit)
- Psychosoziale Belastungsfaktoren (familiärer oder schulischer Stress, chronische Erkrankung eines Elternteils / Familienangehörigen, Liebeskummer etc.)
- Familienanamnese v. a. im Hinblick auf Schlafstörungen, Ängste, Depressionen, Persönlichkeitsstörungen
- Erziehungsverhalten, Umgang mit dem Symptom
- Medienkonsum (Menge / Art)
- Fehlende Synchronisation des Schlaf-wach-Rhythmus

Apparativ-technische Untersuchungen

Spezifisch schlafmedizinische apparativ-technische Untersuchungen werden bei Säuglingen und Kleinkindern in der Regel in pädiatrisch schlafmedizinischen Institutionen und insbesondere kardiorespiratorische Polygrafien und Polysomnografien im stationären Bereich durchgeführt. Bei Kindern ab 10 Jahren können diese Untersuchungen bei Vorliegen der entsprechenden Voraussetzungen auch ambulant angeboten werden.

Aktigrafie Mittels Aktometer (in der Regel. Armbanduhr-ähnliche Beschleunigungsmesser) wird die Bewegung in festen Zeitintervallen (typisch eine Minute) wiederkehrend über mehrere Wochen/ Monate aufgezeichnet, jeweils über mehrere (z. B. 7) Tage / Nächte. Mithilfe validierter Algorithmen ist es möglich, auf Schlaf-wach-Muster zu schließen bzw. bestimmte Schlafparameter zu schätzen.

Kardiorespiratorische Polygrafie Die kardiorespiratorische Polygrafie (PG) ist eine Untersuchung zur Messung spezifischer biologischer Parameter im Schlaf über kontinuierlich mindestens 6 Stunden: EKG, Sauerstoffsättigung, Atmung / Schnarchen, Körperlage. Sie dient der Diagnostik schlafbezogener kardiorespiratorischer Störungen, insbesondere schlafbezogener Atmungsstörungen. Ein unauffälliger Befund schließt jedoch eine schlafbezogene kardiorespiratorische Störung nicht aus. Deshalb muss bei entsprechenden klinischen Verdachtsmomenten eine weitergehende Abklärung und Verlaufsbeobachtung erfolgen.

Polysomnografie Die Polysomnografie (PSG; ➤ Abb. 18.1, ➤ Abb. 18.2, ➤ Abb. 18.3) ist eine umfassendere Untersuchung zur Messung spezifischer biologischer Parameter im Schlaf über kontinuierlich mindestens 6 Stunden. Zusätzlich zu den Parametern der kardiorespiratorischen Polygrafie erfolgt die Messung der Hirnströme, der Augenbewegungen im Schlaf (EOG) und der Muskelaktivität (EMG) unter kontinuierlicher Videokontrolle. Zusätzlich sollte eine Tonaufzeichnung erfolgen, um z. B. die Schnarchgeräusche zu erfassen. Bei Kindern empfiehlt sich wegen der Störanfälligkeit der Pulsoxymetrie durch Bewegungen zusätzlich eine pO_2-Messung, je nach Fragestellung auch eine CO_2-Messung. Die Polysomnografie stellt den Goldstandard zur (differenzial-)diagnostischen Abklärung organisch bedingter Schlafstörungen, vor allem schlafbezogener Atmungsstörungen, schlafbezogener Bewegungsstörungen sowie Epilepsien, dar. So sollte die PSG eingesetzt werden bei Verdacht auf Atmungsstörungen, die durch die Polygrafie nicht diagnostiziert werden konnten, bei epileptischer Krampfaktivität, ferner bei Hypersomnolenzen (Differenzialdiagnose Narkolepsie) oder bei chronischer Insomnie ohne bisherigen Behandlungs-

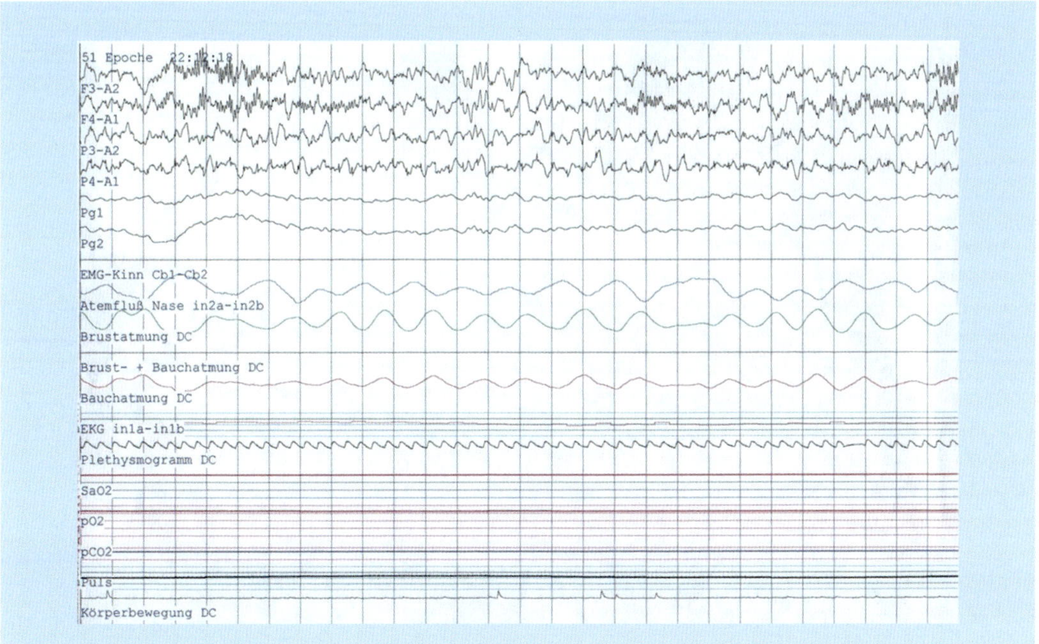

Abb. 18.1 Polysomnografische Aufzeichnung aus dem Leichtschlaf mit Beta-Wellen-Gruppen im EEG (Kanal 1–4) und stabilen Parametern für EOG, Atmung, Herzfrequenz, O_2- und PCO_2-Werten (physiologischer Befund) [P617]

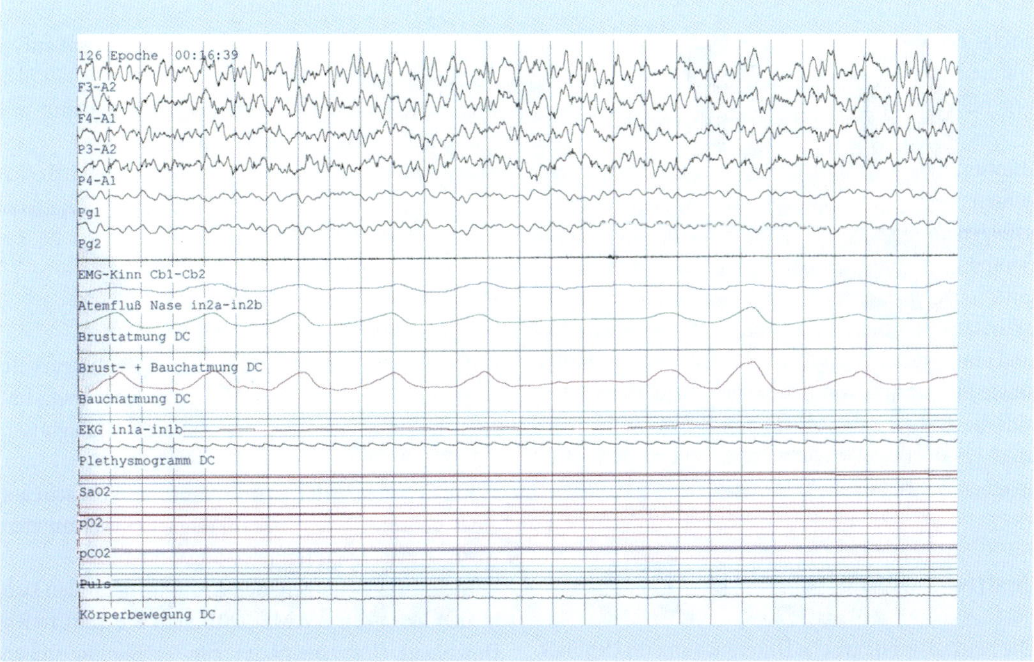

Abb. 18.2 Polysomnografische Aufzeichnung aus dem Tiefschlaf (höheramplitudige Delta-Aktivität im EEG) mit 4-sekündiger zentraler Apnoe und verlangsamten regelmäßigen und stabilen übrigen Vitalparametern (physiologischer Befund) [P617]

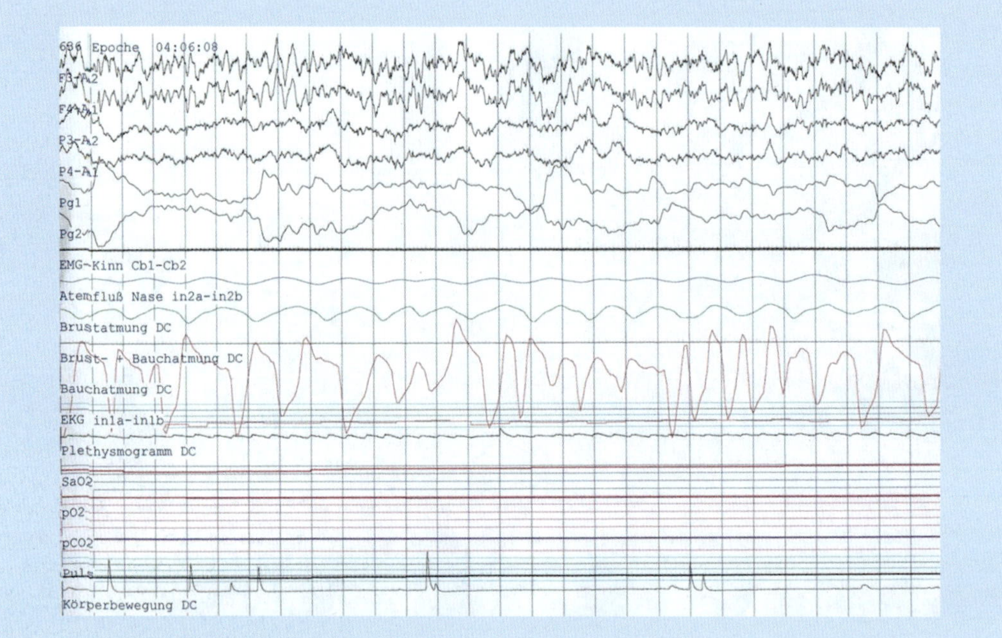

Abb. 18.3 Polysomnografische Aufzeichnung aus dem REM-Schlaf mit unregelmäßigerer schnellerfrequenter EEG-Aktivität, gegenläufigen EOG-Aufzeichnungen (Kanal 5 + 6) infolge der schnellen Augenbewegungen und unregelmäßigerer Darstellung der übrigen Vitalparameter (physiologischer Befund) [P617]

erfolg. Ferner kann eine PSG eingesetzt werden zur Differenzialdiagnose einer dissoziativen Störung gegenüber Somnambulismus.

Routine-EEG Zusätzliche Routine-EEG-Ableitungen sollten bei V. a. epileptische Krampfaktivität erfolgen. Auch bei Pavor nocturnus und Somnambulismus können, etwa bei Schwierigkeiten einer Abgrenzung gegenüber zerebraler Krampfaktivität, Routine-EEG-Ableitungen am Tag (mit und ohne vorherigen Schlafentzug, Hyperventilation sowie Photostimulation) erwogen werden. Eine spezifische EEG-Diagnostik (Langzeit-EEG, Schlafentzugs-EEG) ist bei Verdacht auf ein epileptisches Geschehen notwendig.

Testpsychologie

Die neuropsychologische Untersuchung im Hinblick auf Konzentration, Vigilanz, Impulskontrolle und Gedächtnisfunktionen umfasst:

- Ggf. Leistungsdiagnostik (z. B. bei Verdacht auf Intelligenzminderung)
- Ergänzende Komorbiditätsdiagnostik entsprechend dem vermuteten Störungsbild
- Eventuell Beschwerdefragebögen, Persönlichkeitstests

Weitergehende Diagnostik

Die weitergehende Diagnostik umfasst die gezielte Befragung von Patient und / oder Bezugsperson bezüglich der wichtigsten Differenzialdiagnosen (➤ Tab. 18.3).

Ein CCT oder MRT ist notwendig bei Verdacht auf eine neurologische Erkrankung. Bei vermuteten Allergien ist eine Allergietestung sinnvoll.

Diese und weitergehende Ausführung finden sich in den aktuellen AWMF-Leitlinien, die zum freien Download (www.awmf.de) zur Verfügung stehen (➤ Tab. 18.4).

Tab. 18.3 Wichtige Differenzialdiagnosen bei Schlafstörungen

Durch nächtliche Nahrungsaufnahme bedingte Schlafstörungen
Schlafstörungen bei Nahrungsmittelallergien, gastroösophagealer Reflux
Motorische Unruhe
Epileptische Anfälle
Medikamentös bedingte Schlafstörungen
Allergische Dispositionen
Neurodermitis
Rheumatische Erkrankungen
Schmerzstörung
Schlafstörungen bei psychiatrischen Erkrankungen (z. B. Depression, Angststörung, ADHS, dissoziative Störung)

Tab. 18.4 AWMF-Leitlinien für den Bereich „Nicht erholsamer Schlaf / Schlafstörungen"

S3-Leitlinie „Nicht erholsamer Schlaf / Schlafstörungen"	• Umfangreiche und übergreifende Leitlinie für sämtliche Schlafstörungen und Altersbereiche • Update 2016: Kapitel „Insomnie bei Erwachsenen" mit ausführlichen Darstellungen insomniespezifischer Zusammenhänge und Methoden mit Relevanz auch für das fortgeschrittene Kindes- und Jugendalter
S1-Leitlinie „Nichtorganische Schlafstörungen bei Kindern und Jugendlichen"	Ergänzt Besonderheiten dieses Altersbereichs hinsichtlich nicht organischer Schlafstörungen
S2k-Leitlinie „Psychische Störungen im Säuglings-, Kleinkind- und Vorschulalter"	Behandelt Schlafstörungen im Zusammenhang mit Störungsbildern der frühen Entwicklung, insbesondere im Rahmen von Regulationsstörungen

LITERATUR

Fricke-Oerkermann L, Frölich J, Lehmkuhl G, Wiater A. Schlafstörungen – Leitfaden Kinder- und Jugendpsychotherapie. Hogrefe, Göttingen; 2007.

Prehn-Kristensen C, Alfer D, Dück A et al. S1-Leitlinie Nichtorganische Schlafstörungen im Kindes- und Jugendalter. AWMF-Registernr. 028/012. 2018. Aus: https://www.awmf.org/uploads/tx_szleitlinien/028-012l_S1_Nichtorganische_Schlafstoerungen_2018-07.pdf (letzter Zugriff: 29.10.2019).

Riemann D, Baum E, Cohrs S et al. S3-LeitlinieNichterholsamer Schlaf / Schlafstörungen, Kapitel „Insomnie bei Erwachsenen". AWMF-Registernr. 063-003. 2016. Aus: https://www.dgsm.de/downloads/aktuelles/S3%20LL%20Nicht-erholsamer%20Schlaf%20Kap%20Insomnie%20Somnologie%202017.pdf (letzter Zugriff: 29.10.2019).

von Gontard A, Möhler A, Bindt C. Leitlinien zu psychischen Störungen im Säuglings-, Kleinkind- und Vorschulalter (S2k). AWMF-Registernr. 028-041. 2015. Aus: https://www.awmf.org/uploads/tx_szleitlinien/028-041l_S2k_Psychische_Stoerungen_Saeugling_Kleinkind_Vorschulalter_2017-10.pdf (letzter Zugriff: 29.10.2019).

KAPITEL

19 Differenzialdiagnostisches Spektrum

Dirk Alfer

Es ist zu beachten, dass nicht erholsamer Schlaf, Tagesmüdigkeit und psychopathologische Auffälligkeiten mit somatischen sowie psychischen Erkrankungen einhergehen können, die nicht als schlafmedizinische Erkrankungen im engeren Sinne gelten oder bei denen die Schlafproblematik eines der Leitsymptome ist. Somatische Abklärungen durch den Kinderarzt, Neuropädiater, Kinder-/Jugendpsychiater etc. können im Einzelfall sinnvoll sein. Eine apparative Diagnostik im Schlaflabor ist erst nach schrittweisen Voruntersuchungen sinnvoll. Die in ➤ Abb. 19.1 beschriebene Stufendiagnostik ermöglicht, im Rahmen der Abklärung von Symptomen des gestörten Schlafes die differenzialdiagnostischen Aspekte mit einzubeziehen, ohne dass eine unnötige Maximaldiagnostik betrieben wird.

MERKE
Wichtig, wenn auch nicht immer leicht, ist es, zwischen Tagesschläfrigkeit und Tagesmüdigkeit zu unterscheiden.

Bei **Tagesschläfrigkeit** besteht eine **erhöhte Einschlafneigung,** die subjektiv einschätzbar und mit Untersuchungsmethoden objektivierbar ist. **Müdigkeit** tritt auch **unabhängig von der Schlafqualität und -quantität** auf, kann jedoch durch nicht erholsamen Schlaf verstärkt werden (Pollmächer und Wetter 2017; ausführlicher dazu ➤ Kap. 17).

19.1 Pädiatrische Krankheitsbilder

Eine Vielzahl organischer Erkrankungen geht bei Kindern mit Schlafstörungen einher. Relevante Krankheitsbilder finden sich bereits in den Kapiteln über Säuglinge (➤ Kap. 6.1) und Kleinkinder (➤ Kap. 13.1), auf die hier verwiesen wird. Mit zunehmendem Alter gewinnt die Tagesschläfrigkeit als

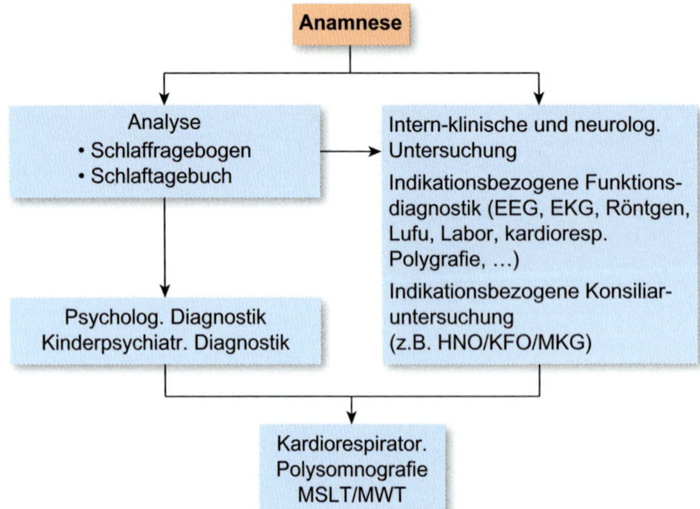

Abb. 19.1 Schlafmedizinische Stufendiagnostik [L231]

Folge des nicht erholsamen Schlafes an Bedeutung. In ➤ Tab. 19.1 werden kindermedizinische Krankheitsbilder aufgelistet, welche die Erholungsfunktion des Schlafes einschränken und zur Tagesschläfrigkeit führen können. Es handelt sich dabei um Krankheitsbilder, die nicht den Diagnosekriterien der Schlafstörungen entsprechen, die jedoch differenzialdiagnostisch bei Kindern mit Symptomen des gestörten Schlafes mitberücksichtigt werden sollten.

Diese Auflistung stellt keine umfassende Sammlung sämtlicher relevanter pädiatrischer Differenzialdiagnosen dar, sondern eine Auswahl besonders häufig zu berücksichtigender Erkrankungen mit einer meist schwerpunktmäßig dem Pädiater vorgestellten Symptomatik.

MERKE

Auch bei der hier gewählten Systematik (pädiatrischer vs. psychischer Erkrankungen) soll vermittelt werden, dass jede Störung nach einem biopsychosozialen Modell zu betrachten ist und eine einseitige Betrachtung und Behandlung biologischer, psychologischer oder sozialer Aspekte nicht selten zu einer Chronifizierung und Verschlechterung beiträgt.

Eine Reihe von Erkrankungen bzw. auffälligen Verhaltensweisen / Störungen nimmt in diesem Sinne und in der klinischen Praxis eine **herausfordernde Zwischenposition zwischen organischen und nicht organischen Erkrankungen** ein (Pollmächer und Wetter 2017). Dazu gehören u. a. akute Schmerzen und Schmerzsyndrome sowie substanzbedingte Störungen (Intoxikation, gefährlicher Gebrauch, Abhängigkeit). Als besonders präsent mit zunehmendem Alter wird hier kurz auf Kopfschmerzen und Alkoholintoxikation eingegangen.

Kopfschmerzen und Schlafstörungen können einen Teufelskreis bilden. 75 % aller Kopfschmerzpatienten leiden auch an Schlafproblemen. **Migräne**-Attacken treten beispielsweise öfter am Wochenende auf, wenn es ein anderes Schlafmuster gibt als in der Woche. **Clusterkopfschmerzen** stellen sich besonders häufig im Schlaf ein. Neben Clusterkopfschmerzen und Migräne gibt es auch noch spezielle Kopfschmerzarten, die nur im Schlaf vorkommen. Dazu gehören der **primäre schlafgebundene Kopfschmerz** und der sog. **Turtle Headache.**

Tab. 19.1 Differenzialdiagnosen bei Tagesschläfrigkeit (modifiziert nach Schlueter et al. 2007)

Adipositas
Adrenogenitales Syndrom
Allergien
Anämie
Asthma bronchiale
Bakterielle Infektion
Bronchitis
Chronisch entzündliche Darmerkrankungen
Commotio / Contusio cerebri
Diabetes mellitus
Enzephalitis
Epilepsie
Gastritis / Gastroenteritis
Hepatitis
Herzfehler
Hydrozephalus
Hypothyreose
Hypoglykämie
Karditis
Kollagenosen
Maligne Erkrankungen
Meningitis
Morbus Addison
Mukoviszidose
Nephritis
Nephrotisches Syndrom
Neurodermitis
Niereninsuffizienz
Orthostatische Dysregulation
Phäochromozytom
Pneumonie
Refluxösophagitis
Rheumatoide Arthritis
Sinusitis
Tachykardie
Virale Infektion (z. B. EBV)
Zerebralparese
Zöliakie

Trigger, die bei entsprechender Veranlagung eine Migräne begünstigen können, sind:

- Wechselnder Schlaf-wach-Rhythmus, zu viel oder zu wenig Schlaf
- Unregelmäßigkeiten im Tagesablauf
- Hormonveränderungen
- Körperliche oder seelische Belastungen – Migräne tritt meist in einer danach folgenden Entspannungsphase auf
- Bestimmte Nahrungsmittel – z. B. Schokolade, Käse, Zitrusfrüchte, Alkohol
- Äußere Reize (Licht, Lärm, Gerüche)
- Wetter- und Höhenveränderungen

Alkoholkonsum und Alkoholintoxikationen

Zusammenhängen zwischen Schlafstörungen und Alkoholmissbrauch kommt über die Lebenspanne betrachtet eine zunehmende Bedeutung zu. Das Einstiegsalter in den Alkoholkonsum liegt nach vorliegenden Studien in der Regel zwischen 12 und 15 Jahren und steht in direktem Zusammenhang mit der Gefährdung einer Abhängigkeitsentwicklung (Passavanti 2015). Bereits vor diesem Alter sollte daher versucht werden, Präventionsmaßnahmen zu ergreifen. Dazu dienen verschiedene Strategien (Jugendschutzgesetz seit 2003, Preisgestaltung alkoholischer Getränke, Kampagnen, Präventionsprogramme). Die Zahl der bundesweit im Krankenhaus behandelten Alkoholintoxikationen im Kindes- und Jugendalter zeigt ➤ Tab. 19.2. Demnach ergab sich seit dem Jahr 2000 für die Gruppe der unter 20-Jährigen ein Anstieg von unter 10 000 auf über 20 000 Fälle pro Jahr.

Dieser Anstieg an stationär behandelten Alkoholintoxikationen konnte auch in anderen europäischen Ländern, besonders in den Niederlanden und in Dänemark, beobachtet werden. Möglicherweise steht dieser Entwicklung jedoch eine gegenläufige Entwicklung regelmäßigen Alkoholkonsums unter Jugendlichen entgegen. So ergab eine Repräsentativbefragung der Bundeszentrale für gesundheitliche Aufklärung (BZgA) von Jugendlichen und jungen Erwachsenen im Alter zwischen 12 und

Tab. 19.2 Aus dem Krankenhaus entlassene vollstationäre Patienten nach akuter Intoxikation (F10.0 Alkoholrausch; Jahrbuch Statistisches Bundesamt 2019)

Jahr	Insgesamt	Davon im Alter von . . . bis unter . . . Jahren									
		unter 10	10–20	20–30	30–40	40–50	50–60	60–70	70–80	80–90	> 90
2000	54 041	62	9 514	6 906	12 220	13 075	6 979	3 939	1 097	221	28
2005	88 938	31	19 449	12 231	13 353	21 564	12 410	6 968	2 391	505	36
2006	87 535	18	19 423	12 768	12 283	20 730	12 960	6 447	2 390	478	38
2007	98 562	10	23 165	14 966	12 899	22 457	14 731	6 930	2 841	526	37
2008	109 283	21	25 709	16 976	13 805	24 368	17 097	7 437	3 209	620	41
2009	114 520	24	26 428	18 417	14 011	25 085	18 575	7 709	3 548	696	27
2010	115 436	21	25 995	19 074	13 876	24 742	19 383	7 719	3 857	723	46
2011	116 517	5	26 351	19 784	13 963	23 738	19 798	27 785	4 156	674	47
2012	121 595	56	26 673	20 843	14 749	24 008	21 504	8 833	4 137	733	59
2013	116 503	8	23 267	19 735	14 797	23 013	21 810	8 713	4 299	797	64
2014	118 562	22	22 391	19 848	16 170	22 497	22 628	9 802	4 271	884	49
2015	113 996	14	21 907	19 290	16 107	20 397	21 765	9 484	4 076	891	65
2016	115 456	7	22 309	19 608	16 525	19 764	22 024	10 021	4 123	1 016	59
2017	111 839	11	21 721	18 614	16 230	18 381	21 604	10 348	3 814	1 043	73

Ergebnisse der Krankenhausdiagnosestatistik. Die akute Intoxikation (Alkoholrausch) entspricht der Pos.-Nr. F10.0 der Internationalen statistischen Klassifikation der Krankheiten und verwandter Gesundheitsprobleme, 10. Revision. – einschl. Sterbe- und Stundenfälle.

25 Jahren im Jahr 2010, dass 2010 der regelmäßige Alkoholkonsum deutlich weniger verbreitet war als 2004. Damit setzte sich der Abwärtstrend, der seit 1979 zu beobachten ist, weiter fort (Passavanti 2015). Es ist also nicht anzunehmen, dass immer mehr junge Menschen übermäßig viel Alkohol konsumieren, sondern dass die Trinkmuster Veränderungen unterliegen. Sowohl eine niedrige Konsumfrequenz mit episodisch hohem Konsum als auch das Rauschtrinken sind riskante Konsummuster, die mit einem erhöhten Risiko einer Alkoholintoxikation einhergehen.

19.2 Psychische Störungen

Nahezu alle psychischen Störungen können auch im Schulkindalter mit Schlafstörungen in Verbindung gebracht werden. Psychosoziale Faktoren spielen regelhaft auch bei organisch bedingten Erkrankungen, insbesondere bei chronischen organischen Erkrankungen, eine bedeutsame Rolle (Pollmächer und Wetter 2017). Dabei besteht eine **bidirektionale Beziehung** zwischen Schlafstörungen und weiteren organischen und nicht organischen Störungen. Unzureichender Schlaf führt häufig zu beeinträchtigtem Verhalten, Stimmungsbeeinträchtigung, kognitiven Funktionsstörungen, Beeinträchtigungen der Exekutivfunktionen, einschließlich Unaufmerksamkeit, beeinträchtigtem Urteilsvermögen, Desorganisation, erhöhter Impulsivität und Risikoverhalten (Sheldon et al. 2014). Umgekehrt treten bei Kindern mit emotionalen und Verhaltensstörungen sehr häufig Schlafstörungen auf.

MERKE

Psychiatrische Störungen und psychosoziale Belastungsfaktoren gehen zu einem hohen Anteil mit Schlafstörungen einher. Diesen Schlafstörungen kann sowohl eine auslösende, aufrechterhaltende als auch verstärkende Rolle zukommen.

Auch die Behandlung von psychiatrischen Störungen mit Psychopharmaka kann erhebliche negative Auswirkungen auf den Schlaf haben. Angesichts der Prävalenz von Schlafproblemen im Zusammenhang mit psychiatrischen Erkrankungen ist es wichtig, dass dies auch in der pädiatrischen Praxis systematisch erfasst (gescreent) wird und weitergehende diagnostische und therapeutische Maßnahmen bedarfsabhängig vermittelt werden können. Bei persistierenden Beschwerden und komplizierter Störungsdynamik bedarf es regelhaft einer Überweisung zum Kinder- und Jugendpsychiater sowie zum Kinder- und Jugendpsychotherapeuten für ein deutlich zeitintensiveres Management mit differenzierten Möglichkeiten zur pharmakologischen und nichtpharmakologischen Behandlung (Fricke und Lehmkuhl 2006; NICE 2013; Schlarb 2014; Prehn-Kristensen et al. 2018). Für ein besseres Verständnis allgemeiner Zusammenhänge und zur Bewertung von Schlafproblemen bei häufigen psychiatrischen Störungen im Kindesalter sollen hier einzelne Störungsbereiche kurz dargestellt werden.

Da psychische Störungen in der Regel jedoch weniger als Differenzialdiagnosen zu Schlafstörungen denn als Komorbiditäten mit störungsspezifischer wechselseitiger Beeinflussung aufgefasst werden sollten, erfolgt diese Darstellung in ➤ Kap. 20.

LITERATUR

Fricke L, Lehmkuhl G. Schlafstörungen im Kindes- und Jugendalter – Ein Therapie manual für die Praxis. Göttingen: Hogrefe; 2006.

National Institute for Health and Care Excellence (NICE). Sleep disorders in children and young people with attention deficit hyperactivity disorder: melatonin. Pediatr Psychol 2013; 39: 932–948.

Passavanti S. Akute Alkoholintoxikationen im Kindes- und Jugendalter. Inauguraldissertation, Köln; 2015.

Pollmächer T, Wetter TC. Schlafstörungen und psychische Erkrankungen. Stuttgart: Kohlhammer; 2017.

Prehn-Kristensen C, Alfer D, Dück A, et al. S1-Leitlinie Nichtorganische Schlafstörungen im Kindes- und Jugendalter. AWMF-Registernr. 028/012. 2018. Aus: https://www.awmf.org/uploads/tx_szleitlinien/028-012l_S1_Nichtorganische_Schlafstoerungen_2018-07.pdf (letzter Zugriff: 29.10.2019).

Schlarb AA. KiSS – Therapeutenmanual. Das Training für Kinder von 5-10 Jahren mit Schlafstörungen. Stuttgart: Kohlhammer; 2014.

Schlueter B. Members of the Pediatric Group of the German Sleep Society. An algorithm for the differential diagnosis of daytime sleepiness in childhood. Somnologie 2007; 11: 21–26.

Sheldon SH, Kryger MH, Ferber R, Gozal D. Principles and practice of pediatric sleep medicine. 2. Aufl. Amsterdam: Elsevier Health Sciences, 2014.

Statistisches Bundesamt. Jahrbuch 2019. Aus: www.destatis.de/DE/Themen/Querschnitt/Jahrbuch/jb-gesundheit.pdf (letzter Zugriff: 15.10.2019).

KAPITEL

Alfred Wiater, Dirk Alfer

20 Schlafmedizinische Krankheitsbilder bei Schulkindern

Die im Schulkindesalter relevanten schlafmedizinischen Krankheitsbilder sind in der ➤ Tab. 20.1 zusammengefasst, ergänzt durch die ICD-10-Ziffern. Auf die ausführliche Darstellung in anderen Kapiteln des Praxishandbuches (➤ Kap. 13.1.2 bis ➤ Kap. 13.1.5) wird verwiesen. Die für das Schulkindesalter besonders relevanten Krankheitsbilder werden in diesem Kapitel beschrieben. Die ausführliche Darstellung der Narkolepsie findet sich in ➤ Kap. 27.1.1.

Gestörter Schlaf bei psychischen Störungen wird in ➤ Kap. 20.2 kurz für die wichtigsten Störungen des Schulkindesalters dargestellt.

20.1 Pädiatrische Krankheitsbilder

20.1.1 Obstruktive Schlafapnoe (OSA) bei Schulkindern

Diagnostische Kriterien und Symptomatik

Die obstruktive Schlafapnoe bei Kindern bezieht sich auf den Altersbereich von der Geburt bis zum Alter von 18 Jahren. Sie ist definiert durch intermittierende komplette (obstruktive Apnoe) oder partielle (obstruktive Hypopnoe) Obstruktionen der oberen Atemwege im Schlaf. Schnarchen, erhöhte Atmungsanstrengungen und Apnoen im Schlaf sind die häufigsten Symptome.

Im Kindesalter gilt ein obstruktiver Apnoe-Hypopnoe-Index (oAHI) mit bis zu 1 Episode/Stunde (oAHI $\leq$ 1) als physiologisch. Bei einem oAHI von 1–5 / Stunde liegt eine milde Ausprägung einer OSA vor, wobei bereits ab einem oAHI $\geq$ 3 / Stunde ein erhöhtes arterielles Hypertonierisiko besteht (Kwok 2008). Bei einem oAHI von 5–10 / Stunde liegt eine moderate und ab einem oAHI > 10 / Stunde eine schwere Ausprägung einer OSA vor (Dehlink und Tan 2016).

Die Symptomatik ist altersabhängig und zeigt sich bei Schulkindern wie folgt:

- Symptome im Schlaf: Schnarchen und angestrengte Atmung, Apnoen
- Tagessymptome: morgendliche Kopfschmerzen, Mundatmung, Tagesschläfrigkeit, Konzentrationsstörungen, Lern- und Schulschwierigkeiten
- Verhaltensauffälligkeiten: aggressives oder hyperaktives Verhalten, sozialer Rückzug (Perfect 2013)

Epidemiologie

Derzeit zeigt sich die höchste Prävalenz mit 5 % für OSA im späteren Kleinkindesalter und frühen Schulalter. Mit der physiologischen Regredienz der lymphatischen Strukturen im oberen Atemwegsbereich und der wachstumsbedingten Erweiterung der oberen Atemwege entfallen wesentliche Risikofaktoren für die Entstehung obstruktiver Apnoen. Das bedeutet allerdings nicht, dass sich die Folgen einer unbehandelten OSA mit zunehmendem Lebensalter nivellieren. Es ist vielmehr davon auszugehen, dass die körperlichen, psychischen und kognitiven Folgen der obstruktiven Schlafapnoe im frühen Kindesalter einen negativen Einfluss auf die weitere Entwicklung haben können. Eine zunehmende OSA-Prävalenz bei Schulkindern ist infolge der zunehmenden Adipositasprävalenz zu erwarten.

Diagnostik

Das diagnostische Prozedere entspricht im Wesentlichen den in ➤ Kap. 11.1 beschriebenen Vorgehensweisen. Es ist allerdings zu erwarten, dass

Tab. 20.1 Im Schulkindesalter relevante schlafmedizinische Krankheitsbilder

Obstruktives Schlaf-apnoesyndrom (G47.31)	• Schlafbezogene Atmungsstörung, bei der es zu partiellen oder vollständigen Obstruktionen der Atemwege kommt • Es resultieren gehäuft Episoden mit Sauerstoffentsättigungen und Arousalreaktionen • Schlaf wird fragmentiert
Restless-Legs-Syndrom (G25.81)	• Mit unangenehmen Gefühlen wie Kribbeln oder Taubheitsgefühl in den Beinen geht ein Drang einher, die Beine zu bewegen. • Die Symptomatik beginnt in Ruhe, insbesondere am Abend, und kann durch Bewegungen gemindert werden.
Enuresis nocturna (F98.0)	• Wiederkehrende unwillkürliche Entleerungen der Blase während des Schlafs, Alter: ab 5 Jahren, Dauer: mindestens 3 Monate • Primär: noch keine Trockenheit über 6 Monate, sekundär: nach mindestens 6-monatiger Trockenheit
Nichtorganische Insomnie (F51.0)	• Akute Insomnie (Kurzzeit-Insomnie): ungenügende Dauer und/oder Qualität des Schlafs für einen Zeitraum von mindestens 4 Wochen • Chronische Insomnie: ungenügende Dauer und/oder Qualität des Schlafs für einen Zeitraum von mehr als 3 Monaten
Nichtorganische Hypersomnie (Hyper-somnolenz) (F51.1)	Übermäßige Schlafneigung, z.T. Schlafanfälle tagsüber, trotz adäquater Schlafdauer
Narkolepsie und Kataplexie (G47.4)	• Tagesschläfrigkeit mit wiederholtem und unwillkürlichem Einschlafen am Tage • Kataplexien bei intensiven Gefühlsempfindungen mit plötzlichem Verlust des Muskeltonus • Weitere Merkmale: Schlafparalyse, hypnagoge Halluzinationen, Verhaltensautomatismen und eine unterbrochene Hauptschlafepisode.
Somnambulismus (F51.3)	• Umhergehen während des Tiefschlafs. Wenig Reagibilität auf Außenreize, erschwerte Erweckbarkeit, Amnesie nach dem Aufwachen. Beträchtliches Verletzungsrisiko • Triggerung durch z. B. fiebrige Erkrankungen, psychischen Stress, Lärm, Schlafmangel • Auftreten meist im ersten Drittel des Nachtschlafs
Pavor nocturnus (F51.4)	• Plötzliches Erwachen mit Panikschrei und Zeichen vegetativer Erregung und intensiver Angst • Desorientiertheit, erschwerte Erweckbarkeit • Amnesie für die Episode oder allenfalls fragmentarische Erinnerungen • Auftreten meist im ersten Drittel des Nachtschlafs
Albträume (F51.5)	• Aufwachen mit lebhafter und detaillierter Erinnerung an intensive Angstträume meist in der zweiten Nachthälfte. Häufige Wiederholungen gleicher oder ähnlicher Träume • Nach dem Aufwachen rasche Orientierung, gehäuft auch komorbid (z. B. bei Depressionen, Angststörungen) oder im Rahmen anderer psychischer Störungen (z. B. posttraumatische Belastungsstörung)

sich die Ausprägung der poly(somno)grafischen Befunde verändert. Grund dafür ist, dass im späteren Kindesalter wegen der rückläufigen Entwicklung des lymphatischen Gewebes häufiger kieferorthopädische Befunde ursächlich im Vordergrund stehen. Das bedeutet, dass bei klinischer OSA-Symptomatik im späteren Kindesalter besonderes Augenmerk auf **kieferorthopädische Auffälligkeiten** gelegt werden und frühzeitig eine kieferorthopädische Konsultation erfolgen sollte. Neben den typischen obstruktiven Apnoen zeigt sich bei Schulkindern und Jugendlichen häufiger das Bild eines **Upper-Airway-Resistance-Syndrome.** Durch die Widerstandserhöhung im oberen Atemwegsbereich, insbesondere während des REM-Schlafs infolge der damit einhergehenden Muskelatonie, kommt es zu einer Strömungseinschränkung im nasalen Luftstrom. Bei der nasalen Staudruckmessung entsteht demzufolge ein sogenanntes Flattening, also eine Abflachung der Strömungskurve bei fortbestehend spitzzipfliger Darstellung der Brust- und Bauchatmungsexkursionen (➤ Abb. 20.1). Das Upper-Airway-

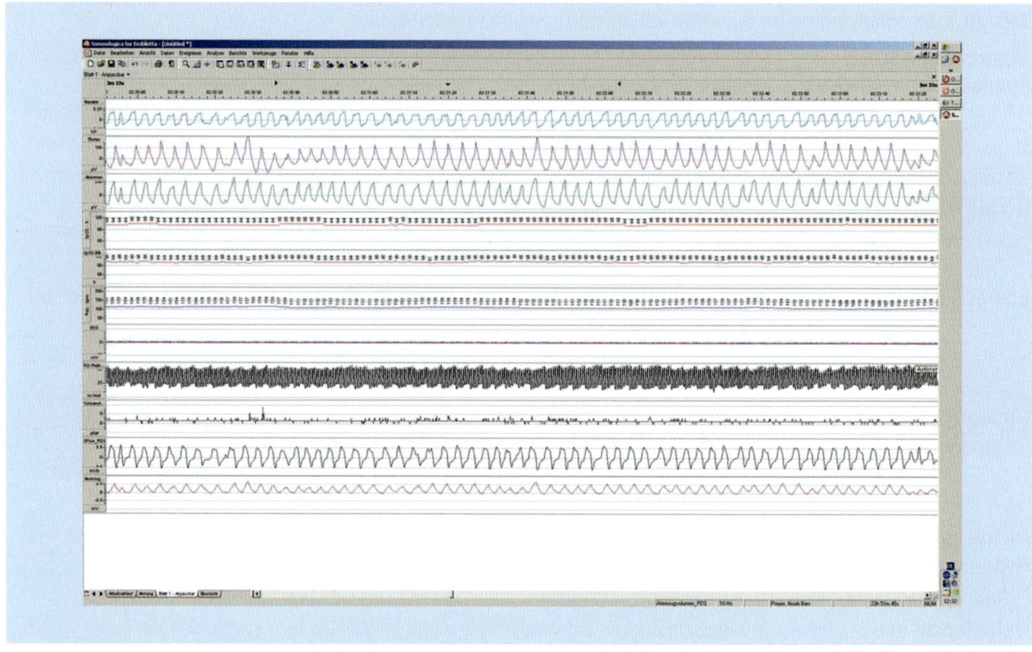

Abb. 20.1 Upper-Airway-Resistance-Syndrome mit Abflachung der Atmungsexkursionen im nasalen Luftstrom (oberste Zeile) [P617]

Resistance-Syndrome gilt als eine Form der OSA und sollte auch dementsprechend behandelt werden.

Ursachen und Folgen

20

Während im Kleinkindesalter die adenotonsilläre Hyperplasie als Ursache für die obstruktive Schlafapnoe im Vordergrund steht, bekommen im späteren Kindes- und Jugendalter anatomische Ursachen wie Schmalkiefer oder Unterkieferrücklage mit Kieferokklusionsstörungen und Mittelgesichtshypoplasien eine zunehmende Bedeutung. Hinzu kommt die Adipositas, die im Kindes- und Jugendalter eine steigende Prävalenz aufweist. Bezüglich der weiteren Folgen ergeben sich jedoch keine Unterschiede im Vergleich zur OSA im früheren Kindesalter (➤ Kap. 13.1). Selbst wenn die Sauerstoffmangelzustände bei manchen Patienten nicht so ausgeprägt sind (Upper-Airway-Resistance-Syndrome), so führen doch das Schnarchen und die erhöhten Atmungsanstrengungen während des Schlafs zu einer Einschränkung des Erholungswertes des Schlafs mit den im Zusammenhang damit beschriebenen Konsequenzen.

Therapie

Je nach ursächlichen Faktoren kommen neben den bereits vorbeschriebenen (➤ Kap. 13.1) Vorgehensweisen insbesondere kieferorthopädische Maßnahmen infrage. Steht als ursächlicher Faktor die Adipositas im Vordergrund, sollten die Patienten dringend einem geeigneten Therapiekonzept zugeführt werden, unter regelmäßiger Verlaufsbeobachtung der schlafbezogenen Atmungsstörung. Je nach OSA-Ausprägung ergibt sich auch die Indikation, überbrückend OSA-spezifische Therapiemaßnahmen einzuleiten.

Unter www.AMBOSS.com sind diese Inhalte in digitaler Aufbereitung zu finden.

20.1.2 Somnambulismus

Diagnostische Kriterien und Symptome

Schlafwandeln (Somnambulismus) als NREM-Schlaf-Parasomnie ist gekennzeichnet durch wiederholte Episoden unvollständigen Erwachens aus dem Schlaf mit unzureichenden oder fehlenden Reaktionsmöglichkeiten beim Versuch zu intervenieren und stark eingeschränkter oder aufgehobener Wahrnehmung sowie partieller oder kompletter Amnesie. Die Ereignisse treten in der Regel während des ersten Drittels des Nachtschlafs auf. Beim Schlafwandeln kommt es zum plötzlichen Aufstehen aus dem Bett und damit einhergehendem auffälligem Verhalten. Die Kinder und Jugendlichen sind agitiert, abweisend und / oder aggressiv und vollziehen häufig nicht zielgerichtete abstruse Handlungen, z. B. das Urinieren in einen Schrank. Sie sind desorientiert und reagieren auf Ansprache verworren. Es besteht eine hohe Schmerzunempfindlichkeit, sodass auch Selbstverletzungen vorkommen.

Epidemiologie

Während der Nachtschreck überwiegend im Kleinkindesalter vorkommt, zeigt sich das Schlafwandeln auch im späteren Kindes- und im Jugendalter. Nach Petit et al. (2015) liegt die höchste Prävalenz für Somnambulismus mit 13,4 % im Alter von 10 Jahren. Ein Drittel der Kinder, die im frühen Kindesalter einen Pavor nocturnus hatten, entwickelten Somnambulismus in der späteren Kindheit. Das Risiko für das Auftreten des Somnambulismus ist deutlich erhöht, wenn ein oder beide Elternteile ebenfalls schlafgewandelt sind. Auch das Auftreten des Pavor nocturnus ließ sich aus der familiären Vorgeschichte für Schlafwandeln ableiten. Petit et al. folgern daraus, dass es sich beim Pavor nocturnus und dem Somnambulismus um zwei Erscheinungsformen der gleichen pathophysiologischen Einheit handelt. Bei beiden Schlafstörungen kommt es bei der überwiegenden Anzahl der Betroffenen zu einem spontanen Sistieren bis zum Jugendalter.

Diagnostik

Hauptkriterium zur diagnostischen Einordnung des Somnambulismus ist zunächst die detaillierte Beschreibung der Symptomatik durch die Eltern und die zeitliche Einordnung der Symptomatik im Schlafverlauf. Sehr hilfreich können häusliche Videodokumentationen der Ereignisse sein. Bei nicht eindeutig zuzuordnender Symptomatik ist eine polysomnografische Untersuchung anzuschließen, insbesondere aus differenzialdiagnostischen Gründen, z. B. zum Ausschluss einer schlafgebundenen Epilepsie (Sauseng et al. 2016).

Ursachen und Folgen

Geht man davon aus, dass es sich bei den Parasomnien um dissoziative Bewusstseinszustände handelt, so gilt Schlafwandeln als eine Zumischung von Wachsein zum NREM-Schlaf. Das Abklingen der Symptomatik bis zum oder im Jugendalter spricht dafür, dass Schlafwandeln als passageres Entwicklungsphänomen zu betrachten ist. Auch liegen dem Somnambulismus bei Kindern und Jugendlichen ursächlich in der Regel keine neurologischen oder psychiatrischen Störungen zugrunde. Allerdings gelten Schlafmangel, psychische Belastungssituationen, aber auch Fieber als Faktoren, welche die Symptomatik provozieren oder verstärken können. Hauptrisiko des Somnambulismus sind Selbstgefährdungen. Die Kinder und Jugendlichen können beim Schlafwandeln die Treppe hinunterfallen, das Fenster aufmachen und hinausspringen oder auf die Straße laufen. **Von der sprichwörtlichen schlafwandlerischen Sicherheit kann keine Rede sein.** Das Aufwecken während der Symptomatik kann aggressives Verhalten provozieren und führt insbesondere zu einer unnötigen Unterbrechung und Störung des Schlafes.

Therapie

Beim Somnambulismus im Kindes- und Jugendalter ist in der Regel keine medikamentöse Therapie indiziert. Im Vordergrund steht die ausführliche Beratung über die Einordnung der Symptomatik als Entwicklungsphänomen, das im weiteren Altersverlauf üblicherweise aufhört. Allerdings ist unbedingt zu empfehlen, **die Schlafumgebung zu Hause, aber auch in ungewohnter Umgebung so zu sichern, dass es während des Schlafwandelns nicht zu Verletzungen kommen kann.** Wenn die Symptomatik durch Stress induziert wird, kommt dem Erlernen von Entspannungstechniken wie autogenem Training oder der progressiven Muskelentspannung eine besondere Bedeutung zu. Das regelmäßige Üben vor dem Einschlafen trägt dazu bei, das Auftreten des Schlafwandelns zu reduzieren.

Falls diese Interventionen nicht den gewünschten Effekt erzielen, empfiehlt sich eine weiterführende kognitive Verhaltenstherapie, in der ein besserer Umgang mit Stresssituationen und den damit verbundenen Gedanken und Gefühlen sowie das Erlernen von konkreten Strategien mit solchen Belastungssituationen vermittelt werden. Bei häufig und stets zur gleichen Zeit auftretender Symptomatik kann durch antizipatorisches Wecken circa 15 min vor dem zu erwartenden Ereignis die Symptomatik vermieden werden.

Bei ausgeprägter und anhaltender Symptomatik kann als therapeutisches Verfahren die Autosuggestion mit Vorsatzbildung eingesetzt werden. Dabei werden unter kinderpsychiatrischer / psychologischer Anleitung Verhaltensweisen internalisiert, die zur Vermeidung des unerwünschten Verhaltens führen sollen, z. B. „wenn ich mit dem Fuß den Boden berühre, wache ich auf" (Fricke-Oerkermann und Lehmkuhl 2011).

Ergänzend sollten die Empfehlungen zur Schlafhygiene und zur Schlafumgebung konsequent eingehalten werden. Insbesondere sollte auf ausreichend viel Schlaf und einen regelmäßigen Schlaf-wach-Rhythmus geachtet werden. Im Tagesverlauf und am Abend sollten Reizeinwirkungen, die sich emotional belastend auswirken könnten, insbesondere bezüglich des Medienkonsums, dringlich vermieden werden.

Unter www.AMBOSS.com sind diese Inhalte in digitaler Aufbereitung zu finden.

20

20.1.3 Albträume

Während NREM-Parasomnien (Nachtschreckattacken und Schlafwandeln; ➤ Kap. 13.1.2 und ➤ Kap. 20.1.2) meist mit rückläufiger Frequenz und Belastung berichtet werden, bestehen REM-Schlaf-Parasomnien bei Schulkindern mit zunehmender psychosozialer Beanspruchung nicht selten mit zunehmender Belastung fort. Unter den REM-Schlaf-Parasomnien im Kindesalter haben weiterhin die Albträume die höchste Prävalenz.

MERKE

Primärer Ansprechpartner bei Albtraumproblematik wird in den meisten Fällen der Kinderarzt sein. Bei ausgeprägter Symptomatik besteht jedoch die Indikation, kinderpsychologische und / oder kinderpsychiatrisch / -psychotherapeutische Fachexpertise mit einzubeziehen.

Insofern ist die Albtraumproblematik auch im Sinne einer **psychischen Störung** zu berücksichtigen.

Albtraumkriterien (nach Pietrowski 2011):

- Albträume führen in der Regel zum Erwachen.
- Nach dem Erwachen besteht eine sehr detaillierte Erinnerung.
- Das Erleben des Albtraumes führt zu massiver Angst, Trauer, Schuldgefühlen, Scham etc.
- Albtrauminhalte handeln in der Regel von der Bedrohung des eigenen Lebens oder des Lebens nahestehender Personen (durch Angriff, Verfolgung, verschiedene Formen von Gewalt, Hilflosigkeit).

Beim Aufwachen aus einem Albtraum sind die Kinder regelhaft rasch wieder orientiert. Albträume treten als REM-Schlaf-Parasomnien vermehrt in der zweiten Schlafhälfte auf, da der REM-Schlaf in den späten Schlafzyklen am deutlichsten ausgeprägt ist. Albträume und die damit einhergehenden Schlafstörungen können Stimmungsschwankungen auslösen sowie Angst, zu Bett zu gehen, kognitive und Verhaltensprobleme und zudem Einschränkungen im sozialen und schulischen Bereich bedingen.

Diagnostische Kriterien

1. Aufwachen aus dem Nachtschlaf oder dem Nachmittagsschlaf mit detaillierter und lebhafter Erinnerung an heftige Angstträume, die meistens die Bedrohung des eigenen Lebens, der Sicherheit oder des Selbstwertgefühles beinhalten. Das Aufwachen erfolgt zu jeder Zeit der Schlafperiode, obgleich die Albträume typischerweise in der zweiten Nachthälfte auftreten.
2. Nach dem Aufwachen aus erschreckenden Träumen sind die Betroffenen rasch orientiert und wach.
3. Das Traumerleben selbst und die Störung des Schlafes, die durch das Aufwachen zusammen

mit den Episoden resultiert, verursachen bei den Betroffenen deutlichen Leidensdruck.
4. Verursachende organische Faktoren fehlen, z. B. neurologische und internistische Krankheitsbilder, Einnahme psychotroper Substanzen oder eine Medikation

Die Prävalenz von Albträumen ist bei Kindern zwischen dem 6. und 10. Lebensjahr am höchsten. Während fast alle Kinder und Jugendlichen schon einmal Albträume erlebt haben, liegt die Rate derjenigen, die einmal pro Woche oder häufiger Albträume erleben, bei 5 % (Schredl 2011).

Für die Albtraumdiagnose ist die Schilderung der Kinder und die Beschreibung der Eltern entscheidend und in der Regel ausreichend. Dabei zu berücksichtigen ist, dass Träume erst ab einem Alter von 3 Jahren als erinnerlich gelten und erst ab diesem Alter eine verlässliche Erhebung möglich ist (Sauseng et al. 2016).

Es wird zwischen gelegentlichen (< 12 pro Jahr) und häufigen Albträumen (> 12 pro Jahr) unterschieden; dabei können Albträume jede Nacht (auch mehrere in einer Nacht) auftreten. Als Therapieindikation angesehen wird dabei eine Frequenz von mindestens einem Albtraum pro Woche (Pietrowski 2011). Bis zu einem halben Jahr wird von einer akuten Störung gesprochen, danach von einer chronischen. Neben der Auftretenshäufigkeit und der Störungsdauer wird selbstverständlich auch der Albtraumintensität oder Albtraumschwere Bedeutung beigemessen. Albträume können im Alltag zu vermehrter, fortgesetzter Besorgnis und Grübeleien sowie zu existenziellen Ängsten führen, sodass ein starker Leidensdruck entstehen kann. Im Zusammenhang mit belastenden Lebensereignissen sollte dann eine Unterscheidung zwischen idiopathischen (normalen) und posttraumatischen Albträumen versucht werden.

Merkmale von Albträumen im Rahmen einer posttraumatischen Belastungsstörung:

- Albträume, in denen das tatsächlich erlebte Trauma wiedererlebt wird – Traumaalbträume.
- Ebenfalls können neben der Wiederholung des Traumas auch idiopathische Albträume auftreten.
- Es kommen auch Mischformen vor.

Mit zunehmendem Alter gewinnen weitere Störungen an Bedeutung, sodass differenzialdiagnostische Überlegungen notwendig bleiben.

Differenzialdiagnosen zu Albträumen:

- Narkolepsie (➤ Kap. 27.1.1), diese geht oft mit hypnagogen und hypnopompen Halluzinationen einher.
- Schlafparalyse / Schlaflähmung: Es tritt eine Unfähigkeit auf, sich während des Übergangs zwischen Schlaf und Wachheit zu bewegen; dies kann große Angst hervorrufen.
- Schlafbezogene Atmungsstörungen, angstbetontes Erwachen aufgrund von Arousalreaktionen bei erhöhten Atmungsanstrengungen oder obstruktiven Apnoen, selten auch mit explizitem Erstickungsgefühl.
- REM-Schlaf-Verhaltensstörung: auffällige motorische Aktivität während der REM Schlafphasen aufgrund von neurodegenerativen Prozessen oder Läsionen.
- Medikamente wie Reserpin, trizyklische Antidepressiva und Benzodiazepine können zu vermehrten Albträumen führen.
- Plötzliches Absetzen von Medikamenten und Substanzen mit schlafanstoßendem Effekt (Hypnotika, Alkohol etc.) kann mit einem deutlichen REM-Rebound einhergehen, was verstärkte Traumaktivität und vermehrte Albträume hervorrufen kann.

Therapie

Im Vordergrund steht die ausführliche Beratung der Eltern über die Einordnung der Symptomatik und Behandlungsmöglichkeiten, insbesondere bei Progredienz. Bei der Beratung sollten ergänzend Empfehlungen zur Schlafhygiene und zur Schlafumgebung gegeben werden. Vor allem sollte auf ausreichend viel Schlaf und einen regelmäßigen Schlaf-wach-Rhythmus geachtet werden. Im Tagesverlauf und am Abend sollten Reizeinwirkungen, die sich emotional belastend auswirken (z. B. Medienkonsum), vermieden werden.

Nach dem Aufwachen aus einem Albtraum kann versucht werden, sich kurz den Trauminhalt erzählen zu lassen, um dann beruhigend das Wiedereinschlafen zu fördern. Als effektivste Albtraumtherapie hat sich empirisch die „Imagery Rehearsal Therapy“ erwiesen (Krakow und Zadra 2006). Dabei wird das Kind tagsüber gebeten, den Trauminhalt aufzuschreiben oder ein Bild zum Traum zu malen. Wenn das erfolgt ist, soll das Kind ein neues Traumende aufschreiben bzw. im Bild etwas ergänzen, das die mit dem Traum einhergehende Angst reduziert. Das Prozedere wird unter professioneller Anleitung regelmäßig wiederholt, sodass das Kind eigene angstreduzierende Traumelemente verinnerlichen und damit die Albtraumthematik bewältigen kann.

Fallbeispiel

Schwangerschaft, Geburt und Säuglingsphase werden ohne Auffälligkeiten erinnert, Rabea sei ein eher ruhiges Kind gewesen. Gegen Ende des 2. Lebensjahres sei Schlafen im eigenen Zimmer in der Regel möglich gewesen, wobei es gelegentlich wegen Durchschlafschwierigkeiten zum Aufsuchen der Eltern mit dem Wunsch, dort zu schlafen, gekommen sei. Mit Beginn des Kindergartenbesuches (mit 3,2 Jahren) habe es anfangs Trennungsschwierigkeiten gegeben, nach der Eingewöhnung dann aber nur noch gelegentliche Widerstände gegen den Besuch. Die Einschulung in die Regelgrundschule sei mit 6,2 Jahren ohne größere Probleme möglich gewesen. Immer wieder habe Rabea jedoch auch nach dem Schulbesuch noch sehr beschäftigt, was sie dort erlebt bzw. am Folgetag dort erwartet habe.

Auf den Schlaf habe dies vermeintlich insofern Auswirkungen gehabt, als dass Episoden mit nächtlichem Erwachen zugenommen hätten, aus denen heraus immer wieder lebhafte Träume mit bedrohlichem Charakter berichtet würden. Dies habe sich nicht in einer vorhersehbaren Weise (weder das Auftreten dieser Träume noch die Inhalte) gezeigt und es habe sich zunehmend eine allgemeine Belastung in der Familie ergeben, da bereits die Einschlafsituation ängstlich besetzt erscheine und auch Stimmung sowie Leistungsfähigkeit am Tag aufgrund der Ein- und Durchschlafschwierigkeiten beeinträchtigt seien.

Bei Aufsuchen der kinderärztlichen Praxis im Alter von 8,4 Jahren können die im Vordergrund stehenden angstbesetzten Themen insoweit umgrenzt werden, als dass es einerseits Übergänge von der Beschäftigung mit Tagesereignissen in Traumszenen hinein gebe und andererseits auch bizarres Erleben ohne Realitätsbezug, wie Verfolgung durch große Tiere oder Stürze aus großer Höhe mit starken Gefühlen von Unfähigkeit zu fliehen bzw. Ausgeliefertsein auftrete.

Während sich die Familie diesen Phänomenen gegenüber überwiegend passiv erlebe und verhalte, kann im Beratungsgespräch vermittelt werden, dass es naheliegende Möglichkeiten gibt, Albträumen aktiv entgegenzutreten. Da die Familie bevorzugt, nach den ersten kinderärztlichen Einschätzungen und Empfehlungen selbst an das Thema heranzugehen, werden einfache Maßnahmen und niederfrequente Verlaufskontrollen in der Praxis abgestimmt. Als Routine führen die Eltern einen Zeitraum am frühen Abend ein, in dem eine meist kurze gemeinsame Reflexion des Tages und der kommenden Ereignisse, Erwartungen und Befürchtungen möglich ist. Ein eigener Kalender von Rabea, in dem kurze Einträge, Notizen, Symbole / Bilder verwendet werden, hilft dabei, auch größere Zeiträume greifbarer zu machen.

Rabea ist bereit, ein Traum- und Albtraum-Tagebuch zu führen. Dabei soll sie nach dem Aufwachen aus einem lebhaften Traum möglichst vollständig „festhalten", was noch gedanklich und mit allen Sinnen fassbar ist (was habe ich gesehen, was gehört, war es kalt oder warm, irgendwelche Gerüche etc.). Diese Traumsammlung wird auch bei den kinderärztlichen Verlaufskontrollen präsentiert. Hier berichtet Rabea, dass sie sich zwar anfangs „lieber nicht" noch mehr mit diesen unangenehmen Träumen beschäftigt hätte, aber mit Unterstützung der Eltern im Verlauf auch mit den „verrücktesten Träumen" entspannter habe umgehen können. Sie habe immer wieder auch lustige Momente in den Träumen entdeckt, besonders dann, wenn sie sich mit den Eltern eine „neue Regieanweisung" für den Traum ausgedacht habe, die den Traum in einen anderen Kontext gestellt oder ihm eine positive Wendung verliehen habe. Zwar seien erinnerte

Traumepisoden jetzt insgesamt häufiger geworden, jedoch habe der bedrohliche Charakter der Albträume deutlich abgenommen.

Bei einer weiteren Verlaufskontrolle erklärt Rabea, dass sie gehört habe, dass man im Traum auch selbst die Kontrolle übernehmen könne, z. B. fliegen oder im Lotto gewinnen könne. Dies gelinge ihr zwar nicht ansatzweise und sie habe langsam auch genug davon, ein Albtraum-Tagebuch zu führen. Sollte sie jedoch irgendwann einmal im Traum merken, dass sie träume, wolle sie gerne ausprobieren, wie das gehe.

20.1.4 Enuresis nocturna

Enuresis nocturna (Bettnässen) ist durch wiederkehrende unwillkürliche Entleerungen der Blase während des Schlafs gekennzeichnet. Ab dem Alter von 5 Jahren muss dies mindestens zweimal pro Woche für mindestens 3 Monate auftreten, damit eine entsprechende Diagnose gestellt wird. Wenn ein Kind noch nie 6 Monate lang trocken war, spricht man von primärer, wenn es zuvor 6 Monate durchgehend trocken war, von sekundärer Enuresis. Enuresis kann in jedem Stadium des Schlafs auftreten, wobei die meisten Episoden in der ersten Hälfte der Nacht vorkommen. Die Fähigkeit, nachts aufzuwachen, um auf die Toilette zu gehen bzw. die Blase nicht im Schlaf zu entleeren, wird im Laufe der frühkindlichen Entwicklung erworben, wobei einige Kinder nachts deutlich länger brauchen, um trocken zu sein, als tagsüber. Konventionsgemäß wird Enuresis erst im Alter von 5 Jahren diagnostiziert, im Alter von 6 Jahren sind noch circa 10 % betroffen (4 Jahre – 30 %, 7 Jahre – 7 %, 10 Jahre – 5 %, 12 Jahre 3 %, 18 Jahre – 1–2 %).

Enuresis nocturna ist per se nicht pathologisch, kann jedoch erhebliche Auswirkungen für Kinder und ihre Familien haben. Vielen Kindern ist das Bettnässen extrem peinlich, sodass beispielsweise Auswärtsübernachten vermieden wird. Unangemessene Reaktionen von Eltern, wie Bestrafung von Kindern für etwas, das sie nicht kontrollieren können, aber auch überbehütendes Verhalten oder Verstärkung durch Zuwendung (bei ansonsten mangelnder Zuwendung) können zu erheblichen langanhaltenden Problemen führen.

Bekannte Einflussfaktoren sind (Mindell und Owens 2015):

- Nächtliche Polyurie: Obwohl nächtliche Polyurie bei Kindern mit Enuresis häufig ist, muss nicht in jedem Fall eine Polyurie vorliegen. Ein wesentlicher Einflussfaktor auf die nächtliche Urinproduktion ist die Flüssigkeitsaufnahme insbesondere am Abend. In vielen Fälle trinken Kinder tagsüber wenig und stillen ihren Durst am Abend mit einer übermäßigen Flüssigkeitsmenge. Endokrinologische Auffälligkeiten wie Vasopressinmangel liegen wesentlich seltener vor.
- Detrusorüberaktivität: Bei einigen Kindern liegt eine nächtliche Überaktivität des Detrusors vor. Dies kann auch tagsüber vergesellschaftet sein mit Miktionsauffälligkeiten (Detrusor- / Sphinkter-Dyskoordination, Restharnbildung, Einhaltemanöver, Pressen, Drangsymptomatik). Hierbei ist eine entsprechende Diagnostik (Urinstatus, Sonografie Blase / Nieren, Uroflow, 24-Stunden-Einfuhr und -Ausfuhr) angezeigt. Verhaltensmodifikation im Sinne regelmäßigerer Flüssigkeitszufuhr und Toilettengänge (6-mal täglich ohne Zeitdruck / Eile) kann zur Verbesserung beitragen.
- Reifungsverzögerung: Es liegt in der Regel eine Verzögerung der Reifung des Zentralnervensystems vor, die mit einer erhöhten Erregungsschwelle einhergeht. Die Kinder spüren nicht zuverlässig den Grad der Blasenfüllung und die Einleitung der Blasenentleerung. Verhaltensweisen wie Einhaltemanöver und Pressen (forcierte Miktion) aus Eile können dies verstärken, da eine Blasenwandverdickung (sonografisch nachweisbare Muskeldicke der gefüllten Blase) mit einer erhöhten Erregungsschwelle assoziiert ist. Im Schlaf liegt bei Schulkindern eine phasenweise (v. a. Tiefschlaf / N 3) sehr hohe Aufwachschwelle vor, d. h., sie schlafen „zu tief und fest", um zu bemerken und zu verhindern, dass es zu einer Blasenentleerung kommt.

Dies kann mit anderen Schlafstörungen wie beispielsweise schlafbezogenen Atmungsstörungen verbunden sein, die zusätzlich zu Arousalreaktionen in der Nacht und einer Fragmentation des Schlafs führen. Aus fragmentiertem Schlaf resultiert letztlich ein partieller Schlafmangel; dies bedingt einen erhöhten Schlafdruck, sodass in ungestörten Schlafabschnitten möglicherweise eine erhöhte Aufwachschwelle resultiert. Bekannt ist eine starke genetische Komponente bei primärer Enuresis (häufig positive Familienanamnese).

Bei der **Behandlung** stellt die **Psychoedukation** über das Störungsbild und die in der Regel gute Prognose bei Beachtung weniger Grundregeln (v.a. angemessene Trinkmengen über den Tag zu verteilen und auf regelmäßige entspannte Toilettengänge zu achten) den wichtigsten Schritt dar. Dies trägt meist deutlich zur Entlastung bei. Sollten jedoch weitergehende Maßnahmen (apparative Verhaltenstherapie, Medikation etc.) gewünscht werden, ist insbesondere auf eine gute Motivation des betroffenen Kindes selbst zu achten. Wenn die Eltern deutlich mehr als das Kind leiden oder eine **gestörte Interaktion** (Oppositionalität) und **emotionale Probleme** die eigentlichen Probleme hinter den Enuresisbeschwerden darstellen, gehen viele symptomatisch orientierte Behandlungsversuche ins Leere.

20.2 Psychische Störungen

20.2.1 Insomnie

Diagnostische Kriterien und Symptomatik

20

Insomnische Symptome werden definiert als Beschwerden mit Ein- und / oder Durchschlafstörungen und / oder zu frühes Erwachen. Nicht selten bestehen Widerstände dagegen, rechtzeitig zu Bett zu gehen, oder Schwierigkeiten, ohne elterliche Unterstützung einzuschlafen. Dies kann mit Einschränkungen in der Leistungsfähigkeit und einer Beeinträchtigung der Tagesbefindlichkeit einhergehen. **Die betroffenen Kinder sind tagsüber müde oder fühlen sich unwohl, haben eine Beeinträchtigung von Aufmerksamkeit, Konzentration und Gedächtnis, Probleme im Sozialverhalten, erkennbar auch an Beeinträchtigungen der schulischen Leistungsfähigkeit.** Hinzukommen können Stimmungsstörungen, Reizbarkeit, aber auch Schläfrigkeit tagsüber, Verhaltensprobleme wie Hyperaktivität, Impulsivität und aggressives Verhalten oder Antriebslosigkeit kommen. Das Risiko für Fehler oder Unfälle ist erhöht. Manche Kinder und Jugendliche beklagen sich selbst über ihren nicht erholsamen Schlaf.

MERKE

Die Schlafstörung sollte mindestens dreimal pro Woche über mindestens drei Monate (nach ICSD-3, 1 Monat nach ICD-10) aufgetreten sein.

Die ICSD-3 (2014) unterscheidet eine chronische von der Kurzzeit-Insomnie. Die früheren Unterformen nach ICSD (Schlafanpassungsstörung, psychophysiologische Insomnie, paradoxe Insomnie, idiopathische Insomnie sowie inadäquate Schlafhygiene) werden unter die Kategorie chronische Insomnie subsumiert.

Epidemiologie

Aktuelle epidemiologische Daten zu Ein- und Durchschlafstörungen im Kindes- und Jugendalter wurden auf der Grundlage der KiGGS-Erhebung zusammengestellt (Schlarb et al. 2015). Dazu wurden Daten von insgesamt 17 641 in Deutschland lebenden Kindern und Jugendlichen von 0–17 Jahren erhoben (Kamtsiuris et al. 2007). Danach ergeben sich altersabhängig folgende Daten:

- Für das Alter von 0–2 Jahren wurde über Einschlafstörungen bei 8,7 % der Kinder berichtet, über Durchschlafstörungen bei 17,5 %. Signifikante Unterschiede zwischen Jungen und Mädchen ergaben sich nicht.
- Für das Alter von 3–6 Jahren wurde über Einschlafstörungen bei 9,0 % der Kinder berichtet, über Durchschlafstörungen bei 9,4 %. Über Ein- und Durchschlafstörungen wurde bei 2,7 % der Kinder in dieser Altersgruppe berichtet. Signifikante Unterschiede zwischen Jungen und Mädchen ergaben sich nicht.
- **Für das Alter von 7–10 Jahren wurde über Einschlafstörungen bei 13,6 % der Kinder berichtet, über Durchschlafstörungen bei 4,9 %. An Ein- und Durchschlafstörungen leiden 2,7 % der Kinder in dieser Altersgruppe. Signifikante Unterschiede zwischen Jungen und Mädchen ergaben sich nicht.**
- Im Alter von 11–13 Jahren berichteten über Einschlafstörungen 17,0 % der Kinder, über Durchschlafstörungen 7,8 %. Ein- und Durchschlafstörungen gaben 2,2 % der Kinder in dieser Altersgruppe an. Signifikante Unterschiede

zwischen Jungen und Mädchen ergaben sich nicht.

- Im Alter von 14–17 Jahren berichteten über Einschlafstörungen 15,1 % der männlichen und 17,6 % der weiblichen Jugendlichen, über Durchschlafstörungen 5,1 % der männlichen und 11,0 % der weiblichen Jugendlichen. Über Ein- und Durchschlafstörungen berichteten 1,7 % der männlichen und 4,8 % der weiblichen Jugendlichen. Die Geschlechtsunterschiede waren jeweils signifikant.

In der Kölner Kinderschlafstudie wurden zusätzlich Daten zur **Tagesmüdigkeit** erhoben. Dabei ergab sich, dass in der **Altersgruppe zwischen 5,5 und 11,7 Jahren mit 28,5 %** bei den 11-jährigen Jugendlichen die höchsten Prävalenzzahlen für Tagesmüdigkeit (manchmal / häufig) erhoben werden konnten (Wiater et al. 2007). Unter Zugrundelegung der ICSD-Kriterien ist die **Tagesmüdigkeit als Folge des nicht erholsamen Schlafs ein relevanter Faktor bei der Diagnosestellung der chronischen Insomnie.** Bei Vorliegen von Ein- und Durchschlafstörungen bestanden um das 2- bis 3-Fache erhöhte statistische Risikowerte für psychosoziale Auffälligkeiten (Kraenz et al. 2004). Diese Auffälligkeiten (erhoben mittels Strengths Difficulties Questionnaire, SDQ) fanden sich insbesondere auf den Subskalen Emotionale Probleme, Hyperaktivität, Verhaltensauffälligkeiten sowie Probleme mit Gleichaltrigen. Nach einer Langzeitauswertung der Daten der Kölner Kinderschlafstudie über 2 Jahre zeigte sich bei 60 % der von Schlafstörungen Betroffenen ein chronisch-persistierender Verlauf (Fricke-Oerkermann et al. 2007).

Zu berücksichtigen ist, dass die erhobenen Daten voneinander abweichen, abhängig davon, ob Eltern oder Kinder selbst befragt werden. So ergaben sich bei der Kölner Kinderschlafstudie mit insgesamt 13 500 Datensätzen von Eltern und Kindern signifikante Abweichungen zwischen den Angaben der Eltern und denen der Kinder und Jugendlichen. Dabei zeigten die Kinderangaben jeweils signifikant höhere Prävalenzzahlen für Ein- und Durchschlafstörungen sowie für die Tagesmüdigkeit. Das Phänomen unterschiedlicher Eltern- und Kinderangaben ist auch von Paavonen et al. (2000) und Gruber et al. (1997) beschrieben worden. Gruber et al. berichten, dass die **Kinderangaben eher objektiven Parametern zugeordnet werden können als Elternangaben und somit als realitätsnäher gelten können.** Auch Owens et al. (2000) geben an, dass durch die Kinderangaben mehr Schlafprobleme identifiziert werden konnten als durch die Angaben der Eltern..

MERKE

Zur Beurteilung der Schlaf-wach-Thematik bei Kindern sollten sowohl Eltern- als auch – sobald es das Alter der Kinder zulässt – Kinderangaben einbezogen werden.

Die Abweichungen zwischen Eltern- und Kinderangaben zeigen, dass viele Eltern offensichtlich nur einen begrenzten Einblick in die Befindlichkeiten und Probleme ihrer Kinder haben.

Diagnostik

Am Beginn der Diagnostik steht die ausführliche allgemeine und schlafmedizinische Anamnese, für die unterstützend Fragebögen zur Verfügung stehen (➤ Anhang; Materialien können über www.dgsm.de/ heruntergeladen werden). Um eine altersgerechte Befragung der Kinder selbst durchführen zu können, wurde auch ein **Kinderschlafcomic** konzipiert, der sich an Kinder zwischen 5 und 10 Jahren richtet (Schwerdtle et al. 2012). Das **Schlafinventar für Kinder und Jugendliche** bezieht sich auf das Alter von 5 bis 11 bzw. 18 Jahren und bietet Befragungsinstrumente sowohl für Kinder und Jugendliche als auch für ihre Eltern (Lehmkuhl et al. 2016).

Besonders zu berücksichtigen bei der Anamnese ist die Frage nach äußeren Einflussfaktoren und Substanzen, die den Schlaf stören könnten. Bezüglich der äußeren Einflussfaktoren kommt den Medienaktivitäten der Kinder und Jugendlichen eine besondere Bedeutung zu. Ergänzt werden sollte die Anamnese durch die Auswertung eines Schlaf-wach-Tagebuchs (Download möglich über www.dgsm.de/). das von den Eltern bzw., soweit möglich, von den Kindern selbst über einen Zeitraum von 2–3 Wochen geführt werden sollte. Unter Einbeziehung einer ausführlichen kinderärztlichen intern-klinischen und neurologischen Untersuchung ist zunächst das Vorliegen einer organisch bedingten Erkrankung auszuschließen. Anhand der Anamnese und des Schlaf-wach-Tagebuchs ergeben sich bereits häufig Ansätze für ein erstes beratendes Gespräch.

Abhängig von der Ausprägung und dem Schweregrad der Störung sind kinderpsychologische oder kinder- und jugendpsychiatrische Untersuchungen zu ergänzen. Auf weitergehenden schlafspezifische Untersuchungsmethoden wird in ➤ Kap. 18 genauer eingegangen. Beispielhaft kann die Aktimetrie eingesetzt werden, um Bett- und Schlafenszeiten anhand von Aktivitätsmustern über mehrere Tage/Wochen zu erfassen. Eine vollumfängliche Schlaflaboruntersuchung (Polysomnografie) sollte bei begründetem Verdacht zum Ausschluss von organischen Schlafstörungen (z. B. schlafbezogene Atmungsstörungen oder periodische Beinbewegungen im Schlaf) eingesetzt werden sowie bei Therapieresistenz und bei erheblichen Differenzen zwischen den anamnestisch geschilderten Symptomen und objektiv erfassbaren Parametern.

Ursachen und Folgen

Schlafprobleme sind häufig multifaktorieller Genese. ➤ Abb. 20.2 zeigt mögliche Einflussfaktoren, die den Schlaf stören und zu Beeinträchtigungen am Folgetag führen können.

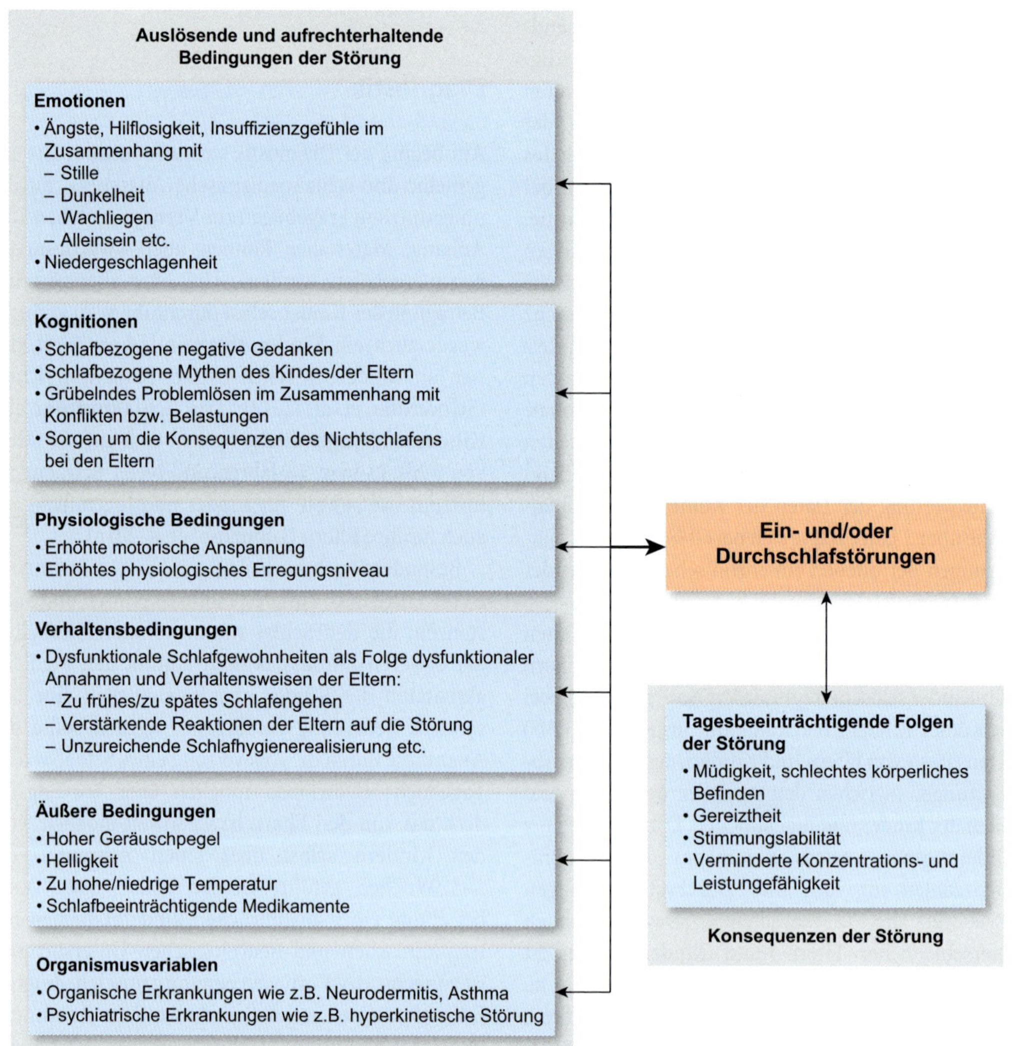

Abb. 20.2 Störungsmodell nach Fricke und Lehmkuhl (2006) [L231/G849]

20

Hinsichtlich der Entstehung und Aufrechterhaltung von Insomniebeschwerden haben darüber hinaus weitere Erklärungsmodelle Bedeutung:

3-P-Modell Das 3-P-Modell von Spielmann et al. (1987) beschreibt prädisponierende Faktoren (z. B. genetische Komponenten), auslösende Faktoren (z. B. Stressoren wie Leistungsdruck, Konflikte mit Gleichaltrigen) und aufrechterhaltende Bedingungen (z. B. mangelhafte Schlafhygiene), die für die Genese und Aufrechterhaltung der Insomnie relevant sind.

Hyperarousal-Modell Bereits im 19. Jahrhundert wurde die Annahme formuliert, dass Insomnien „auf eine chronische autonome oder zentralnervöse Übererregung zurückzuführen sind"; hieraus leitet sich das Hyperarousalkonzept ab. So beschreiben Riemann und Kollegen (2017) ein Hyperarousal bei Insomnien, das sich auf psychologischer Ebene (emotional und kognitiv) und auf neurobiologischer Ebene nachweisen lässt. Zentralnervöse Übererregung könnte auch das gehäufte gemeinsame Auftreten von Schlafstörungen und komorbiden psychiatrischen Störungen bedingen. Hierzu liegen gegenwärtig nur vorläufige Ergebnisse vor.

Kognitives Modell In diesem Modell werden schlafstörenden Gedanken und nächtlichem Grübeln eine wichtige Rolle in der Entstehung und Aufrechterhaltung von insomnischen Beschwerden zugeschrieben. Eine besondere Beachtung finden die Überzeugungen zum Thema Schlaf und Schlafstörungen, wie beispielsweise „Jeder Mensch braucht 8 Stunden Schlaf". Interventionen zur Bewältigung und zum Umgang mit dysfunktionalen Kognitionen bilden einen wichtigen Bestandteil der kognitiven Verhaltenstherapie bei Insomnie (KVT-I).
Im Schulkindesalter sind insomnische Beschwerden häufig die Folge von **mangelnder Schlafhygiene** und **fehlender elterlicher Grenzsetzung.** Hierbei können unregelmäßige Schlaf-wach-Zeiten ebenso eine Rolle spielen wie übermäßige Reizeinwirkungen (➤ Kap. 14). Mangelnde elterliche Grenzsetzung kann dazu führen, dass Kinder mit dem Einschlafen übermäßig viele und sich lange hinziehende Anforderungen an die Eltern richten, um das Einschlafen hinauszuzögern – ein Szenario, das weit über ein kurzes mehrminütiges Einschlafritual in Begleitung eines Elternteiles hinausgeht und bei dem die Kinder kompetitiv die Willensstärke ihrer Eltern herausfordern. **Uneingeschränkt nachgiebiges Verhalten der Eltern führt dann dazu, dass sie ihren Kindern die Möglichkeit nehmen, sich selbst zu regulieren.** Dadurch können sich Folgen für die kindliche Sozialisation ergeben, wenn den Kindern der durch elterliche Grenzsetzung und erzieherische Konsequenz gegebene Halt im sozialen Beziehungsgefüge vorenthalten wird. Selbstverständlich kann erzieherisches Verhalten nur dann wirksam werden, wenn es sich nicht nur auf die Schlafthematik bezieht, sondern **eingebettet ist in ein erzieherisches Gesamtkonzept.** Zunehmend wirkt sich in diesem Zusammenhang auch missbräuchliche abendliche und nächtliche **Mediennutzung** aus (➤ Kap. 21.3).

Abnorme Einschlaf- und Wiedereinschlafszenarien können zu einem **sich verselbstständigenden Prozess** werden, der mit einer sich verstärkenden negativen Erwartungshaltung bei Eltern und Kindern verbunden ist. Insofern sind die Schlafstörungen der Kinder stets verbunden mit psychischen Belastungen und Schlafstörungen ihrer Eltern. Im Hinblick auf den Zusammenhang zwischen familiären Faktoren und Schlafstörungen bei Kindern zeigte sich, dass das **Schlafverhalten von Kindern negativ beeinflusst wird durch negativ emotionales Verhalten dem Kind gegenüber, wenn das Mutter-Kind-Verhältnis durch wenig Nähe und häufigere Konflikte geprägt ist, und durch die Abwesenheit des Vaters** (Bell und Belsky 2008). Dabei hatten die Schlafstörungen der Kinder und die emotionale Beziehungsstörung einen sich gegenseitig negativ beeinflussenden Effekt.

MERKE

Ein übergeordnetes Ziel in der Behandlung der Insomnie muss daher sein, die sich negativ verstärkende Eskalation im interaktiven Prozess (Teufelskreis) zwischen Eltern und Kindern zu durchbrechen.

Therapie

Die Intensität des therapeutischen Vorgehens bei der chronischen Insomnie im Kindes- und Jugendalter ist abhängig von der Dauer und dem Schweregrad der Symptomatik. Grundsätzlich sind dabei drei Verfahren zu empfehlen, die im Sinne eines Stufenkonzeptes eingesetzt werden können, aber auch in Form einer kombinierten Vorgehensweise.

MERKE

Stufenkonzept zur Intensität des Vorgehens bei der chronischen Insomnie im Kindes- und Jugendalter:

1. Informationen zum erholsamen Schlaf, zur Schlafhygiene und zur schlaffördernden Schlafumgebung
2. Verhaltenstherapeutische Empfehlungen
3. Psychotherapeutische Behandlungsansätze

1. **Informationen zum erholsamen Schlaf, zur Schlafhygiene und zur schlaffördernden Schlafumgebung**
   Die klinisch-praktische Erfahrung zeigt, dass viele Eltern und Kinder über die Bedeutung erholsamen Schlafes für die gesunde Entwicklung zu wenig wissen. Dabei steht bei jüngeren Kindern die Information der Eltern im Vordergrund. So früh wie möglich sollten aber auch die Kinder und Jugendlichen selbst einbezogen werden.
   Stabile Schlaf-wach-Rhythmen sind bedeutsam für erholsamen Schlaf. So zeigten die Daten der Kölner Kinderschlafstudie (Kraenz et al. 2004), dass Kinder, die regelmäßige Zubettgeh- und Aufstehzeiten haben und morgens von alleine aufwachen, signifikant seltener Ein- und Durchschlafstörungen hatten und tagsüber signifikant seltener müde waren als die Kinder mit unregelmäßigen Schlaf-wach-Zeiten. Bezüglich der Schlafhygiene und Schlafumgebung wird auf ➤ Kap. 14 verwiesen. Daraus nochmals hervorzuheben ist der Hinweis, dass unnötiges nächtliches Essen und Trinken nächtliches Aufwachen konditionieren kann und das Einschlafritual den Kindern die Möglichkeit geben sollte, entspannt einschlafen zu können. Zu empfehlen ist, dass ein Elternteil sich am Bett des Kindes 10 Minuten Zeit nehmen sollte, um kurz den Tag im positiven Sinne Revue passieren zu lassen und eventuelle Sorgen und Ängste, die dem Schlafen entgegenstehen könnten, zu relativieren. Bezogen auf Jugendliche bedeutet dies, eventuelle Konfrontationen nicht am Abend auszutragen, sondern eher deeskalierend zu agieren.
   Im Hinblick auf sportliche Aktivitäten ist zu empfehlen, diese am Nachmittag durchzuführen, mit nachweislich positivem Effekt auf den Schlaf (Dworak et al. 2008), und nicht in die Abendstunden zu verlagern.
   Die besondere Herausforderung bezogen auf die schlafmedizinische Beratung ist der Umgang mit den Medien. Der Drang der Kinder und Jugendlichen, medienaktiv zu sein, und der Druck, der durch die Peer Group entsteht, bestimmen im Wesentlichen das Medienverhalten. Einschränkungen der Medienaktivitäten können im Einzelfall zur sozialen Isolierung führen. Andererseits gehen die Folgen exzessiven Medienkonsums im Kindes- und Jugendalter weit über die Schlafproblematik hinaus. Deshalb erscheint auch bei diesem Thema die frühestmögliche Elternberatung entscheidend. Diese sollte sich auf die Begleitung der Kinder von Anfang an bei der Mediennutzung beziehen, den verantwortlichen Umgang durch Nutzung von Maßnahmen, die Kinder und Jugendliche vor nicht adäquaten Medieninhalten und PC-Spielen, aber auch vor Cybermobbing, schützen, und konkret festgelegte Regeln im Umgang mit den Medien beinhalten. Damit werden die Grundvoraussetzungen für den positiven Umgang mit den Medien geschaffen. Die genannten Maßnahmen werden allerdings nicht zum Erfolg führen, wenn nicht die Eltern aus der Peer Group der Kinder mit in den Prozess einbezogen werden. Das bedeutet, dass es einem Kind leicht fällt, z. B. ab dem Abend auf das Smartphone zu verzichten, also eine mediale Auszeit zu nehmen, wenn die Freundinnen oder Freunde zu diesem Zeitpunkt auch nicht erreichbar sind. Die Beratung zum Umgang mit den Medien wird somit zu einem gesellschaftlichen Kernthema, das nicht nur schlafmedizinisch relevant ist.
2. **Verhaltenstherapeutische Empfehlungen**
   Die Auswertung von Fragebögen zum Schlaf-wach-Verhalten, insbesondere auch der Schlaf-wach-Tagebücher, liefert häufig bereits konkrete Anhaltspunkte für eine gezielte schlafmedizinische Beratung. Schlaffragebögen und Schlaf-wach-Tagebücher geben auch Hinweise darauf, ob es sich um eine organisch bedingte Schlafstörung handelt, die der weiteren Abklärung

bedarf, oder von einer nicht organisch bedingten Störung im Sinne der Insomnie auszugehen ist. Sie lassen erkennen, ob der Mittagsschlaf durch das physiologische Schlafbedürfnis des Kindes oder Jugendlichen bedingt ist oder eine Kompensation des zu kurzen oder nicht erholsamen Nachtschlafes darstellt. Ist Letzteres der Fall, kann durch eine sukzessive Verkürzung des Mittagsschlafes der abendliche Schlafdruck erhöht und damit erholsamer Nachtschlaf gefördert werden. Die Auswertung von Fragebögen und Tagebüchern, eventuell ergänzt durch eine Aktimetrie, lässt aber auch erkennen, ob durch unregelmäßige Schlaf-wach-Zeiten das Schlafverhalten beeinträchtigt wird, und kann dann zu Empfehlungen führen, den Tag-Nacht-Rhythmus zu stabilisieren. Schließlich ergeben sich durch die Auswertung der Unterlagen auch Hinweise darauf, ob schlafhygienische Probleme oder eine inadäquate Schlafumgebung Ursache der Schlafstörungen sind. Dann können konkrete Verhaltensmaßnahmen empfohlen werden, um das Vorgehen zu regulieren (Schlarb 2011). Dabei sollte klar verdeutlicht werden, dass zu Schlafstörungen führende Verhaltensweisen, die bereits länger praktiziert werden, nicht über Nacht verändert werden können.

Es ist davon auszugehen, dass eine wirksame Veränderung immer erst nach einem Zeitraum von mehreren Wochen zu erreichen sein wird.

Eltern und Patienten nehmen häufig entsprechende Empfehlungen in einem Beratungsgespräch positiv auf und können sie nachvollziehen. In der praktischen Umsetzung fehlen jedoch häufig die Konsequenz und die Geduld. Zwangsläufig kommt es daher immer wieder zu Rückschritten, worüber im Beratungsgespräch auch informiert werden sollte. Ansonsten erhält man rasch die Rückmeldung, dass man alles versucht habe, aber ohne Erfolg.

Ein weiterer entscheidender Punkt ist, dass verhaltenstherapeutische Maßnahmen, die sich auf das Schlafverhalten beziehen, in ein erzieherisches Gesamtkonzept integriert werden müssen. Abends und nachts alleine einzuschlafen oder wiedereinzuschlafen wird nur gelingen, wenn den Kindern auch tagsüber die Möglichkeit gegeben wird, sich im häuslichen Umfeld hinreichend von der Bezugsperson zu lösen – ein Prozess, der zur Eigenständigkeitsentwicklung der Kinder beiträgt. In der Einschlafsituation etablierte, dem Einschlafen entgegenstehende Assoziationen, wie wiederholtes Trinken, wiederholtes Zur-Toilette-gehen, Beklagen, es sei zu warm oder zu kalt, der Wunsch, das Schmusetier bei sich zu haben und dann doch wieder nicht etc., bedürfen ebenso der intensiven Erörterung wie das Problem der mangelnden elterlichen Grenzziehung. Eltern befürchten häufig, ihrem Kind einen psychischen Schaden zuzuführen, wenn sie nicht uneingeschränkt den kindlichen Bedürfnissen folgen. In solchen Situationen kann in Ausnahmefällen eine Polysomnografie indiziert sein, um zu dokumentieren, dass keine organische Störung das Schlafverhalten des Kindes verursacht, sondern eine Störung der Eltern-Kind-Interaktion. Ergänzend können eine Verhaltensbeobachtung von Eltern und Kind und eine häusliche Videodokumentation in Standardsituationen hilfreich sein, um Ansatzpunkte einer Verhaltensänderung zu verdeutlichen.

Das therapeutische Gespräch sollte einen Verhaltensplan in kleinen Schritten ergeben, möglichst unter Nutzung einer positiven Verstärkung durch symbolische Belohnungen des Kindes, wenn Fortschritte erzielt worden sind. Da ein solches Vorgehen den Eltern erhebliche Anstrengungen abverlangt, ist es unbedingt notwendig, ein therapeutisches Folgegespräch nach etwa 3 Wochen anzuschließen. Dadurch wird den Eltern ein Zielpunkt vermittelt, auf den sie zuarbeiten können, um Fortschritte sowie Probleme in der Umsetzung verhaltenstherapeutischer Maßnahmen besprechen zu können.

Ungleich schwieriger ist die verhaltenstherapeutische Beratung von Jugendlichen, da durch die pubertäre Entwicklung die Compliance häufig eingeschränkt. Eine Vertrauensbasis zu schaffen, Überzeugungsarbeit zu leisten und sich mit den Jugendlichen intensiv argumentativ auseinanderzusetzen, erscheinen als Voraussetzungen für ein erfolgreiches Vorgehen. Inadäquater Medienkonsum, familiärer Stress, schulischer Stress, im Umgang mit der Peer Group, den Lehrenden oder auch zu hoher Leistungsdruck sind Themen, die im Gespräch mit den Jugendlichen häufig zu erörtern sind. Klare Regeln im Umgang mit den Medien, Alternativen zum exzessiven Medienkonsum, z. B. in Form von sportlichen Aktivitäten, und die Anleitung zu Entspannungsverfahren wie autogenes Training, progressive Muskelentspannung, imaginative oder meditative Verfahren können therapeutisch genutzt werden. Wichtig erscheint, um der zunehmenden Reizüberflutung entgegenzuwirken, regelmäßige mentale Auszeiten in den Tagesablauf zu integrieren. Die bisher beschriebenen Maßnahmen sind ausschließlich nichtmedikamentös und sollten in der Insomniebehandlung von Kindern und Jugendlichen absolute Priorität haben. Nur in Einzelfällen wird es indiziert sein, die verhaltenstherapeutischen Maßnahmen für einen begrenzten Zeitraum medikamentös zu begleiten. Für Jugendliche stehen dafür hochkonzentrierte Baldrianpräparate zur Verfügung. Selten besteht die Notwendigkeit, im Sinne eines individuellen Heilversuches Melatonin einzusetzen. Dazu ist ein Konsensuspapier erstellt worden, das als Grundlage für eine Melatonintherapie dienen sollte (Kirchhoff et al. 2018).

3. **Psychotherapeutische Behandlungsansätze**
Die Durchführung der unter Punkt 1 und Punkt 2 dargestellten therapeutischen Maßnahmen ist zur Umsetzung in der pädiatrischen Praxis oder in pädiatrisch-schlafmedizinischen Zentren zu empfehlen. Sie erfordert hinreichende Grundkenntnisse und geht mit einem Zeitaufwand einher, der über den in der Praxis üblichen Zeitrahmen hinausgeht. Die Notwendigkeit, frühzeitig zu intervenieren, um länger anhaltende Störungen und Folgeerkrankungen zu verhindern, sollte jedoch trotz erhöhtem Zeitaufwand dazu motivieren, sich mit der Thematik ausführlich auseinanderzusetzen, auch wenn die durch unser derzeitiges Gesundheitssystem vorgegebenen Rahmenbedingungen nicht dazu verleiten. Bei hinreichenden therapeutischen Aktivitäten ist davon auszugehen, dass die meisten Kinder und Jugendlichen mit Schlafstörungen im Sinne einer chronischen Insomnie im beschriebenen Umfang erfolgreich therapiert werden können (Meltzer und Mindell 2014; Blake et al. 2017).
Bei den Kindern und Jugendlichen, bei denen das nicht möglich ist, ist **kinder- und jugendpsychiatrische und / oder kinderpsychologische Kompetenz mit einzubeziehen.** Dabei kommen spezifische Verfahren zum Einsatz, die der individuellen Indikation entsprechen. Psychotherapeutische Behandlungsmethoden, die bei Ein- und Durchschlafstörungen zum Einsatz kommen, sind neben der **positiven Verstärkung** die **Diskrimination,** die das Zielverhalten, zu Bett zu gehen oder wieder einzuschlafen, durch repetitive Ansagen verstärkt, das **Shaping,** das durch immer wiederkehrende aufeinanderfolgende Schritte die Abläufe standardisiert, die **positive Routine** vor dem Einschlafen, die in entspannender Atmosphäre das Einschlafen fördert, oder das **Fading,** das darauf beruht, zunächst, z. B. durch die Anwesenheit eines Elternteils in der Einschlafsituation das Einschlafen zu erleichtern, jedoch so bald wie möglich wieder schrittweise reduziert wird, wenn Fortschritte zu verzeichnen sind (Fricke-Oerkermann und Lehmkuhl 2011).
Die **graduelle Extinktion** dient als Methode, unerwünschtem Schlafverhalten entgegenzuwirken. Dabei verlassen die Eltern nach dem Zubettbringen das Schlafzimmer und kommen, falls das Kind sich nicht beruhigt, nach wenigen Minuten wieder zurück, verlassen dann nach kurzer Beruhigung des Kindes wieder das Zimmer und verlängern dann die Zeiten bis zum Wiederkommen jeweils um einige Minuten (Rabenschlag 2001; ➤ Kap. 7). Bei dieser Methode ist zu bedenken, dass sie nur Sinn macht, wenn die Kinder auch tagsüber an kurze elterliche Abwesenheiten gewöhnt sind und von ihrer Reifeentwicklung her imstande sind, den Ablauf positiv umzusetzen. Die Methode sollte nur nach kinderärztlicher und kinderpsychotherapeutischer Empfehlung eingesetzt werden. Unbedingt vermieden werden sollte, deutlich belasteten bzw. überforderten Eltern eine Buchempfehlung zu geben und sie mit der Umsetzung der Maßnahme allein zu lassen.

Insbesondere bei älteren Kindern und Jugendlichen verhindern oft stressbedingte Faktoren mit Grübeln und innerer Anspannung das Einschlafen und Wiedereinschlafen. Mit zunehmender Dauer der Schlafstörung wird die Schlafstörung selbst zum Problem, weil die Betroffenen einen inneren Druck aufbauen, unbedingt schlafen zu wollen oder zu müssen. In diesen Fällen sind in Analogie zu den Empfehlungen bei Erwachsenen kognitive Verfahren zu empfehlen (Riemann et al. 2017). Nach Fricke-Oerkermann und Lehmkuhl (2011) kommen dabei folgende Maßnahmen zur Anwendung:

- Präventive Techniken wie Nachdenken über Probleme vor die Zeit im Bett vorzuverlagern (Gedankenstuhl) und Problemlösungsstrategien zu konzipieren
- Ablenkende Techniken wie willkürlicher Gedankenstopp mit Ersetzen des Grübelns durch Entspannungsverfahren, wobei diese unter professioneller Anleitung zuvor im Wachzustand eingeübt werden sollten
- Kognitive Umstrukturierung mit Ersetzen schlafstörender Gedanken durch schlaffördernde Gedanken

Zusätzlich kann auch die **Stimuluskontrolle** wirksam sein, mit festen Regeln zum morgendlichen Aufstehen, zur Vermeidung des Schlafens tagsüber und zum Zubettgehen erst bei deutlicher Müdigkeit bzw. dem Wiederaufstehen, falls man länger im Bett wachliegt (Backhaus und Riemann 1999). Die Anwendung der Schlafrestriktion sollte dem Erwachsenenalter vorbehalten bleiben.

Wie eingangs beschrieben, kommen auch multimodale Behandlungskonzepte zum Einsatz.

Therapieprogramme / Manuale

Auf der Basis der Daten der Kölner Kinderschlafstudie wurde von Fricke und Lehmkuhl (2006) das Kölner Behandlungsprogramm für Kinder und Jugendliche mit Schlafstörungen konzipiert. Es wird für Kinder und Jugendliche im Alter von 4 bis 13 Jahren eingesetzt und setzt sich aus den folgenden Modulen zusammen:

- Modul 1: Gesundes Schlafverhalten mit Informationen zum Schlaf (Schlafedukation) und Schlafhygieneregeln
- Modul 2: Erziehungsstrategien bei Schlafproblemen mit den Themen „Oppositionelles Verhalten und Schlafen“ und „Ängste und Schlafen“
- Modul 3: Spezifische Schlafprobleme wie Ein- und Durchschlafprobleme, Albträume, Pavor nocturnus und Somnambulismus
- Modul 4: Prävention und Umgang mit Rückfällen zur Stabilisierung und Rückfallprophylaxe.

Weitere Therapieprogramme stehen zur Verfügung:

- Schlarb A: Mini-KiSS – Therapeutenmanual. Das Elterntraining für Kinder bis 4 Jahre mit Schlafstörungen. Stuttgart: Kohlhammer, 2013
- Schlarb A: KiSS – Therapeutenmanual. Das Training für Kinder von 5 bis 10 Jahren mit Schlafstörungen. Stuttgart: Kohlhammer, 2013
- Schlarb A: JuSt – Therapeutenmanual: Das Training für Jugendliche ab 11 Jahren mit Schlafstörungen. Stuttgart: Kohlhammer, 2015

Unter www.AMBOSS.com sind diese Inhalte in digitaler Aufbereitung zu finden.

Fallbeispiel

Schwangerschaft, Geburt und Säuglingsphase werden als unkompliziert geschildert. Jessi sei als Kleinkind zwar ein relativ ruhiges Kind gewesen, im Vergleich zu ihren Geschwistern sei sie den Eltern jedoch als „empfindlicher“ und leichter aus der Ruhe zu bringen erschienen. Trotz schönem ruhigem eigenem Zimmer habe Jessi bis in die Grundschulzeit hinein phasenweise vehement eingefordert, bei den Eltern zu schlafen. Letztere hätten dies lange Zeit auch deswegen toleriert, da sie „die Kleinste in der Familie“ sei. Außerdem beschreibt ihre Mutter, selbst seit ihrer eigenen frühen Kindheit einen empfindlichen Schlaf zu haben. Mit Beginn des Kindergartenbesuches und mehr noch mit der Einschulung in eine Regelgrundschule habe Jessi viele Freunde gefunden und sei in viele Freizeitaktivitäten eingebunden worden.

Bei Vorstellung in der kinderärztlichen Praxis im Alter von 10 Jahren schildern die Eltern Folgendes: Schwer tue sich Jessi regelhaft damit, nach einem ereignisreichen Tag zur Ruhe zu kommen. Sie fordere dann viel Aufmerksamkeit der Eltern und versuche, die Abendaktivitäten (z. B. gemeinsam Filme zu schauen) immer weiter auszudehnen. An Schlafen sei dann kaum zu denken. Aufforderungen, ins Bett zu gehen, würden entweder ignoriert oder diskutiert; oft werde dann nach kurzzeitigem Aufenthalt im eigenen Bett das elterliche Schlafzimmer aufgesucht, spätestens dann gäben die Eltern meistens nach. Dieses mittlerweile deutlich dominante und schwer zu begrenzende Verhalten sei den Eltern seit der 2. Grundschulklasse (hier wird eine besonders anstrengende Episode erinnert) zunehmend problematisch erschienen. Zusätzlich sähen die Eltern mit Sorge, dass Jessi im Vergleich zu Mitschülern (und den Geschwistern, als diese noch jünger waren) unselbstständiger sei, sich weniger selbst zutraue und beispielsweise nicht bei befreundeten Familien alleine übernachten wolle. Bei den bisherigen Schulausflügen mit Übernachtungen habe es vor und während dieser Fahrten verzweifelt wirkende Ängste und Bemühungen von Jessi gegeben, dies zu vermeiden bzw. frühzeitig von den Eltern wegen Heimweh abgeholt zu werden. Die Eltern seien eigentlich gegen Schlafmedikamente; aus der Not heraus hätten sie jedoch schon verschiedene frei verkäufliche Produkte ausprobiert.

Da die Eltern ihre Hauptprobleme selbst bereits bei der kinderärztlichen Vorstellung gut beschreiben können, wird der Fokus der Beratung darauf gesetzt, die Eltern darin zu bestärken, Jessi zu mehr Selbstständigkeit auch hinsichtlich des Schlafens zu verhelfen. In einem folgenden gemeinsamen Termin mit Jessi zusammen werden einfache psychoedukative Informationen über den Schlaf von Kindern und Erwachsenen vermittelt und ein gemeinsamer Plan entwickelt. Jessi selbst führt ein Schlaftagebuch, in dem sie über mehrere Wochen festhält, wie und wann sie selbst zu Bett geht und welche Schwierigkeiten dabei auftreten. Da sie sich häufig noch viel mit den Tagesereignissen beschäftige, wird auch ein eigenständig geführtes Sorgentagebuch vorgeschlagen; Jessi bevorzugt jedoch, dieses im Rahmen einer gemeinsamen Zeit mit einem Elternteil am Abend (Abendreflexion) zu führen, falls ihr danach sei. Da sich die Familie einvernehmlich daran interessiert zeigt, langsam, aber sicher Fortschritte zu machen, werden „Zwischenziele" vereinbart (1. „2 Wochen lang gelingt es, Schlafprotokolle zu führen und die vereinbarten Veränderungen einzuhalten"; 2. „an den meisten Tagen, also mindestens 4 Tage pro Woche, unabhängig von den Eltern, was Zubettgehen und Schlafen betrifft"). Bei Erreichen dieser Zwischenziele wird ein „besondere Aktion" in Aussicht gestellt, die insbesondere für Jessi attraktiv ist.

In der Wiedervorstellungen wird geschildert, dass dies mittlerweile soweit geführt habe, dass Jessi jetzt grundsätzlich in ihrem Zimmer verbleibe, auch wenn sie nicht schlafen könne. Schlaf- und Sorgentagebücher führe die Familie nicht mehr regelhaft; nach einer entspannten Ferienzeit sei dies als Routine „eingeschlafen". Auch auf dem Hintergrund der eigenen Lebensgeschichte beschäftige sich die Mutter (empfindliche Schläferin) aber weiterhin mit dem Thema. Sorgen bereite ihr die Vorstellung, dass Jessi alleine in ihrem Zimmer nicht schlafen könne und auf Dauer – ähnlich wie sie selbst – mit Schlafen „auf dem Kriegsfuß" stehe. Den kinderärztlichen Empfehlungen folgend, vertiefen die Eltern ihre Auseinandersetzung mit Schlaf und Schlafstörungen mithilfe ausgewählter Elternratgeber und erklären, bei zukünftiger Verschlechterung gerne wieder zur Verlaufskontrolle zu kommen und dann u. U. auch weitergehende psychotherapeutische Unterstützung in Anspruch zu nehmen.

20.2.2 Hypersomnie/Hypersomnolenz

Wie einleitend in diesem Kapitel bereits erwähnt, sollte versucht werden, bei berichteter Tagessymptomatik zwischen Tagesschläfrigkeit und Tagesmüdigkeit zu differenzieren. Nicht erholsamer Schlaf bzw. Schlafmangel können mit einer erhöhten Tagesschläfrigkeit (erhöhte Einschlafneigung), aber auch mit einer erhöhten Tagesmüdigkeit (mit Aspekten von Antriebsschwäche, Erschöpfung, Vermeidungsverhalten etc.) einhergehen (Pollmächer und Wetter 2017).

MERKE

Unterscheidung von Schläfrigkeit und Müdigkeit

Tagesschläfrigkeit:
- Erhöhte Einschlafneigung objektivierbar
- Einschlafattacken gegen Widerstand
- Zunahme in Ruhe / monotonen Situationen
- Besserung durch Schlaf

Müdigkeit:
- Keine erhöhte Einschlafneigung objektivierbar
- Tagesschlafepisoden selbst herbeigeführt („Nickerchen")
- Partielle Abnahme in Ruhe (z. B. bei Schonverhalten)
- Persistiert häufig trotz „Erholungsschlaf"

Die Bezeichnungen Tagesschläfrigkeit und Tagesmüdigkeit werden häufig unscharf verwendet. Auch Begriffe wie Müdigkeit, Erschöpftheit, Fatigue und Antriebsschwäche werden selten voneinander abgegrenzt. Der Müdigkeitsbegriff kann übergreifend in Abgrenzung zur Schläfrigkeit verwendet werden, die schlafmedizinisch gut operationalisiert ist.

Tagesschläfrigkeit resultiert aus nicht erholsamem Schlaf in der Nacht, einer verkürzten Schlafdauer sowie aus schlafmangel durch ungünstige Schlafhygiene, organisch bedingten Schlafstörungen, aber auch aus dem Vorliegen einer psychiatrischen oder neurologischen Grunderkrankung.

MERKE

Ursachen für erhöhte Schläfrigkeit

Schlafmangel durch:
- Vollständigen / partiellen Schlafentzug
- Gestörte Schlafkontinuität

Erhöhter Schlafdruck durch:
- Hypothalamische oder frontale Schädigungen
- Infektion und Inflammation
- Medikamente und Drogen

Schläfrigkeit beschreibt den Grad der Wachheit eines Individuums und kann direkt der zentralnervösen Aktivierung zugeordnet werden. Betroffene beschreiben häufig Symptome einer erhöhten Einschlafneigung am Tag und eine erschwerte Erweckbarkeit am Morgen, was in Teilen auch auf die biologische Verschiebung des Schlaf-wach-Rhythmus in diesem Alter oder auf eine mangelhafte Schlafhygiene zurückzuführen ist. Wenn trotz ausreichenden Schlafs eine erschwerte Erweckbarkeit und ein erhöhter Schlafbedarf am Tag bestehen, wird von hypersomnischen Beschwerden im Sinne einer eigenen Diagnose (Nicht organische Hypersomnie, ICD 10: F51.1; ➤ Tab. 20.2) gesprochen.

Tab. 20.2 Nicht organische Hypersomnie (F51.1)
Klagen über exzessive Tagesschläfrigkeit, über Schlafanfälle oder über verlängerte Übergangszeiten vom Aufwachen zum völligen Wachsein
Beschwerden nicht nur als Folge ungenügenden Nachtschlafs
Fast tägliches Auftreten über mindestens einen Monat oder wiederholt in kürzeren Perioden
Verursacht deutliche Erschöpfung oder Beeinträchtigung der Leistungsfähigkeit
Fehlen organischer Ursachen oder einer ursächlichen Schlafstörung (Narkolepsie, obstruktives Schlafapnoesyndrom etc.)

Die Epworth Sleepiness Scale (ESS) ist ein Fragebogen mit 8 Items und dient der Quantifizierung der Schläfrigkeit (www.dgsm.de). Als grobe Faustregel kann ein ESS-Score oberhalb von 10 als Beleg für eine erhöhte Einschlafneigung gelten. Bei ätiologisch unklarem Auftreten exzessiver Tagesschläfrigkeit ist in der Regel eine Untersuchung im Schlaflabor indiziert. Die Einschlafneigung und zentralnervöse Erregung / Vigilanz können dort u. a. mittels spezifischer Untersuchungsparadigmen (Multipler Schlaf-Latenz-Test, MSLT; Maintenance of Wakefulness Test, MWT), Vigilanztest (Psychomotor Vigilance Task, Pupillografie) und anderer Leistungstests (z. B. Wiener Testsystem) erfasst werden.

Tagesmüdigkeit tritt wie erwähnt auch unabhängig von der Schlafqualität auf, kann jedoch durch nicht erholsamen Schlaf verstärkt werden. Aufgrund der sehr unscharfen und breiten Verwendung des Müdigkeitsbegriffs bedarf es bei anhaltenden Beschwerden in der Regel einer differenzierten weiteren kinder- und jugendpsychiatrischen Abklärung. Affektive Störungen, Angststörungen, Anpassungs- und Belastungsstörungen etc. können sich im Schulkindesalter (das ansonsten verglichen mit anderen Lebensabschnitten relativ wenig mit „Müdigkeitserscheinungen" am Tag einhergeht) in diesem Rahmen bemerkbar machen.

Auch wenn eine Differenzierung zwischen Schläfrigkeit und Müdigkeit wünschenswert und für die Behandlung wertvoll sein mag, muss festgestellt werden, dass nicht selten auch **Mischbilder** vorliegen können.

Fallbeispiel

Schwangerschaft, Geburt sowie die Säuglings- und Kleinkindphase werden als unkompliziert geschildert. Benno habe, seitdem er einen Kindergarten besuche (Beginn mit 2,4 Jahren), „alles mitgenommen, was an Infekten unterwegs" gewesen sei. Dies habe zwar weder Eltern noch Kinderärztin weiter beunruhigt, jedoch seien eine deutliche Vergrößerung der Rachenmandeln (Kissing Tonsils) und eine immer wieder auftretende Hörminderung (wegen Tubenbelüftungsstörung bei adenoiden Vegetationen) im Alter von 7 Jahren Grund genug gewesen, eine Operation zur Verkleinerung der Adenoide und der Gaumenmandeln durchzuführen. Damals sei den Eltern aufgefallen, dass sich Bennos Schlaf nach der Operation deutlich verändert habe. Zuvor habe er unruhig und teilweise in ungewöhnlich überstreckter Körperhaltung geschlafen, geschnarcht und sei morgens nicht wie früher von alleine aufgewacht und aufgestanden. Vielmehr sei er beim Wecken schlaftrunken und unerholt erschienen. Dies habe sich nach der Operation normalisiert, was die Eltern nachhaltig beeindruckt habe. In der erweiterten Familie benutze ferner ein Onkel väterlicherseits regelmäßig nachts ein Gerät zur Atemhilfe über eine Nasenmaske (Constant Positive Airway Pressure[CPAP]-Gerät), das sein Schnarchen habe verschwinden lassen und ihn morgens und tagsüber wieder deutlich erholter sein ließe.

Bei der aktuellen kinderärztlichen Vorstellung im Alter von 9 Jahren berichten die Eltern von ihren Sorgen, dass Benno nun wieder öfter von morgens früh an müde erscheine und sogar einmal in der Schule mit dem Kopf auf dem Tisch gelegen und nicht auf Ansprache der Lehrerin reagiert habe. Dies habe zu einem Elterngespräch in der Schule geführt, nicht dem ersten außerplanmäßigen Gespräch in diesem Schuljahr, da Bennos Leistungen insgesamt deutlich abgesunken seien. Kritisch sei dies insbesondere deshalb, weil fraglich erscheine, ob Benno die von den Eltern angestrebte Gesamtschulempfehlung noch erhalten könne. Als „Kann-Kind" sei Benno relativ früh eingeschult worden und die Lehrer und Lehrerinnen hätten immer wieder darauf hingewiesen, dass er im Vergleich zu seinen Mitschülern „noch nicht so weit" sei. Mittlerweile erlebten die Lehrer und Lehrerinnen Benno als schlecht motivierbar und geradezu resignierend. Immer wieder äußere Benno morgens außerdem, Bauchschmerzen zu haben und lieber zu Hause zu bleiben.

Schlafbezogene Auffälligkeiten können die Eltern aktuell nicht vergleichbar mit den früher beobachteten Phänomenen feststellen. Pädiatrisch zeigen sich keine pathologischen organischen Befunde und auch ein HNO-Konsil führt zu keinen wegweisenden Ergebnissen. Da den Eltern ein Ausschluss schlafbezogener Atmungsstörungen sehr wichtig und zudem die schulische Entwicklung gefährdet zu sein scheint, erfolgen Untersuchungen im Schlaflabor, die ebenfalls keine pathologischen Befunde ergeben. Parallel führt der Einsatz des schulpsychologischen Dienstes jedoch dazu, dass Bennos Entwicklungsstand und allgemeine kognitive Begabung (Intelligenz) untersucht werden. Die hieraus resultierenden Befunde unterstreichen, was lange diskutiert wurde: Obwohl Bennos allgemeine Intelligenz (durchschnittliches Ergebnis) ausreichend für eine Perspektive mit Gesamtschulempfehlung erscheint, zeigen sich vielfach Lernrückstände und eine Teilleistungsstörung im Bereich Mathematik (Dyskalkulie).

Obwohl es der Familie schwerfällt, folgt sie den Empfehlungen der Schule: Wiederholung der Klasse mit Beginn spezifischer Fördermaßnahmen. Ein Wechsel kann im laufenden Schuljahr erfolgen, sodass sich Benno nach einer Eingewöhnungsphase relativ souverän unter den neuen Mitschülern bewegen kann, da er sich „ja schon auskennt". Er erhält einen Nachteilsausgleich bzgl. seiner Teilleistungsstörung und muss sich im Förderunterricht mehr mit dem ungeliebten Bereich Mathematik beschäftigen. Zumindest in Form der neuen Dyskalkulie-Lern-App, die er auf dem Familien-Tablet jetzt täglich nutzt und dabei Level für Level für sich verbucht, macht ihm diese Förderung sogar Spaß.

Die vorbeschriebene schulische Antriebsschwäche und Resignation von Benno scheint jedenfalls gebrochen und schlafbezogene Probleme in der Nacht und am Tag sind bei einer Wiedervorstellung in der kinderärztlichen Praxis erst einmal wieder „kein Thema mehr".

20.2.3 Aufmerksamkeitsdefizit-/Hyperaktivitätsstörungen und Störungen des Sozialverhaltens

Aufmerksamkeitsdefizit- / Hyperaktivitätsstörungen (ADHS) mit oder ohne Störungen des Sozialverhaltens gehören, wie in ➤ Kap. 13.2.4 bereits erwähnt, zu den häufigsten psychiatrischen Störungen im Kindes- und Jugendalter. Sie persistieren z. T. bis in das Erwachsenenalter hinein. Neben der Kernsymptomatik – gesteigerte Ablenkbarkeit, Impulsivität und Hyperaktivität – bestehen häufig weitere Auffälligkeiten wie erhöhte emotionale Instabilität oder auch affektive und Angststörungen. Eltern von Schulkindern mit ADHS berichten am häufigsten Einschlafprobleme, Widerstände gegen das Zubettgehen, vermehrtes nächtliches Erwachen, unruhigen Schlaf und verkürzte Gesamtschlafdauer (Fallbeispiel Linus Teil 1 sowie Teil 2, ➤ Kap. 21). Dabei ist jedoch teilweise von Diskrepanzen zwischen subjektiven Beschwerden und objektiven Schlafmessungen wie Polysomnografie und Aktigrafie auszugehen.

Fallbeispiel

Linus (Teil 1) – bei Vorstellung 7 Jahre alt

Linus kam nach unauffälliger Schwangerschaft und komplikationsloser Geburt zur Welt. Rückblickend wird er als ein lebhafter Säugling beschrieben; in der frühkindlichen Entwicklung erfolgte eine regelrechte motorische Entwicklung mit frühem Explorationsverhalten. Er sei früh mobil gewesen und habe viel Interesse an seiner Umwelt (Gegenstände, Räume etc.) gezeigt, wobei mangelndes Gefahrenbewusstsein und „Furchtlosigkeit" im Vorschulalter wiederholt zu Unfällen (Verbrühung mit kochendem Wasser, Treppensturz, Sturz von hohem Klettergerüst) geführt hätten. Zeitgerecht habe er zu sprechen begonnen, vor Schulbeginn jedoch wenig Interesse an der Schriftsprache gezeigt. Die Sauberkeitsentwicklung sei mit 3,6 Jahren abgeschlossen gewesen.

In der Kindertagesstätte zeigte er eine gute soziale Integration, Bevorzugung von Bewegungsspielen, vereinzelt impulsive Verhaltensweisen und Konflikte mit Gleichaltrigen. Im Vorschulalter habe Linus bereits überwiegend im eigenen Zimmer geschlafen, nur selten, z. B. bei akuten Infekten oder nach einem ängstigenden Ereignis (Angriff durch einen großen Hund), habe er nachts noch bei seinen Eltern im Bett schlafen wollen.

Mit Einschulung auf einer Regelgrundschule sei es zu vermehrten Konflikten mit Gleichaltrigen gekommen und Lehrer hätten sein Regelverhalten immer wieder als problematisch beschrieben. Nicht selten habe in der ersten Klasse bereits mit jedem Wochenbeginn eine hohe Belastung für die Familie bestanden, wenn Linus frustriert aus der Schule nach Hause gekommen sei und von „Ärger mit allen" berichtet habe. Die Eltern hätten schwer nachvollziehen können, wie es in der Schule immer wieder so schnell zu Eskalationen kommen könne, jedoch wird auch zu Hause deutlich, dass es Linus schwerfalle, sich zu regulieren, er bei schlechter Laune „dünnhäutig" und reizbar reagiere und wenig eigene Anteile an Konflikten sehe. Auf Begrenzung reagiere er auch im familiären Alltag z. B. bezüglich der Einhaltung von Tablet-Nutzungszeiten oder auf Hinweise, sich abends fertig fürs Bett zu machen, zunehmend oppositionell.

Bei der Vorstellung in der Kinderarztpraxis schildern die Eltern, dass es nunmehr seit einigen Wochen (erinnert wird eine kritische Verschlechterung mit Beginn der Schule nach den Osterferien) typischerweise abends nicht endende Diskussionen und Streit mit Linus gebe. Er lasse sich verbal kaum noch begrenzen, in Konflikten und anschließend wirke er frustriert, überfordert und unglücklich. Wenn er versuche, abends „runterzukommen", gelinge ihm dies häufig schlecht. Zwar suche er nicht mehr die Eltern auf, um bei ihnen zu schlafen, jedoch bemerkten die Eltern immer wieder, dass er nachts wach sei und sich beschäftige. Unter den zunehmenden Konflikten leiden auch die Eltern deutlich; sie diskutieren häufig miteinander, wie mit der Problematik umzugehen sei. Teilweise werden unterschiedliche Haltungen der Eltern deutlich und es entsteht nicht selten Streit. Regelhaft beginnt jeder Wochentag damit, Linus zu wecken und gegen Widerstände zum Aufstehen und zur eigenständigen Vorbereitung auf den nächsten Schulbesuch zu bewegen.

Da Linus selbst zunehmend darunter leidet, in einen „Teufelskreis“ aus abendlicher Schlaflosigkeit und morgendlicher Schläfrigkeit geraten zu sein, und die Eltern eine Erschöpfung seiner und ihrer eigenen Ressourcen fürchten, wenden sie sich mit der Frage nach Möglichkeiten, Linus abends zu Ruhe kommen zu lassen, an ihre kinderärztliche Praxis. Das Schuljahr bis zu den Sommerferien dauere zwar nicht mehr lange, jedoch hielten die Eltern auch eine Krankschreibung für eine Möglichkeit, sie akut zu entlasten. Mit den Eltern können die Risiken von kurzzeitigen Entlastungsmaßnahmen wie „Schlafmedikamenten“ und Krankschreibungen besprochen werden. Durch die Schule sei bereits angeregt worden, über die Installation eines Integrationshelfers / Schulbegleiters für Linus nachzudenken, und es sei auf medikamentöse Unterstützungsmöglichkeiten für die Schulzeit hingewiesen worden.

Angesichts dieser schulischen Entwicklung und der hohen Belastung von Patient und Familie wird der Bedarf für ein umfassenderes Behandlungskonzept einvernehmlich festgehalten.

MERKE

Es besteht eine erhebliche Überschneidung zwischen den häufigsten Verhaltensfolgen von unzureichendem oder gestörtem Schlaf und ADHS-Symptomen, d.h. vor allem hinsichtlich: Aufmerksamkeitsdefizit, Hyperaktivität, schlechter Impulskontrolle, Reizbarkeit, Stimmungsschwankungen, Oppositionalität und Aggressivität.

Es darf davon ausgegangen werden, dass ein Anteil der mit einem ADHS gekennzeichneten Kinder an einer Schlafstörung leidet, die wesentliche Teile der Symptomatik (mit)bedingt. Darüber hinaus können Schlafstörungen die Schwere von ADHS-Symptomen erhöhen, wenn sie gleichzeitig auftreten. Außerdem findet sich bei ADHS eine größere Wahrscheinlichkeit, unter einem Restless-Legs-Syndrom (RLS) mit entsprechenden Schlafstörungen zu leiden. Bei Patienten mit Aufmerksamkeitsdefizit und einem erhöhten BMI (> 25) sollte auch an ein Schlafapnoe-Syndrom gedacht und die entsprechende Diagnostik in einem Schlaflabor veranlasst werden. Bei Störungen des Sozialverhaltens finden sich ebenfalls eine schlechtere Schlafqualität und kürzere Schlafdauer. Schlafprobleme bei diesen Kindern können also mit einer Vielzahl von Problemen zusammenhängen.

Es gibt zudem umfangreiche empirische Belege für Überschneidungen der ZNS-Zentren / Neurotransmittersysteme, die den Schlaf regulieren, und denjenigen, welche Aufmerksamkeit und Erregung regulieren (Mindell und Owens 2015). Bekannt ist die Bedeutung des präfrontalen Kortex für komplexe kognitive / exekutive Funktionen (z.B. Zeitmanagement, Entscheidungsfindung, Organisation, selektive Aufmerksamkeit, Beurteilung, Motivation, Überwachung), die Modifikation des Verhaltens, Vorhersagen von Verhaltensergebnissen etc. Weitere Gehirnstrukturen, die diesbezüglich untersucht werden, sind z.B. der dorsolaterale und ventrolaterale präfrontale Kortex sowie der dorsale anteriore cinguläre Kortex).

Akuter oder chronischer Schlafmangel unter experimentellen und realen Bedingungen hat auch auf andere für ADHS relevante Gehirnregionen und -funktionen Auswirkungen, wie die Amygdala hinsichtlich Emotionsregulation und das Striatum hinsichtlich belohnungsbezogener Verhaltensweisen. Zum Beispiel wirkt sich unzureichender Schlaf auf das Entscheidungsverhalten und auf Verstärkerwirkungen typischerweise so aus, dass unter Schlafmangel tendenziell größere Risiken eingegangen und mögliche negative Folgen weniger berücksichtigt werden. Daraus resultierendes Risikoverhalten weist offenkundig Gemeinsamkeit mit dem Verhalten von Kindern mit ADHS auf.

MERKE

Bei der Auseinandersetzung mit elterlichen Beschwerden über „Schlafprobleme“ sollte geprüft werden, ob die geschilderten Probleme möglicherweise auch bzw. besser als „problematisches Abendverhalten“ verstanden werden können.

Wenn als abendliche Routine jedes Familienmitglied aus gemeinsam verbrachter Zeit heraus Ruhe finden möchte bzw. soll, fallen ADHS-Symptome/nachlassende Medikamentenwirkung möglicherweise abends umso mehr auf. Dies betrifft insbesondere ein erhöhtes Aktivitätsniveau (Hyperarousal, s.o.), Schwierigkeiten der Affektregulation und Oppositionalität. Je älter Kinder werden, umso häufiger tritt eine Verzögerung (zeitliche Verschiebung – Delayed Phase) des Schlaf-wach-Rhythmus auf. Dies verstärkt insbesondere Schwierigkeiten beim Zubettgehen, Einschlafen und beim morgendlichen Aufwachen und Aufstehen. Schätzungsweise 70 % aller Kinder mit ADHS leiden zusätzlich an komorbiden psychiatrischen Störungen, die ebenfalls Auswirkungen auf den Schlaf haben können. Die häufigsten mit ADHS bei Schulkindern gleichzeitig auftretenden Störungen sind Störungen des Sozialverhaltens und Angststörungen (ca. 30 %), bei älteren Kindern und Jugendlichen treten dann zunehmend affektive Störungen (schätzungsweise 10–30 %) auf.

20.2.4 Angst- und affektive Störungen

Schätzungsweise > 90 % der Kinder und Jugendlichen mit Angst- oder affektiven Störungen weisen ein gestörtes Schlaf-wach-Verhalten auf (Mindell und Owens 2015). Dabei ist in Analogie zum biopsychosozialen Erklärungsmodell von einer wechselseitigen, d.h. bidirektionalen Beeinflussung dieser Störungsaspekte auszugehen. Im Schulkindesalter stellen v.a. nächtliche Ängste ein häufiges Phänomen in der Verbindung mit Schlafstörungen dar. Dabei kommt es sowohl zu Ein- und Durchschlafstörungen als auch zu Ängsten im zeitlichen Zusammenhang mit parasomnischen Erscheinungen (z.B. Albträumen, Pavor nocturnus, Sprechen im Schlaf, Bruxismus). Der dazu passende (wenn auch nicht zwingend dort auftretende) Befund im Schlaflabor zeigt verlängerte Einschlafzeiten, eine verringerte Schlafeffizienz und eine Reduktion des Tiefschlafs zugunsten oberflächlicher Schlafstadien. Veränderungen des REM-Schlafs scheinen ebenso wie NREM-Abweichungen nicht in signifikanter Form vorzuliegen.

Pathogenetisch führen Angststörungen zu einer Überstimulierung des zentralen Nervensystems (Hyperarousal) und damit zu Schlafstörungen sowie zu Beeinträchtigungen der Vigilanz und Befindlichkeit am Tag. Verhaltenssymptome wie die Vermeidung von Situationen, die Angst auslösen, und ein erhöhtes Bedürfnis nach Nähe zu Bezugspersonen sind weitere wichtige Merkmale, die Schlafstörungen bedingen können. Ein- und Durchschlafprobleme stellen hierbei häufig die ersten Beschwerden bei ängstlichen Kindern dar.

Es wird postuliert, dass die biologische Grundlage für diese Beziehung zwischen Angst und Schlaf eine Überschneidung zwischen den Systemen zur Regulierung von Schlaf und Affekt sowie Erregung ist (Mindell und Owens 2015). Eine Beteiligung der Hypothalamus-Hypophysen-Nebennieren-Achse mit dysreguliertem Cortisol-Sekretionsmuster ist diesbezüglich unstrittig. Schlaflaboruntersuchungen können (müssen jedoch nicht) typischerweise eine verlängerte Einschlaflatenz, eine verringerte REM-Schlaf-Latenz, vermehrtes Erwachen und weniger Tiefschlaf (NREM 3) im Vergleich zu gesunden Kontrollen zeigen.

MERKE

Nachtängste (nach Mindell und Owens 2015)

Es ist wichtig, zwischen entwicklungsbedingten Ängsten in der Nacht und Ängsten, die den Schlaf stören und mit Angstsymptomen am Tag einhergehen, zu unterscheiden.

- Entwicklungsbedingte Ängste sind normalerweise umschrieben und erfordern selten eine Intervention.
- Ängste, die den Schlaf stören und mit Angstsymptomen am Tag einhergehen, weisen möglicherweise auf eine Angststörung hin.

Wenn eine Angststörung vorliegt, können Techniken (z.B. einfach kognitiv behaviorale Methoden), die häufig erfolgreich zur Behandlung isolierter nächtlicher Ängste eingesetzt werden, unwirksam sein und intensivere Interventionsstrategien (z.B. psychotherapeutische und medikamentöse Behandlung) können angezeigt sein.

Unmittelbar nach belastenden Ereignissen oder Veränderungen im Leben treten typischerweise **Belastungsreaktionen** und u.U. darüber hinausgehende **Anpassungsstörungen** auf. Schlafstörungen finden sich in diesem Zusammenhang sehr häufig. Obwohl Belastungsreaktionen und Anpassungsstörungen sich selbst limitieren können, ist darauf zu achten, dass Eltern Schlafprobleme versehentlich aufrechterhalten und verschlimmern können, wenn es zu einem Ungleichgewicht der Aufmerksamkeit/Zuwendung bei Problemverhalten vs. funktionalem „normalem" Verhalten kommt. Ansonsten droht, auch wenn die ursprünglichen Angstsymptome gelindert wurden, dass Kinder nur eingeschränkt über entwicklungsgerechte Bewältigungsstrategien verfügen.

Besteht eine Belastungsstörung dauerhaft fort, so ist zu prüfen, ob eine **posttraumatische Belastungsstörung (PTBS)** vorliegt. Bei einer posttraumatischen Belastungsstörung stellen Ein- und Durchschlafstörungen infolge eines zentralnervösen Hypervigilanzzustandes und wiederkehrende Albträume diagnostische Kriterien dar. Erhöhte Tagesmüdigkeit kann als Ausdruck für die komorbide Entwicklung von depressiven Symptomen gesehen werden. Verminderte Schlafqualität und/oder Quantität kann zudem die Tagesschläfrigkeit (Einschlafneigung) erhöhen. Die Häufigkeit und die Schwere der Albträume korrelieren mit der Intensität des erfahrenen Traumas, unabhängig von Alter, Geschlecht, Dauer der Belastungsstörung sowie psychischer Komorbidität. Auch mehrere Jahre nach einem erlittenen Trauma klagen Betroffene häufig über Schlafstörungen mit nächtlichem Erwachen. Polysomnografisch (im Schlaflabor) lassen sich teilweise eine Zunahme des REM-Schlafanteils sowie vermehrte Arousalreaktionen im REM-Schlaf nachweisen. Häufiges nächtliches Erwachen als ein schlafbezogenes Symptom bei traumatisierten Menschen wird mit einem Noradrenalin vermittelten Hypervigilanzzustand in Verbindung gebracht.

Ferner könnte dieser Befund auch deshalb bedeutsam sein, da angenommen werden kann, dass eine angemessene Gedächtniskonsolidierung im Rahmen der Traumaverarbeitung (eine funktionale Übertragung aus dem episodischen in das semantische Gedächtnis) durch diesen Hypervigilanzzustand behindert wird. Es kann auch zu nächtlichen **Panikattacken** kommen, die durch extreme Übererregung und gesteigerte autonome Aktivität gekennzeichnet sind. Nicht immer leicht ist hier die Unterscheidung von Nachtschreckattacken, Atemnot (Trigger: Asthma? OSA?) oder anderen nächtlichen Anfällen. Bei Kindern mit **Trennungsangst** oder **generalisierter Angststörung** kommt es definitionsgemäß nachts ebenfalls häufig zu einer Verschlechterung der Symptomatik mit gestörtem Schlaf.

MERKE

Das Erleben von Angstzuständen während der Nacht und des Tages weist in der Regel eher auf eine umfassendere Angstproblematik als auf entwicklungsbedingte schlafbezogene Ängste hin.

20.2.5 Affektive Störungen

Schlafstörungen und affektive Störungen (z.B. depressive Episoden) stellen aufgrund eines sehr engen Zusammenhangs oft einen Teufelskreis dar, der sich erheblich aufschaukeln kann, bis eine Dekompensation droht. Emotionale Probleme und damit einhergehende negative Kognitionen wirken sich in der Regel einschlaferschwerend oder -verhindernd aus. Die sich hieraus ergebende Schlafrestriktion beeinflusst die Stimmung wiederum negativ usw. Es wundert daher nicht, dass Ein- und Durchschlafstörungen (insomnische Beschwerden) in den geltenden Klassifikationssystemen diagnosekonstituierende Kriterien für affektive Störungen darstellen.

MERKE

Aufgrund der hohen Komorbidität zwischen Depression und Schlafstörungen können Schlafstörungen als ein Früh- und Warnsignal für die Entwicklung affektiver Störungen angesehen werden.

Da Schlafstörungen möglicherweise bereits ein Prodromalsymptom einer beginnenden affektiven Erkrankung darstellen, kann dem gestörten Schlaf selbst auch bei der Behandlung eine wichtige pathogenetische Bedeutung für das Zustandekommen depressiver Stimmungsschwankungen zukommen (Pollmächer und Wetter 2017). Eine verbesserte Schlafhygiene und bedarfsgerechte Schlafdauer (d.h. nicht zu kurz und nicht zu lang) kann u.U. entscheidend dazu beitragen, der Progredienz depressiver Symptome entgegenzuwirken. Im Schlaflabor gelten verlängerte Einschlaflatenzen und Veränderungen der Schlaf-wach-Architektur (verkürzte REM-Latenz, erhöhte REM-Schlafdichte) als typische Veränderung, dies muss jedoch nicht zwingend auftreten.

Eindrücklich kann sich bei Patienten im Schlaflabor jedoch zeigen, dass es unter Laborbedingungen paradoxerweise auch zu einer Verbesserung des Schlafes (im Sinne eines „falsch negativen" Befundes) kommen kann. Es ist anzunehmen, dass hier insomnietypische, auch als „Teufelskreis der Insomnie" bezeichnete, Faktoren mitwirken: In der gewohnten Umgebung sind „eingefahrene Probleme" besonders stark – in einer ungewohnten Umgebung dagegen geringer – ausgeprägt. Die Aufforderung bzw. das Bedürfnis, im Schlaflabor zu zeigen, wie schlecht geschlafen wird, wirkt sich entgegen dem sonst sehr ausgeprägten Bedürfnis, „wenigstens einmal richtig gut zu schlafen", als **paradoxe Intention** so aus, dass die gewohnten Verhältnisse maskiert werden. Auch auf diesem Hintergrund stellt für viele Patienten eine Loslösung aus eingefahrenen Problemstrukturen (z. B. der sozialen Isolation zu Hause ohne reguläre Tagesaktivitäten, Schulbesuch etc.) eine sehr wirksame Intervention dar, was in schweren Fällen auch stationäre Behandlungen rechtfertigt.

Das (Wieder-)Etablieren einer die Gesundheit und Teilhabe fördernden Tagesstruktur wirkt sich also sowohl auf die Stabilisierung des Schlaf-wach-Verhaltens (mit Synchronisierung chronobiologischer Rhythmen) und die affektive Symptomatik im engeren Sinne (Hoffnungslosigkeit, Verhaltenshemmung, Freudlosigkeit etc.) aus. Hinsichtlich der biologischen Grundlage für die Beziehung zwischen affektiven und Schlafstörungen scheinen monoaminerge Neurotransmittersysteme (z. B. Noradrenalin, Dopamin, Serotonin) eine wichtige Rolle zu spielen. Ein hypothetisches physiologisches Gleichgewicht zwischen monoaminerger und cholinerger Aktivität wird in diesem Zusammenhang ebenfalls als möglicherweise gestört angesehen.

Allgemeine Therapiegrundsätze

Grundsätzlich gilt bei jeder pädiatrischen sowie psychischen Störung mit Krankheitswert ein bedarfsgerechtes, wenn möglich abgestuftes Vorgehen als geboten. Bei den oben beschriebenen, sehr häufig beobachteten Komorbiditäten und der bidirektionalen Beeinflussung verschiedener biologischer, psychischer und sozialer Störungsaspekte bedarf es bei schwerwiegender und persistierender Symptomatik regelhaft eines umfassenderen Behandlungsansatzes. Die Priorisierung zur Behandlung verschiedener Störungsaspekte ist dabei nicht immer einfach. Es liegt jedoch nahe, jeglichen Störungsaspekt, der präsentiert wird, zu erfassen und einen diesbezüglichen therapeutischen Ansatz „parat zu haben".

MERKE

Nicht selten sprechen Kinder früher und mit geringeren Widerständen über ihre Schlafprobleme als über „dumme Ängste", quälende Traurigkeit, peinliche Gedanken etc.

Daher kann die gemeinsame Untersuchung und schrittweise Behandlung von schlafbezogenen Beschwerden („Ernstnehmen") auch den Weg ebnen, eine tragfähige Beziehung zum pädiatrischen sowie im Verlauf ggf. auch kinder- / jugendpsychiatrischen und psychotherapeutischen Behandler aufzubauen. Parallel müssen selbstverständlich auch weitere Störungsmerkmale in der sogenannten **Fallführung** erfasst und behandelt werden. Wie bereits erläutert, muss hierbei insbesondere darauf geachtet werden, nicht mit ärztlichen Maßnahmen (einschlaffördernder Medikation, Krankschreibung etc.) zur Progredienz und Chronifizierung von ausgeprägten Störungsbildern beizutragen.

Eine detaillierte Darstellung der **störungsspezifischen Behandlungsformen** kann an dieser Stelle nicht gegeben werden. Die angegebene Literatur kann hier zur Vertiefung empfohlen werden. Nicht zuletzt bieten der Aufbau und die Pflege **interdisziplinären Austauschs** zwischen beteiligten ärztlichen (v. a. pädiatrischen, kinder-jugendpsychiatrischen, allgemein-medizinischen, neurologischen) und nichtärztlichen (Lehrer, Jugendhilfeträger etc.) Beteiligten grundsätzlich und besonders in schwierigen Fällen vielversprechende Chancen, die Behandlung zu verbessern. Dass dies jedoch in der klinischen Praxis aus verschiedenen Gründen oft nicht zur Zufriedenheit aller erreicht wird, gilt besonders auch für den interdisziplinären Bereich gestörten Schlafs. Mit diesem Praxishandbuch hoffen die Autoren zumindest, zum Ausbau und zur Weiterentwicklung von Kompetenzen und Strukturen beizutragen.

LITERATUR

Backhaus J, Riemann D. Schlafstörungen. Fortschritte der Psychotherapie. Göttingen: Hogrefe; 1999.

Bell BG, Belsky J. Parents, parenting, and children's sleep problems: exploring reciprocal effects. British Journal of Developmental Psychology (BJDP) 2008; 26(4): 579–593.

20

Blake MJ, Sheeber LB, Youssef GJ, Raniti MB, Allen NB. Systematic review and meta-analysis of adolescent cognitive-behavioral sleep interventions. Clin Child Fam Psychol Rev 2017; 20: 227–249.

Dehlink E, Tan HL. Update on paediatric obstructive sleep apnoea. J Thorac Dis 2016; 8(2): 224–235.

Dworak M, Wiater A, Alfer D, Stephan E, Hollmann W, Strüder HK. Increased slow wave sleep and reduced stage 2 sleep in children depending on exercise intensity. Sleep Med 2008; 9(3): 266–272.

Fricke L, Lehmkuhl G. Schlafstörungen im Kindes- und Jugendalter – Ein Therapiemanual für die Praxis. Göttingen: Hogrefe; 2006.

Fricke-Oerkermann L, Lehmkuhl G: Psychotherapeutische Behandlungsansätze. In: Wiater A, Lehmkuhl G (Hrsg.): Handbuch Kinderschlaf. Stuttgart: Schattauer 2011; 255–277.

Fricke-Oerkermann L, Plück J, Schredl M et al. Prevalence and course of sleep problems in childhood. Sleep 2007; 30(10): 1371–1377.

Gruber R, Sadeh A, Raviv A. Sleep of school-age children: objective and subjective measures. Sleep Res 1997; 26: 158.

Kamtsiuris P, Lange M, Schaffrath Rosario A. Der Kinder- und Jugendgesundheitssurvey (KiGGS): Stichprobendesign, Response und Nonresponse-Analyse. Bundesgesundheitsblatt, Gesundheitsforschung, Gesundheitsschutz 2007; 50: 547–556.

Kirchhoff F, Paditz E, Erler T et al. Einsatz von Melatonin bei Kindern mit Schlafstörungen – Stellungnahme der Arbeitsgruppe Pädiatrie der Deutschen Gesellschaft für Schlafforschung und Schlafmedizin e.V. (DGSM). Aktuelle Kinderschlafmedizin 2018; 68–82.

Kraenz S, Fricke L, Wiater A, Mitschke A, Breuer U, Lehmkuhl G. Häufigkeit und Belastungsfaktoren bei Schlafstörungen im Einschulalter. Prax Kinderpsychol Kinderpsychiat 2004; 53: 3–18.

Krakow B, Zadra A. Clinical management of chronic nightmares: imagery rehearsal therapy. Behavioral Sleep Medicine 2006; 4(1): 45–70.

Kwok KL, Ng DK, Chan CH. Cardiovascular changes in children with snoring and obstructive sleep apnoea. Ann Acad Med Singapore 2008; 37(8): 715–721.

Lehmkuhl G, Agache A, Alfer D et al. SI-KJ Schlafinventar für Kinder und Jugendliche. Göttingen: Hogrefe; 2016.

Meltzer LJ, Mindell JA. Systematic review and meta-analysis of behavioral interventions for pediatric insomnia. J Pediatr Psychol 2014; 39: 932–948.

Mindell JA, Owens JA. A clinical guide to pediatric sleep: diagnosis and management of sleep problems. Philadelphia: Lippincott Williams & Wilkins; 2015.

Owens JA, Spirito A, McGuinn M, Noble C. Sleep habits and sleep disturbance in elementary school-aged children. J Dev Behav Pediatr 2000; 21: 27–36.

Paavonen EJ, Aronen ET, Moilanen I et al. Sleep problems of school-aged children: a complementary view. Acta Paediatr 2000; 89: 223–228.

Perfect MM, Archbold K, Goodwin JL, Levine-Donnerstein D, Quan SF. Risk of behavioral and adaptive functioning difficulties in youth with previous and current sleep disordered breathing. Sleep 2013; 36(4): 517–525.

Petit D, Pennestri MH, Paquet J et al. Sleepwalking and sleep terrors: a longitudinal study of prevalence and familial aggregation. JAMA Pediatr 2015; 169(7): 653–658.

Thünker J, Pietrowski R. Alpträume. Ein Therapiemanual. Göttingen: Hogrefe; 2015.

Pollmächer T, Wetter TC. Schlafstörungen und psychische Erkrankungen. Stuttgart: Kohlhammer; 2017.

Rabenschlag U. So finden Kinder ihren Schlaf. Freiburg i. Br.: Herder; 2001.

Riemann D, Baum E, Cohrs S et al. S3-Leitlinie Nichterholsamer Schlaf / Schlafstörungen. Somnologie 2017; 21: 2–44.

Sauseng W, Rauter L, Kerbl R. Nachtschreck, Schlafwandeln und Albträume. Monatsschr Kinderheilkd 2016; 164: 1096–1102.

Schlarb AA, Gulewitsch MD, Weltzer V, Ellert U, Enck P. Sleep duration and sleep problems in a representative sample of German children and adolescents. Health 2015; 7: 1397–1408.

Schlarb AA. Psychoedukation und Schlafhygiene. In: Wiater A, Lehmkuhl G (Hrsg.): Handbuch Kinderschlaf. Stuttgart: Schattauer 2011; 211–239.

Schredl M. Die nächtliche Traumwelt im Kindesalter. In: Wiater A, Lehmkuhl G (Hrsg.): Handbuch Kinderschlaf. Stuttgart: Schattauer 2011; 93–107.

Schwerdtle B, Kanis J, Kahl L, Kübler A, Schlarb AA. The Children Sleep Comic – development of a new diagnostic tool for children with sleep disorders. Nature and Science of Sleep 2012; 4: 97–102.

Spielman AJ, Caruso LS, Glovinsky PB. A behavioral perspective on insomnia treatment. Psychiatr Clin North Am 1987; 10(4), 541–553.

Wiater A, Lehmkuhl G, Mitschke A, Fricke-Oerkermann L. Schlaf, Verhalten und Leistung bei Schulkindern. pädiat prax 2007 / 2008; 71: 397–408.

KAPITEL 21

Dirk Alfer

Beratungs- und Behandlungsangebote in der Praxis

Auch bei Schulkindern ist die Unterscheidung zwischen organisch bedingten und nicht organisch bedingten Schlafstörungen die Grundlage für die Beratung der Eltern. Die durch den Schulbesuch im Vergleich zum Vorschulalter zumeist deutlich erhöhten Anforderungen gehen nicht selten mit einem „Aufschaukelungsprozess" (Stress am Tag – Stress in der Nacht) und vermehrten Krisensituationen (z. B. Schulverweigerung, Eskalation häuslicher Konflikte) einher. Kindermedizinische Zuwendung und Fachkompetenz können in dieser Situation dazu beitragen, Familien in akuten Notlagen weiterzuhelfen und bei Progredienz erforderliche weitere Maßnahmen zu unterstützen. Insbesondere ist zu verhindern, dass vermeintliche Hilfemaßnahmen (beispielsweise Krankschreibung bei Schulverweigerung) selbst zu aufrechterhaltenden Bedingungen werden.

MERKE

Wenn bei hoher Belastung Entlastungsmaßnahmen eingefordert werden, bergen diese in der Regel erhebliche Risiken, die Problematik aufrechtzuerhalten und zu verschlimmern.

Typische Beispiele:

- Es werden „Schlafmedikamente" verlangt, um aus dem Teufelskreis – abends / nachts keine Ruhe zu finden und jeden Tag angespannt und unerholt zu erleben – herauszukommen.
- Es werden Krankschreibungen in zugespitzten Entwicklungen mit Schulverweigerung / Schulabsentismus verlangt. Wenn diese nicht von der Installation verbindlicher Gegenmaßnahmen (psychiatrische / psychotherapeutische Anbindung, Jugendhilfemaßnahmen etc.) begleitet werden, droht die Chronifizierung.

Fallbeispiel

Linus (Teil 2) aktuell 9 Jahre alt

Vorgeschichte

In Teil 1 wurde bereits über eine im Verlauf des ersten Schuljahres zugespitzte Entwicklung berichtet, aus der heraus kinderärztliche Hilfe gesucht worden war. Hinsichtlich der **schlafbezogenen Beschwerden** ergab sich mit Erreichen der Sommerferien eine deutliche Entlastung. Unter dem Hinweis, dass es gegen Ende der Ferien jedoch umso schwerer fallen könne, „wieder in den Schulrhythmus" zu kommen – den die Familie ja als Teufelskreis erlebt hatte –, zeigte die Familie Bereitschaft, weitergehende Maßnahmen zu ergreifen.

Mittels psychoedukativer Beratung, dem Führen von Schlafprotokollen und einer stärkeren Strukturierung des Tagesablaufs unter Beachtung von Schlafhygieneregeln wurde bereits in den Ferien eine Angleichung an die Anforderungen des neuen Schuljahres angestrebt. In Zusammenarbeit mit einer kinder- / jugendpsychiatrischen Praxis konnte eine Diagnostik erfolgen, welche zu einer **ADHS-Diagnose** (Aufmerksamkeitsdefizit- / Hyperaktivitätsstörung; ICD 10: Einfache Aktivitäts- und Aufmerksamkeitsstörung F90.0) führte. Über die Sommerferien erfolgten Aufklärungsgespräche, Voruntersuchungen und die Eindosierung von Methylphenidat, das als schnell anflutendes Präparat (Tabletten) gute Wirksamkeit zeigte. In Anpassung an den Tagesablauf wurde dann auf ein länger wirksames Präparat (Retard-Kapseln) umgestellt.

Im neuen (2.) Schuljahr ergaben sich erfreulicherweise deutlich positivere Rückmeldungen aus der Schule und die Notwendigkeit eines Schulbegleiters oder einer spezifischen Förderung in der Schule wurde nicht mehr gesehen. Da auch die innerfamiliäre Belastung damit deutlich zurückging, beließen es die Eltern bei den beschriebenen Maßnahmen. Es etablierte sich eine niederfrequente Vorstellung in der kinderärztlichen Praxis zur Verlaufskontrolle und Verschreibung von Methylphenidat. Eine kinder- / jugendpsychiatrische Anbindung mit Verlaufskontrollen erfolgte auf Wunsch der Eltern nicht.

Aktueller Vorstellungsanlass

In den Herbstferien des 3. Schuljahres stellt sich die Familie erneut außerhalb der regulären Kontrolltermine in der kinderärztlichen Praxis vor. Linus' Eltern erklären, dass er durch das Medikament (Methylphenidat) wohl abends nicht schlafen könne und wieder zunehmend alarmierende Rückmeldungen aus der Schule erfolgten. Er habe im Unterricht teilweise demonstrativ mit dem Kopf auf dem Tisch gelegen, häufig eine Verweigerungs- und „Antihaltung" eingenommen und vereinzelt auch wieder Impulsdurchbrüche in Konflikten gehabt. Einerseits sei befürchtet worden, dass dies als eine Art von Nebenwirkung der Medikation auftreten könne, andererseits hatte ein Auslassversuch vor und innerhalb der letzten Sommerferien gezeigt, dass Linus hinsichtlich Konzentrationsvermögen und Impulskontrolle weiterhin deutlich von der Medikation profitiere. Linus selbst zeigt sich verärgert darüber, dass ihm oft signalisiert werde, dass er Medikamente nehmen müsse, damit er „weniger Stress mache", und dass er sich oft unfair behandelt fühle.

Der **Schlafrhythmus** sei vor und in den Sommerferien wieder **„aus den Fugen geraten"**, wie die Familie erklärt. Tendenzen hinsichtlich abendlicher und morgendlicher Konflikte um den Schlaf habe es sicher auch schon länger gegeben. Den Eltern falle es dabei weiterhin oft nicht leicht, eine einheitliche Haltung zu finden. Linus dränge immer mehr auf Autonomie und versuche oftmals, eigene Regeln und Interessen durchzusetzen. Beispielsweise seien Diskussionen um Bedingungen für und den Umfang von Nutzung elektronischer Medien an der Tagesordnung. Die Abschaltung des WLAN als „Notfalllösung" habe zu einem massiven Impulsdurchbruch bei Linus geführt und es sei beschlossen worden, dass es so nicht weitergehen könne. Jetzt in den Herbstferien wagen die Eltern keinen Auslassversuch der Medikation, da sie befürchten, dass Linus dann „gar nicht mehr zu erreichen" sei. Linus selbst dränge hingegen auf Absetzen der Medikation, er fühle sich fremdbestimmt und meine, dass die Medikation ihn abends am Einschlafen hindere.

In der kinderärztlichen Sprechstunde wird von den Eltern nach medikamentösen Alternativen oder zusätzlichen Medikamenten für das Einschlafen gefragt. Tatsächlich herrsche unter den Eltern nicht selten „Verwirrung" darüber, was dem Störungsbild (ADHS, Schlafprobleme), was möglicherweise eigenen Fehlern in der Erziehung oder als Vorbilder und was dem verwendeten Medikament zuzuschreiben sei. Linus selbst und seine Eltern hätten auch schon diverse Informationen aus ihrem Umfeld, dem Internet etc. gesammelt. Dabei hätten sie einige Ratschläge (wie beispielsweise auch den vermittelten Schlafhygieneregeln) versucht umzusetzen, nun jedoch seien sie angesichts der Verschlechterung umso unsicherer, was sie tun könnten. Sie wollten ihrem Sohn nicht mit einem Medikament schaden, das ihn möglicherweise nicht einschlafen lasse; dies beschäftige sie angesichts der zunehmenden Konflikte um die Medikamenteneinnahme immer mehr.

Aus dem Termin resultiert als Plan, regelmäßige Termine in einer kinder- und jugendpsychiatrischen Praxis zur intensiveren Begleitung der Familie mit Schulung der Eltern und psychotherapeutischer Anbindung von Linus zu etablieren. Dem Wunsch von Linus, in den Ferien einen Auslassversuch zu machen, wird entsprochen; er fühlt sich ernst genommen und erklärt sich bereit, aktiv daran mitzuwirken, seine und die Probleme in der Familie zu „entwirren".

21

21.1 Organisch bedingte Schlafstörungen

Bezogen auf die organisch bedingten Schlafstörungen sollte unverzüglich therapeutisch gehandelt werden. So wird in der Regel der Nachweis von obstruktiven Schlafapnoen zur Einleitung einer medikamentösen Therapie oder zur direkten Zuweisung zum HNO-Arzt führen, um die OP-Indikation für eine Adenotonsillotomie zu klären. Da die Indikation zur Adenotonsillotomie (selten Adenotonsillektomie) bei obstruktiver Schlafapnoe bei Kindern von manchen HNO-Ärzten zurückhaltend gestellt wird, ist gegebenenfalls der direkte kollegiale Kontakt zur Befundbesprechung zu empfehlen. Des Weiteren ist darauf hinzuweisen, dass Patienten mit obstruktiver Schlafapnoe ein erhöhtes postnarkotisches Risiko haben, sodass eine hinreichende postnarkotische Überwachung sichergestellt sein muss. In diesem Zusammenhang sei nochmals darauf hingewiesen, dass außer den Narkotika auch andere Medikamente mit atmungssuppressiver Wirkung (z. B. Benzodiazepine) oder Nebenwirkung (z. B. Codein oder einige Antihistaminika) zu einer deutlichen Verschlechterung der Schlafapnoen führen können.

MERKE

Bei der Elternberatung von Kindern mit obstruktiver Schlafapnoe sollte neben der Behandlungsplanung (Medikation, Operation, nichtinvasive Beatmung?) auch darauf hingewiesen werden, dass ein erhöhtes postnarkotisches Risiko sowie ein erhöhtes Risiko bzgl. Medikamenten mit atmungssuppressiver Wirkung und Nebenwirkung besteht.

Je nach individueller Befundkonstellation wird den Eltern von Kindern mit obstruktiver Schlafapnoe die frühzeitige Einbeziehung kieferorthopädischer Kompetenz zu empfehlen sein. Selbstverständlich zählt eine ausführliche Ernährungs- und Verhaltensberatung einschließlich sportlicher Aktivierung zur Betreuung bei adipösen Kindern mit obstruktiven Schlafapnoen. Auch nach therapeutischer Versorgung der Kinder sollten sich Verlaufskontrollen anschließen.

Im Hinblick auf das RLS (➤ Kap. 13.1.3) steht bei der Elternberatung die Empfehlung zur Ferritinbestimmung im Vordergrund, um zeitnah therapeutisch handeln zu können.

21.2 Nicht organisch bedingte Schlafstörungen

Bei den nicht organisch bedingten Schlafstörungen steht die umfassende Information der Eltern über die zugrunde liegende Störung im Mittelpunkt. Schriftliche Informationen wie die Patientenratgeber der DGSM (https://www.dgsm.de/) können begleitend dazu eingesetzt werden. **Ziel der Beratung muss es sein, den Eltern wieder Sicherheit im Umgang mit ihrem Kind zu vermitteln.**

Erfahrungsgemäß sind viele Eltern auch jenseits des Kleinkindalters durch mangelnde erzieherische Erfahrung und sich widersprechende Ratgeber besonders gefordert und belastet. Die Sorge besteht fort, durch falsches erzieherisches Verhalten dem eigenen Kind in der Entwicklung oder psychisch zu schaden. Folge davon kann sein, dass es den Eltern infolge ihrer eigenen Zweifel schwerfällt, ihrem Kind den erzieherischen Halt zu geben, auf den die weitere kindliche Entwicklung aufbauen kann.

Speziell im Schulkindesalter ist eine Weiterentwicklung der Interaktionsabläufe zwischen Kindern und Eltern hin zu mehr Autonomie des Kindes von besonderer Bedeutung. Die Anforderungen am Tag steigen diesbezüglich deutlich mit dem Schulbesuch an. Das Schlafverhalten kann darunter einerseits leiden, andererseits können unangemessene Schlafverhaltensweisen wiederum dazu führen, dass die anstehenden Entwicklungsaufgaben nicht gemeistert werden können. Entsprechend gelten Schlafedukation sowie die Vermittlung und Einhaltung von Regeln zur Schlafhygiene als erste Maßnahme, um vorhandene Schwierigkeiten zu verändern. Dabei sind auch im Schulkindesalter folgende Aspekte von besonderer Bedeutung (Fricke-Oerkermann und Lehmkuhl 2019):

- Die Schlafzeiten sollten entsprechend dem Schlafbedürfnis des Kindes und unter Einhaltung regelmäßiger Zubettgeh- und Aufstehzeiten festgelegt werden. Mithilfe von Normwerten und mittels Erfassung der individuellen Schlafbedürfnisse (Schlafprotokoll) sollte die benötigte Gesamtschlafzeit des Kindes ermittelt werden. Entsprechend dem ermittelten Schlafbedürfnis des Kindes sollten dann die Zubettgeh- und Aufstehzeiten festgelegt werden. Mittagsschlaf ist in diesem Alter in der Regel nicht mehr erforderlich. Wenn tagsüber geschlafen wird, sollte diese Schlafzeit von der Gesamtschlafzeit in der Nacht abgezogen werden. Tagesschlaf sollte, wenn überhaupt, vor 15 Uhr liegen, damit negative Auswirkungen auf die Nachtschlafphase vermindert werden, d. h., damit das Kind abends ausreichend müde ist, wenn es zu Bett geht.

- Entsprechend den Ausführungen zum Kleinkindalter gilt, dass einem Kind, das gelernt hat, sich am Tage emotional zu regulieren und alleine zur Ruhe zu kommen (beispielsweise als Kleinkind bereits gelernt hat, alleine einzuschlafen), dies auch am Abend oder in der Nacht leichter gelingt. Die Eltern sollten versuchen, dabei behilflich zu sein, allein wieder in den Schlaf zu finden, indem sie Sicherheit vermitteln und dem Kind helfen, z. B. durch ruhiges Sprechen, sich selbst zu beruhigen.
- Einschlafen bedeutet für Kinder, dass sie sich von den Eltern trennen. Wenn ein Kind gelernt hat, sich für gewisse Zeitabschnitte am Tage zu trennen, dann fällt es ihm auch am Abend leichter. Besteht eine deutliche Trennungsproblematik (z. B. mit Schulverweigerung, hartnäckigem Einfordern von unmittelbarer Nähe der Eltern in der Nacht), sollte dies aufgrund erheblicher Auswirkungen auf die Entwicklung nicht verschleppt (z. B. durch Krankschreibung), sondern auf weitergehende Hilfsmaßnahmen (psychologisch / psychiatrisch, Jugendhilfe etc.) hingewirkt werden.
- Ein angemessenes Schlafambiente (z. B. keine störenden Licht- oder Lärmquellen) fördert einen guten Schlaf.
- Eine ruhige Phase vor dem Schlafengehen, in der ein Schlafritual durchgeführt wird, hilft auch nach dem Kleinkindalter beim Einschlafen. Dieses ist altersentsprechend abzuwandeln und aus der elterlichen Kontrolle in die des Kindes zu geben.
- Das Kind sollte vor dem Schlafengehen keine Medikamente einnehmen, die schlafbeeinträchtigende Nebenwirkungen (z. B. Stimulanzien zur Behandlung von Aufmerksamkeitsdefizit- / Hyperaktivitätsstörung, ADHS) haben. Sollte dies der Fall sein, ist mit dem behandelnden Arzt zu überlegen, ob eine Umstellung auf ein anderes Medikament oder z. B. eine Einnahme am Morgen und nicht am Abend möglich ist.
- Das Abendessen sollte nicht direkt vor dem Schlafengehen stattfinden. Es ist jedoch auch wichtig, dass das Kind nicht hungrig ins Bett geht. Ein Glas Milch oder eine Banane vor dem Schlafengehen können hier helfen.
- Kinder sollten nachmittags und abends keine koffeinhaltigen oder teinhaltigen Getränke zu sich nehmen.
- Zwischen Alltag und Zubettgehen sollte Zeit zum Ausklingen des Tages sein. Vor dem Schlafengehen sollte sich das Kind nicht mit körperlich oder geistig anstrengenden Tätigkeiten beschäftigen.
- Nächtliches Essen sollte vermieden werden.
- Helles Licht ist ein „Wachmacher“. Nachts sollte das Kind keinem hellen Licht ausgesetzt sein.
- Am Tage sollten sich Kinder ausreichend bewegen – möglichst auch an der frischen Luft.
- Da wir morgens besonders empfindsam für Licht sind, ist es auch für den Schlaf-wach-Rhythmus von Kindern günstig, sich morgens ungefähr eine halbe Stunde dem Tageslicht auszusetzen.
- Ein geregelter Tagesablauf z. B. mit regelmäßigen (möglichst gemeinsamen) Essenszeiten unterstützt den Schlaf-wach-Rhythmus von Kindern positiv.
- Das Bett ist zum Schlafen da und nicht zum Fernsehen, Computerspielen oder Lesen.
- Schlafen oder Zubettgehen sollte nicht als Strafe verwendet werden.
- Im Kinderschlafzimmer sollte nie geraucht werden.

Die Umsetzung der aufgeführten Regeln verlangt eine gründliche Anleitung der Eltern, die z. B. in entsprechenden Gruppensitzungen am besten vermittelt werden können (Fricke und Lehmkuhl 2006; Schlarb 2016).

Entspannungsverfahren, kognitive Umstrukturierung und andere spezifische Interventionen z. B. bei Somnambulismus und Pavor nocturnus (z. B. autosuggestive Verfahren) können auf dieser Beratung und den genannten Maßnahmen aufbauen.

21.3 Mediennutzung

Zunehmende Bedeutung als auslösender Faktor für Schlafstörungen bekommt die Mediennutzung. Deshalb erlangen diesbezügliche Beratungsangebote in der Praxis einen immer größer werdenden Stellenwert. Es ist davon auszugehen dass nahezu sämtliche Kinder und Jugendliche über mindestens ein elektronisches Mediengerät in ihrem Schlafzimmer verfügen und dieses in vielen Fällen mit dem Schlaf interferiert. Während vor circa 10 Jahren noch Fernseher sowie „stationäre" Desktop-Computer und Videospiele (Spielkonsolen, die an einen Bildschirm / Fernseher angeschlossen werden) im Vordergrund standen, wird das Bild heute deutlich von kleineren „mobilen" Geräten dominiert: Smartphones, Tablets, internetfähige Handheld-Spielkonsolen etc. So ergab eine britische Studie 2016, dass von den befragten 11- bis 18-Jährigen 43 % ihr Smartphone noch nach dem Zubettgehen checken, 23 % mehr als 10-mal pro Nacht, 11 % mehr als eine Stunde mit Smartphone-Aktivitäten nach dem Zubettgehen verbringen und 25 % sich tagsüber müder fühlen in Abhängigkeit von der Intensität der nächtlichen Smartphonenutzung (Digital Awareness UK [DAUK] and Headmasters' Conference [HMC] Study 10 / 2016; www.hmc.org.uk). Auch Medienaktivitäten tagsüber beeinflussen das Schlafverhalten der Kinder und Jugendlichen. Als durchschnittliche tägliche Nutzung audiovisueller Medien resultierte in einer Erhebung aus dem Jahr 2015 (www.ardwerbung.de/fileadmin/user_upload/mediaperspektiven/Basisdaten/Media_Perspektiven_Basisdaten_2015_komplett_und_verlinkt.pdf) eine Dauer von über 300 Minuten (= 5 Stunden) bei den 10- bis 19-Jährigen. Bis heute dürfte dieser Umfang weiter zugenommen haben, sodass der **Alltag von Kindern und Jugendlichen als wesentlich durch Medienaktivitäten bestimmt angesehen werden kann.**

Smartphones bieten kontinuierlich fortschreitende Möglichkeiten sowohl für hochfrequente, jeweils kurze Nutzung (z. B. beim Erhalten oder Abrufen von Nachrichten) als auch dazu, sich nahezu überall und jederzeit anhaltend zu beschäftigen (z. B. zum Streamen von Musik, Videoclips, Filmen oder zum Online-Spielen). Besser als diese einem ständigen schnellen Wandel unterliegenden Nutzungsformen wurde beispielsweise die Beschäftigung mit Computerspielen mit aggressivem Inhalt untersucht. Über die Erhöhung psychophysiologischer Erregungslevel wirken sie dem entspannten Ein- und Durchschlafen entgegen (Frölich und Lehmkuhl 2012). Hinzu kommt der Einfluss von blauem Bildschirmlicht, das die Melatoninausschüttung supprimiert und sich demzufolge ebenfalls negativ auf das Einschlafen und das Wiedereinschlafen nach nächtlichem Erwachen auswirkt. Medienaktivitäten beeinträchtigen den Schlaf bereits in der frühen Kindheit. So hatten nach einer Studie von Garrison et al. 18 % der 3- bis 5-jährigen Kinder mit einem Medienkonsum von 73 Minuten / Tag Schlafprobleme (Garrison et al. 2011).

Zu Konflikten mit erholsamem Schlaf kommt es häufig aufgrund folgender Aspekte:

- Die Nutzung dieser Medien macht Spaß und aktiviert; es gelingt den Kindern / Jugendlichen nicht, sich selbst angemessen zu beschränken.
- Eltern schätzen zwar häufig das Potenzial dieser Medien, ihr Kind zu beschäftigen, es fällt ihnen jedoch häufig auch schwer, dies angemessen zu begrenzen. Als wichtige Vorbilder ihrer Kinder leben Eltern dabei nicht selten eine „relativ unregulierte" Mediennutzung vor.
- Auch wenn vorhandene elektronische Medien nicht unmittelbar aktiv genutzt werden, besteht eine erhöhte nächtliche Bereitschaft, aktiv zu werden und zu reagieren. Bei unangenehmen nächtlichen Wachzeiten wird versucht, „sich die Zeit zu vertreiben". Teilweise werden auch eingehende Nachrichten gelesen und beantwortet.
- Die Weckerfunktion eines Smartphones wird häufig als einziger Wecker von älteren Kindern und Jugendlichen genutzt. Auf diesem Hintergrund (oder mit diesem Vorwand?) erscheint es für manche Kinder / Jugendliche „undenkbar", das Smartphone nachts teilweise / ganz auszuschalten oder das Gerät aus dem Schlafzimmer zu verbannen.
- Die Mediennutzung verdrängt oder behindert häufig tagsüber bereits gesunde Verhaltensweisen (z. B. körperliche Aktivität, direkte Peerkontakte etc.). Am Abend verdrängt es dann gesunde Verhaltensweisen, die regelmäßiges

ruhiges „Abschalten“ und erholsamen Schlaf erlauben.
- Mangelnde körperliche Aktivität bei übermäßigem Medienkonsum erhöht zudem das Risiko, eine Adipositas zu entwickeln; dies kann sich zusätzlich negativ auf das Schlafverhalten auswirken.

MERKE

In der Praxis sollte die Verwendung von Elektronik wie Computer, Mobiltelefone, Spielesysteme, MP3-Player und Fernsehgeräte erfragt werden. Eltern und Kinder sollten über die Zusammenhänge zwischen der Nutzung elektronischer Medien, insbesondere in den Abendstunden und in der Nacht, und unzureichendem Schlaf aufgeklärt werden.

MERKE

Empfehlungen der Bundeszentrale für gesundheitliche Aufklärung (2014)

- Im Alter von bis zu 2 Jahren allenfalls 20 Minuten TV-Konsum/Tag zulassen
- Im Alter von 3 bis 5 Jahren maximal 30 Minuten/Tag TV und PC-Konsum zusammen
- Im Alter von 6–10 Jahren maximal 45 Minuten/Tag (TV und PC zusammen)
- Im Alter von 11–13 Jahren maximal 60 Minuten/Tag (TV und PC zusammen)

Ein von DAKJ, BVKJ, DGSPJ, DGKJ, DGAAP und der Stiftung Kinder und Jugend herausgegebenes und vom Bundesgesundheitsministerium unterstütztes Merkblatt soll dazu beitragen, über weitere Schattenseiten der Mediennutzung, etwa die Vernachlässigung von realem Spiel und Toben, aufzuklären (https://www.bvkj.de/fileadmin/pdf/presse/Paediatrische_Empfehlungen_fuer_Eltern_zum_achtsamen_Bildschirmmediengebrauch). Zudem geraten der Datenschutz und der Schutz vor Cybermobbing zunehmend ins Bewusstsein, denn die große technische Versiertheit von Kindern und Jugendlichen ist nicht immer Ausdruck von Medienkompetenz.
Das Merkblatt empfiehlt u. a.

- **Machen Sie sich bewusst: Sie sind Vorbild für Ihr Kind, es wird Sie nachahmen.**
- **Nutzen Sie Bildschirmmedien nicht zur Belohnung, Bestrafung oder Beruhigung.**
- **Wählen Sie ruhige, altersgerechte Fernsehsendungen aus, deren Inhalte frei von Gewalt sind; überlassen Sie die Fernbedienung nicht Ihren Kindern.**
- **Stellen Sie klare Regeln auf und begrenzen Sie die Bildschirmmediennutzungszeit vor dem Einschalten.**
- **Wenn Ihr Kind das reale Leben vernachlässigt: Suchen Sie professionelle Hilfe.**

Ergänzend ist darauf hinzuweisen, dass über geeignete Suchmaschinen die für Kinder zugänglichen Bereiche begrenzt werden können. Auch spezielle Apps können genutzt werden, um Kindern den Zugang zu nicht geeigneten Inhalten zu ersparen. Es sollten keine Kreditkartendaten eingespeichert werden, auf die Kinder Zugriff haben könnten; eine Drittanbietersperre sollte installiert werden und vor allem sollten in Videoportalen Filter aktiviert werden, die den Konsum von altersinadäquaten Videobeiträgen verhindern.

LITERATUR

Bundeszentrale für gesundheitliche Aufklärung. Gut hinsehen und zuhören. Köln: BZgA; 2014.

Fricke L, Lehmkuhl G. Schlafstörungen im Kindes- und Jugendalter – Ein Therapiemanual für die Praxis. Göttingen: Hogrefe; 2006.

Fricke-Oerkermann L, Lehmkuhl G. Schlafstörungen. In: Schneider S, Markgraf J (Hrsg.): Lehrbuch der Verhaltenstherapie. Bd. 3: Psychologische Therapie bei Indikationen im Kindes- und Jugendalter. 2. Aufl. Heidelberg: Springer; 2019. S. 786–808.

Frölich J, Lehmkuhl G. Computer und Internet erobern die Kindheit. Stuttgart: Schattauer; 2012.

Garrison MM, Liekweg K, Christakis DA. Media use and child sleep: the impact of content, timing, and environment. Pediatrics 2011; 128 (1): 29–35.

Schlarb A. JuSt – Therapeutenmanual: Das Training für Jugendliche ab 11 Jahren mit Schlafstörungen. Stuttgart: Kohlhammer; 2016.

KAPITEL

22 Verlaufsbeobachtungen und Kontrollen

Dirk Alfer

Bezogen auf die organisch bedingten Schlafstörungen sind in Abhängigkeit von der jeweiligen Diagnose und Behandlungsplanung regelmäßige Verlaufskontrollen indiziert. So sollte bei V. a. obstruktive Schlafapnoen eine ggf. wiederholte Abklärung erfolgen, wenn die Symptomatik persistiert bzw. nach Behandlung rezidiviert. Unter nasaler CPAP-Therapie bei OSA sollte mindestens einmal jährlich eine Polysomnografie abgeleitet werden, um zu überprüfen, ob die Therapie noch adäquat ist bzw. ob eine Fortsetzung der Therapie weiterhin erforderlich ist. Bei Kindern mit RLS kann es vorkommen, dass die Symptomatik nach erfolgreicher Eisenbehandlung abklingt und diese Behandlung beendet werden kann. Umso wichtiger ist es, bei erneut auftretenden Symptomen eine erneute Ferritinkontrolle durchzuführen und ggf. wieder mit der Eisenbehandlung zu beginnen.

Wenn sich im Verlauf die Symptomatik verändert, z. B. wenn sich bei vermeintlichen Parasomnien oder schlafbezogenen Bewegungsstörungen Hinweise auf das Vorliegen einer schlafbezogenen Epilepsie ergeben, ist ein erneuter differenzialdiagnostischer Ansatz indiziert.

Bei den nicht organisch bedingten Schlafstörungen ist bei anhaltenden Beschwerden eine Begleitung und Verlaufsbeobachtung mit einer Überprüfung des Schlafverhaltens des Kindes notwendig. Schlafstörungen als Entwicklungsphänomen des jüngeren Kindes wurden nicht immer bewältigt und Interaktionsmuster zwischen Eltern und Kindern können bereits mit Eintritt ins Schulkindesalter chronisch gestört sein. Wenn dies mit der Einschulung und den dann zunehmenden Problemen deutlich wird, kann die Beschäftigung mit den Schlafstörungen ein erster Schritt sein. Erfahren Eltern pädiatrische Angebote als hilfreich, können davon ausgehend ggf. weitere diagnostische und therapeutische Schritte geplant werden, wenn dies erforderlich ist.

Frühe niedrigschwellige Beratungsangebote und Maßnahmen wie Edukation und Beratung sind auch darüber hinaus aus präventiven Gründen indiziert und sollten frühzeitig angeboten werden, um langfristige negative Auswirkungen auf die Gesundheit zu vermeiden.

IV Jugendliche

KAPITEL

23 Schlaf und Schlafstörungen bei Jugendlichen

Alfred Wiater

Die Schlafarchitektur bei Jugendlichen entspricht zunehmend den Verhältnissen bei Erwachsenen. Die Gesamtschlafdauer verkürzt sich. Während die Gesamtschlafdauer bei Jugendlichen im Alter von 12 Jahren noch durchschnittlich circa 9 Stunden mit einer interindividuellen Schwankung zwischen 8 Stunden und circa 10,5 Stunden beträgt, schlafen 16-Jährige durchschnittlich circa 8 Stunden / Tag mit einer Schwankungsbreite zwischen etwa 6,5 Stunden und 9,5 Stunden (Iglowstein et al. 2003). Hinzu kommt, dass während der ersten Schlafhälfte längere Tiefschlafphasen und nur vergleichsweise kurze REM-Schlafphasen stattfinden, wohingegen in der zweiten Schlafhälfte in der Regel keine Tiefschlafphasen, aber länger anhaltende REM-Schlafphasen bestehen (➤ Abb. 23.1). Aus diesen REM-Schlafphasen wacht man bei nachlassendem Schlafdruck leichter auf, häufig aus den im REM-Schlaf auftretenden Träumen. Erinnern können wir uns an die Trauminhalte jedoch nur dann, wenn wir circa 3 Minuten wach geblieben sind. Bezüglich des Schlaf-wach-Verhaltens dominiert unverändert unsere innere Uhr, die unseren zirkadianen Rhythmus vorgibt. Durch unsere innere Uhr ist auch determiniert, ob wir Kurz- oder Langschläfer, Früh- oder Spättypen sind. Der Ablauf des Schlafprofils ist unabhängig von der Uhrzeit, zu der wir einschlafen. Insofern ist bei Spättypen die erste Tiefschlafphase erst nach Mitternacht zu erwarten.

MERKE

Schlafdauer, Schlafarchitektur und Schlafprofil bei Jugendlichen entsprechen den Parametern bei Erwachsenen.

Unsere innere Uhr wird auf den 24-Stunden-Rhythmus justiert und mit den regelmäßig wiederkehrenden Umgebungsfaktoren durch die **äußeren Zeitgeber** synchronisiert, von denen dem **Licht** die größte Bedeutung zukommt. In diesem Zusammenhang geht es nicht nur um den Unterschied zwischen hell und dunkel, sondern auch darum, welches Lichtspektrum zu welchem Tageszeitpunkt wirksam ist. So fördert der **höhere Blaulichtanteil am Morgen Wachsein und Aktivierung sowie die Serotoninausschüttung.** Serotonin wird im Gehirn unter Nutzung des L-Tryptophans in den Raphekernen produziert. **Wärmeres Licht und der geringere Blaulichtanteil am Abend** begünstigen die Umwandlung von Serotonin in **Melatonin,** das einhergehend mit der Körpertemperaturerniedrigung das Einschlafen induziert. Ein hinreichender Serotoninspiegel tagsüber ist demzufolge eine Voraussetzung für eine hinreichende Melatoninbildung (➤ Abb. 23.2). Andererseits blockiert blaues Licht, z. B. Bildschirmlicht, am Abend die Melatoninausschüttung und damit das Einschlafen.

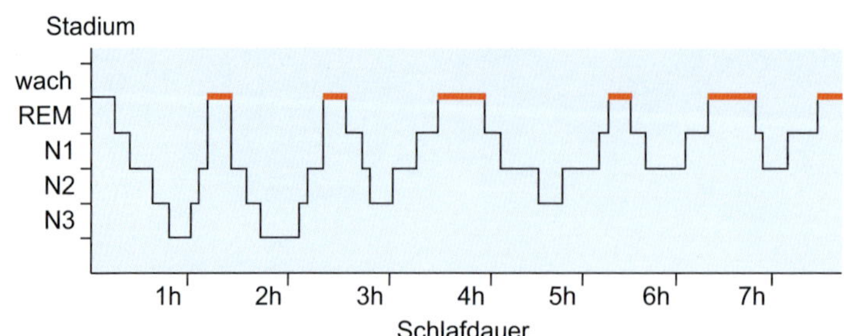

Abb. 23.1 Schlafprofil Jugendliche / Erwachsene [L231]

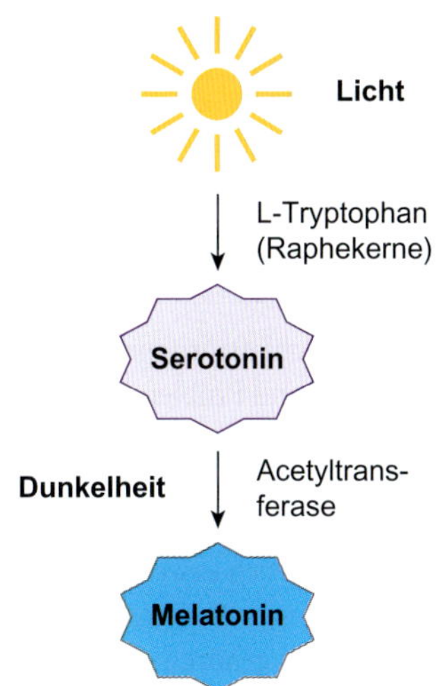

Abb. 23.2 Licht-/Dunkelheitseinfluss auf Serotonin und Melatonin [L231]

Die Schlafregulation erfolgt aber auch homöostatisch, d.h., während des Wachseins wird eine Schlafschuld angehäuft, mit Zunahme von Schlafbereitschaft und Schlafdruck. Längeres Wachsein führt zur kompensatorischen Zunahme von Schlaftiefe und Schlafdauer. Die Delta-Aktivität des Non-REM-Schlafs steigt bei partiellem oder totalem Schlafentzug kompensatorisch an. Die im Wachen angehäufte Adenosinmenge wird im Schlaf wieder abgebaut. Neuronale Netzwerkstrukturen werden modifiziert, um irrelevante Informationen zu löschen und relevante Informationen zwecks Gedächtnisbildung und als Voraussetzung für das Lernen zu speichern.

MERKE

Die Steuerung des Schlaf-wach-Verhaltens erfolgt durch unsere innere Uhr, die in den Nuclei suprachiasmatici lokalisiert wird. Sie bestimmt unseren zirkadianen Rhythmus. Äußere Zeitgeber können den zirkadianen Rhythmus an die Umgebungsbedingungen anpassen. Der wichtigste äußere Zeitgeber ist das Licht. Schlafdauer und Schlaftiefe werden in Abhängigkeit unserer Wachphasen und dem dadurch entstehenden Schlafdruck homöostatisch reguliert.

KAPITEL 24

Gerd Lehmkuhl, Dirk Alfer

Symptome von Schlafstörungen bei Jugendlichen

Dem Schlafverhalten von Jugendlichen kommt eine große Bedeutung für deren psychische Belastbarkeit, Leistungsfähigkeit und Wohlbefinden zu. Leitsymptom von Schlafstörungen ist der nicht erholsame Schlaf mit daraus resultierender Tagesschläfrigkeit. Schnatschmidt und Schlarb (2018) fassen die aktuelle Literatur dahingehend zusammen, dass Schlafprobleme einen wesentlichen Einfluss auf psychische Prozesse, neurokognitive Funktionen und Verhaltensmuster sowie das Lernen haben. Riemann et al. (2019) weisen hinsichtlich der Funktion des Schlafes darauf hin, dass ihm im metabolischen Sinn vor allem eine restaurative Aufgabe beigemessen wird und er wichtige Aufgaben für die Konsolidierung von Lernvorgängen und Immunreaktionen besitzt.

Die Prävalenzangaben von Ein- und Durchschlafstörungen liegen für die Altersgruppe der Jugendlichen zwischen 10 und 20 %. Diese Angaben schwanken in Abhängigkeit von den in Erhebungsinstrumenten zugrunde gelegten diagnostischen Kriterien und den Stichproben sowie von den Untersuchungsverfahren erheblich. **In Längsschnittstudien konnte übereinstimmend festgestellt werden, dass Schlafstörungen häufig persistieren und bei bis zu einem Viertel der Betroffenen chronifizieren** (Fricke-Oerkermann et al. 2007, Roberts et al. 2008, Wang et al. 2016). Da die Folgen des nicht erholsamen Schlafs häufig als deutlich beeinträchtigend erlebt werden und sowohl als Begleitsymptome bei körperlichen Erkrankungen und psychischen Störungen auftreten, ist zunächst eine differenzierte Diagnostik von entscheidender Bedeutung. Hinzu kommt, dass bei Jugendlichen durch meist spätere Zubettgehzeiten bei frühem morgendlichem Schulbeginn der Schlaf-wach-Rhythmus labilisiert ist, verbunden mit einem Schlafmangel und einer erhöhten Tagesschläfrigkeit.

Riemann und Mitarbeiter (2019) gehen von einem Störungsmodell zur Genese und Aufrechterhaltung nichtorganischer Schlafstörungen aus, das verschiedene Faktoren und Problembereiche integriert, die auch bei Jugendlichen einen wichtigen Stellenwert besitzen:

- Aktivierung / Erregung: Angespanntheit bzw. Übererregung lässt sich sowohl auf psychologischer als auch auf neurobiologischer Ebene nachweisen. Hierzu gehören emotionale und kognitive Anspannung, bei denen belastende Tagesereignisse in den Schlaf hinein wirken. Emotional treten Ängstlichkeit, aber auch Ärger und Wut hinzu. Physiologisch kommt es zu einer erhöhten Ausschüttung von Cortisol und einem erhöhten Gehirnmetabolismus sowie einer veränderten Herzratenvariabilität.
- Schlafbehindernde Gedanken: Schlafstörenden Gedanken und nächtlichem Grübeln wird eine wichtige Rolle in der Entstehung und Aufrechterhaltung insomnischer Beschwerden zugeschrieben. Sie verhindern das Einschlafen und verstärken die körperliche Anspannung.
- Ungünstige Schlafgewohnheiten: Elementare Regeln zur Schlafhygiene werden nicht eingehalten, z. B. ein unregelmäßiger Schlaf-wach-Rhythmus, unregelmäßiges Zubettgehen, schlafbehindernde Aktivitäten im Bett wie z. B. Fernsehen oder Medienkonsum.

Bei Jugendlichen kommt es vor allem zu einer deutlichen Zunahme von Insomnie-Beschwerden (➤ Tab. 24.1). Dabei unterscheidet die ICSD-3 (2014) eine chronische von der Kurzzeit-Insomnie. Die früheren Unterformen der Schlafanpassungsstörung – psychophysiologische Insomnie, paradoxe Insomnie, idiopathische Insomnie sowie die inadäquate Schlafhygiene – werden unter die Kategorie chronische Insomnie subsumiert. **Die Schlafstörung sollte mindestens dreimal pro Woche über mindestens drei Monate aufgetreten sein.**

Parasomnien wie Albträume, Pavor nocturnus und Somnambulismus kommen bei Jugendlichen

Tab. 24.1 Insomniesymptome
Unwohlsein und Erschöpfung
Störungen von Aufmerksamkeit, Konzentration oder Gedächtnis
Einschränkungen sozialer Aktivitäten und beruflicher oder schulischer Leistungsfähigkeit
Stimmungsbeeinträchtigung und Reizbarkeit
Verhaltensprobleme (z. B. Hyperaktivität, Impulsivität, Aggressivität)
Antriebsstörung
Erhöhte Fehler- und Unfallanfälligkeit
Psychische Belastung und Unzufriedenheit infolge der Schlafprobleme

deutlich seltener vor als bei Kindern. Vor allem der Pavor nocturnus und der Somnambulismus nehmen in der Häufigkeit bis zum 10. Lebensjahr stark ab.

MERKE

Grundsätzlich gelten Einschlaf- und Wiedereinschlaflatenzen von über 20 Minuten bei Jugendlichen als klinisch signifikant. Gleiches gilt für zu frühes Aufwachen von mindestens 30 Minuten.

LITERATUR

American Academy of Sleep Medicine. International Classification of Sleep Disorders – Third Edition (ICSD-3). Darien (IL): American Academy of Sleep Medicine; 2014.

Fricke-Oerkermann L, Frölich J, Lehmkuhl G, Wiater A. Schlafstörungen – Leitfaden Kinder- und Jugendpsychotherapie. Göttingen: Hogrefe; 2007.

Iglowstein I, Jenni OG, Molinari L, Largo RH. Sleep duration from infancy to adolescence: reference values and generational trends. Pediatrics 2003; 111: 302–307.

Riemann D, Spiegelhalder K, Hornjack M, Berger M, Voderholzer U. Schlafstörungen. In: Berger M (Hrsg): Psychische Erkrankungen. Klinik und Therapie. München: Elsevier; 2019.

Roberts RE, Roberts CR, Duong HT. Chronic insomnia and its negative consequences for health and functioning of adolescents: A 12-month prospective study. J Adolesc Health 2008; 42: 294–302.

Schnatschmidt M, Schlarb A. Schlafprobleme und psychische Störungen im Kindes- und Jugendalter. Zeitschrift für Kinder- und Jugendpsychiatrie und Psychotherapie 2018; 46(5): 368–381.

Wang B, Isensee C, Becker A et al. Developmental trajectories of sleep problems from childhood to adolescence both predict and are predicted by emotional and behavioral Problems. Frontiers in Psychology 2016; 7: 1874–1879.

KAPITEL

25 Diagnostische Maßnahmen in der Praxis

Alfred Wiater, Dirk Alfer

Die Abklärung von Insomniesymptomen in der Praxis basiert vor allem auf der Beantwortung von drei grundlegenden Fragen:

1. **Sind die Symptome Ausdruck einer organischen Erkrankung oder Folge eines Medikamenten- oder Substanzenabusus?**
2. **Sind die Symptome Folge einer Reduktion der Schlafzeiten durch störende Schlafumgebungsbedingen (Licht / Lärm etc.) oder inadäquater abendlicher / nächtlicher Aktivitäten (z. B. Medienkonsum)?**
3. **Sind die Symptome Ausdruck eines chronischen Schlafmangels aufgrund eines sozialen Jetlags bei chronotypologisch bedingtem zu frühem Aufstehen?**

Da Medikamente eine nicht unerhebliche Wirkung auf den Schlaf ausüben können, sollte immer eine entsprechende Anamnese erhoben werden (Lehmkuhl et al. 2011). Hierbei ist insbesondere an Asthma-Medikamente (z. B. Theophyllin, Beta-Sympathomimetika), Hormonpräparate (z. B. Thyroxin) und Antibiotika, an antriebssteigernde Medikamente (z. B. MAO-Hemmer, Serotonin-Wiederaufnahmehemmer, Psychostimulanzien) sowie an Antikonvulsiva (z. B. Barbiturate mit Paradox- oder Absetzeffekten) zu denken. Hypnotika sind im Rahmen von Paradoxeffekten, REM-Rebound und Hangover-Wirkungen (z. B. Benzodiazepine, Barbiturate) zu beachten. Parasomnien können auch durch trizyklische Antidepressiva sowie durch Neuroleptika ausgelöst werden. Schlafstörende Medikamente und Substanzen sind in ➤ Tab. 25.1 aufgelistet.

Tab. 25.1 Schlafstörende Medikamente und Substanzen

Antibiotika
Anticholinergika
Antidepressiva
Antihypertensiva
Antikonvulsiva
Beta-Sympathomimetika
Diuretika
Dopamin
Glukokortikoide
Neuroleptika
Orale Kontrazeptiva
Theophyllin
Thyroxin
Alkohol
Koffein / Tein
Nikotin
Amphetamine (Speed), Crystal Meth (Metamphetamine)
Cannabis
Ecstasy
Flüchtige Lösungsmittel
Kokain / Crack
LSD
Opiate (**Opium, Morphin, Heroin, Codein** und **Methadon)**

Geht man davon aus, dass Jugendliche bereits vor einigen Jahren (seitdem ist eine weitere diesbezüglich Zunahme anzunehmen) im Durchschnitt 88-mal am Tag auf das Smartphone schauten, davon 55-mal, um Uhrzeit oder neue Nachrichten zu checken, und 33-mal, um zu chatten (Markowetz 2015), so zeigt sich, welchen Stellenwert digitale Medien im Alltag haben. Nach den Media-Perspektiven-Basisdaten von 2015 lag der durchschnittliche tägliche Medienkonsum der 11–19-Jährigen bei 303 Minuten. Nach einer britischeten Studie mit 2750 Teilnehmenden berichten 25 % der 11–18-Jährigen, dass sie sich tagsüber müder fühlen in Abhängigkeit von der Häufung der nächtlichen Smartphonenutzung (Digital Awareness UK [DAUK] and Headmasters' Conference [HMC] Study 2016). Daraus ergibt sich, dass bei einem Teil der Jugendlichen mit Insomniebeschwerden diese durch die nächtliche

Mediennutzung bedingt sind. Möglicherweise sind viele der Jugendlichen sich selbst dessen nicht bewusst. Es empfiehlt sich daher, die betroffenen Jugendlichen zu bitten, **zwei Wochen lang ihre Mediennutzung zu dokumentieren** bzw. entsprechende Programme der Geräte zu nutzen, um genauere Anhaltspunkte zum Medienverhalten zu bekommen. Diese Dokumentation sollte mit dem Führen eines Schlaf-wach-Protokolls verbunden werden. Unabhängig davon, kann eine häusliche Aktimetrie ergänzend eingesetzt werden (➤ Kap. 18). Um den Schweregrad einer möglichen Abhängigkeit der Jugendlichen von Medienaktivitäten zu erkennen, können die Jugendlichen einen **Internet-Risiko-Selbsttest** machen (www.ins-netz-gehen.de).

Im Hinblick auf den Zusammenhang zwischen Chronotypologie und Schlafmangel sollte eruiert werden, wie der einzelne betroffene Jugendliche chronotypologisch einzuordnen ist. Determiniert durch unsere innere Uhr sind wir Früh-, Spät- oder Neutraltypen (➤ Abb. 25.1).

MERKE

Chronobiologische Veränderungen während der Pubertät bedingen deutliche Veränderungen der chronotypologischen Zuordnung bei Jugendlichen im Vergleich zu Kindern und ebenfalls im Vergleich zum Erwachsenenalter!

Spättypen werden erst später abends müde, können demzufolge auch ohne schlafstörende Faktoren wie Medienaktivitäten erst abends relativ spät einschlafen. Um auf die erforderliche Gesamtschlafmenge zu kommen, müssten sie demzufolge morgens länger schlafen. Die gesellschaftlichen Gegebenheiten, z. B. der frühe Schulbeginn, ermöglichen das jedoch nicht hinreichend, sodass ein regelmäßiges morgendliches Schlafdefizit mit dementsprechender Insomniesymptomatik besteht (sozialer Jetlag). Um eine chronotypologische Einordnung zu bekommen, kann man den Munich Chronotype Questionnaire (MCTQ), einsetzen

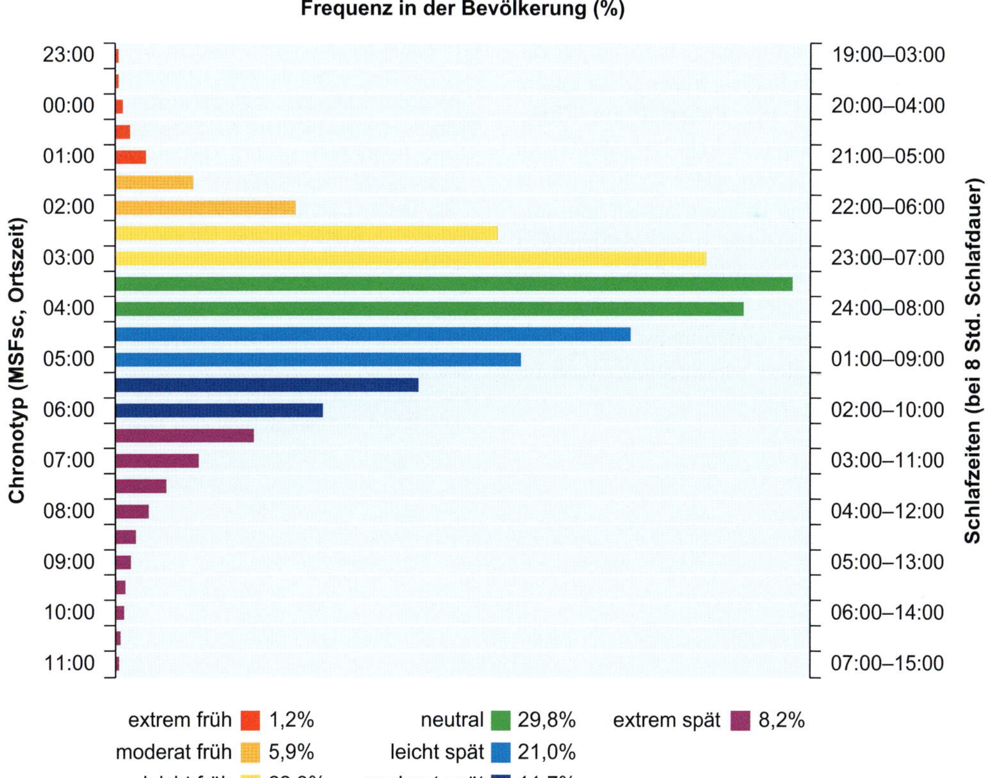

Abb. 25.1 Chronotypologische Verteilung (Roenneberg 2010) [H111-001]

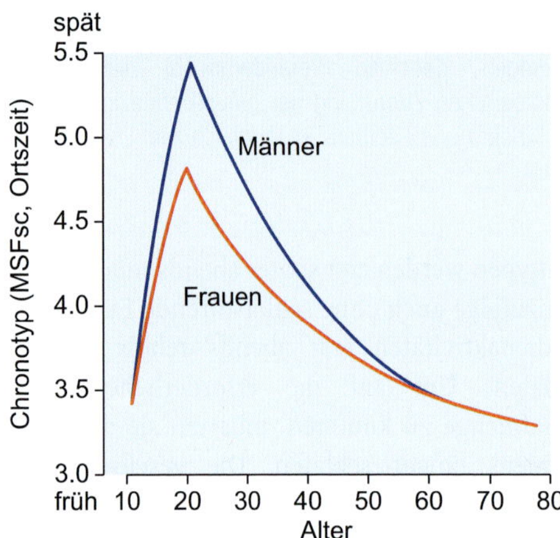

Abb. 25.2 Alters- und geschlechtsspezifische chronotypologische Verteilung mit Spättypmaximum während der Pubertät (Roenneberg et al. 2019) [H053-003]

(www.humansleepproject.org/de/mctq/mctq-shift). Er ist ohne besonderen Aufwand in der Praxis durchführbar und ermöglicht die unmittelbare chronotypologische Bestimmung. Bezogen auf die Jugendlichen ist es wichtig zu wissen, dass unsere innere Uhr **während der Pubertät ein Timeshifting hin zum Spättyp** bedingt (➤ Abb. 25.2). So werden die Jugendlichen später als zuvor müde und brauchen morgens längeren Schlaf, um ausgeschlafen zu sein. Damit weitet sich das Schlafdefizit auf eine größere Anzahl von Jugendlichen aus und infolgedessen auch die daraus resultierenden kognitiven, psychischen und somatischen Folgen. Nach der Pubertät ist diese Verschiebung wieder reversibel.

MERKE

Die Diagnosekriterien der chronischen Insomnie sind nur erfüllt, wenn die Symptomatik nicht durch organische Ursachen, Medikamente oder andere Substanzen, äußere den Schlaf störende Umstände (Licht/Lärm etc.) oder verhaltensbedingte Faktoren (z. B. Medienkonsum) zu begründen ist.

Um dies herauszufinden, empfiehlt sich eine **Testphase,** in der diese Kriterien eliminiert sind, z. B. während der Ferien, und eine abendliche und nächtliche Medienabstinenz eingehalten wird. Um zwischen Erschöpfung, Müdigkeit und pathophysiologisch relevanter Schläfrigkeit zu differenzieren, ist die **Epworth Sleepiness Scale (ESS-K)** ein in der Praxis direkt einsetzbarer und schnell auswertbarer Fragebogen (www.dgsm.de). Zusätzlich kann das **Schlafinventar für Kinder und Jugendliche** (➤ Anhang) diagnostisch genutzt werden. Es bezieht sich auf das Alter von 5 bis 18 Jahren und wendet sich sowohl an die Kinder und Jugendlichen als auch an ihre Eltern (Lehmkuhl G et al. 2016).

LITERATUR

Lehmkuhl G, Frölich J, Fricke-Oerkermann L. Psychodiagnostik von Schlafstörungen. In: Wiater A, Lehmkuhl G. (Hrsg.): Handbuch Kinderschlaf. Stuttgart: Schattauer; 2011. S. 47–64.

Digital Awareness UK (DAUK) and Headmasters' Conference (HMC) Study 10/2016. Aus: https://www.hmc.org.uk/blog/parentpupil-digital-behaviour-poll-media-briefing/ (letzter Zugriff: 28.11.2019).

Markowetz A. Digitaler Burnout. München: Droemer Knaur; 2015.

Roenneberg T. Wir wir ticken. Köln: Dumont; 2010.

Roenneberg T, Pilz LK, Zerbini G, Winnebeck EC. Chronotype and social jetlag: a (self-) critical review. Biology 2019; 8 (3): 54–119.

Lehmkuhl G, Agache A, Alfer D et al. SI-KJ Schlafinventar für Kinder und Jugendliche. Göttingen: Hogrefe; 2016.

KAPITEL

26 Differenzialdiagnostisches Spektrum

Gerd Lehmkuhl, Alfred Wiater

26.1 Pädiatrische Krankheitsbilder

Im Vordergrund der pädiatrischen Erkrankungen außerhalb der Schlafstörungen, die den Schlaf negativ beeinflussen können, stehen insbesondere Erkrankungen mit (auch) **nächtlichen Schmerzzuständen** (z. B. rheumatoide Arthritis, Refluxösophagitis, Neoplasien), mit ausgeprägtem **nächtlichem Juckreiz** (z. B. Neurodermitis) und mit **bronchopulmonaler Symptomatik** wie das Asthma bronchiale. Eine ausführliche Auflistung findet sich in ➤ Kap. 19.1. Bei den menstruationsbezogenen Schlafstörungen sind die Phasen der Hypersomnolenz zyklusgebunden und sistieren mit dem Einsetzen der Menstruation. Schließlich sollte nicht unerwähnt bleiben, dass auch eine **Schwangerschaft** den Schlaf beeinflusst. Hierbei kommt es häufiger zu nächtlichem Erwachen.

26.2 Psychische Störungen

Die Prävalenz von Insomniebeschwerden bei psychischen Störungen ist deutlich erhöht. Dabei spielen psychosoziale Faktoren eine bedeutsame Rolle, insbesondere bei den nicht organisch bedingten Ein- und / oder Durchschlafproblemen. Ihnen kommt sowohl eine auslösende, aufrechterhaltende als auch verstärkende Rolle zu. In Betracht kommen emotionale Belastungen wie Ängste, Hilflosigkeit und Stimmungsschwankungen, aber auch schlafbezogene negative Gedanken, Konflikte mit Gleichaltrigen und Eltern sowie dysfunktionale Schlafgewohnheiten. Es ist von einem multifaktoriellen Modell zur Entstehung und Aufrechterhaltung von Ein- und Durchschlafstörungen auszugehen, das eine ganze Reihe von Hintergründen berücksichtigt, die auch im Zusammenhang mit dem Auftreten psychischer Störungen eine wichtige Rolle spielen.

Von daher ist es nicht überraschend, dass **zahlreiche kinder- und jugendpsychiatrische Erkrankungen mit Schlafstörungen assoziiert sind.** Dabei stellt sich die zentrale Frage, inwieweit Schlafmangel und das Auftreten psychischer Probleme pathogenetisch zusammenhängen (Fricke-Oerkermann et al. 2007). Die vorliegende Studienlage lässt sich dahingehend interpretieren, dass ein **wechselseitiges, bidirektionales Beeinflussungsverhältnis** vorliegt: Einerseits gehen Schlafstörungen mit emotionalen und verhaltensbezogenen Problemen einher, andererseits werden psychische Störungsbilder von Schlafproblemen begleitet und nicht selten durch sie verstärkt. Dieser Befund ist deswegen von Bedeutung, weil er entsprechende diagnostische Schritte und differenzialdiagnostische Abgrenzungen verlangt: Bei länger vorhandenen Schlafstörungen sollte auf das Vorliegen psychischer Störungen speziell geachtet werden. Stehen diese im Vordergrund, gilt es, mögliche komorbide Schlafstörungen nicht zu übersehen.

Auch bestimmte **Persönlichkeits- und Temperamentseigenschaften** sind gehäuft mit Schlafstörungen, insbesondere Albträumen, assoziiert. Dieser Zusammenhang wird durch das Hinzukommen von akutem Stress vermittelt, d. h., Personen mit hohen Neurotizismus-Werten erleben mehr Stress und in der Folge häufiger Albträume.

Im Jugendalter wirken sich insbesondere Lebensgewohnheiten und Umweltfaktoren in besonderem Maße auf das Schlafverhalten aus. Hierzu gehören intensiver Medienkonsum, unregelmäßige Zubettgehzeiten mit gestörtem Schlaf-wach-Rhythmus und die Einnahme schlafbeeinträchtigender Substanzen, z. B. Stimulanzien.

Das bereits dargestellte Modell über auslösende und aufrechterhaltende Bedingungen für Ein-

und / oder Durchschlafstörungen stellt eine wichtige Grundlage dar, mit den sich daraus ergebenden diagnostischen und therapeutischen Implikationen (➤ Abb. 20.2).

Bei den Parasomnien wie Albträume, Pavor nocturnus und Somnambulismus treten noch einige spezifische Aspekte hinzu. Traumatische Erfahrungen wie sexueller Missbrauch, Naturkatastrophen, Kriegserlebnisse, Leben in Konfliktzonen oder schwere körperliche Verletzungen können vermehrt zu Albträumen, aber auch zu posttraumatischen Wiederholungen führen, die ebenso im Rahmen ganz unterschiedlicher psychischer Störungsbilder auftreten. Neben den verursachenden Faktoren ist es dann wichtig, gerade im Hinblick auf die Therapie zu beachten, dass Angstphänomene auch dadurch aufrechterhalten werden, indem eine bewusste Auseinandersetzung mit erlebter Angst vermieden wird. Gerade im Bereich Traum ist diese kognitive Vermeidung mit Begründungen wie „Das ist nur ein Traum" sehr leicht möglich. Während die meisten der Betroffenen versuchen, den Trauminhalt möglichst rasch zu vergessen, werden aktive und das Trauma bewältigende Verhaltensweisen, wie den Traum erzählen oder sich ein positives Ende vorstellen, viel seltener angewandt.

LITERATUR

Fricke-Oerkermann L, Frölich J, Lehmkuhl G, Wiater A. Schlafstörungen – Leitfaden Kinder- und Jugendpsychotherapie. Göttingen: Hogrefe; 2007.

KAPITEL 27

Alfred Wiater, Gerd Lehmkuhl

Schlafmedizinische Krankheitsbilder bei Jugendlichen

Auf die ausführliche Darstellung schlafmedizinisch-pädiatrischer Krankheitsbilder in anderen Kapiteln des Praxishandbuchs (➤ Kap. 13.1.2 bis ➤ Kap. 13.1.5 und ➤ Kap. 20.1.1 bis ➤ Kap. 20.1.2) wird verwiesen. Selbstverständlich können Schlafstörungen wie das Restless-Legs-Syndrom (➤ Kap. 13.1.3) oder die schlafbezogenen rhythmischen Bewegungsstörungen (➤ Kap. 13.1.4) und auch der Bruxismus (➤ Kap. 13.1.5), die bereits im früheren Kindesalter begonnen haben, bei Jugendlichen fortbestehen oder aber sich erst bei Jugendlichen manifestieren. Gleiches gilt für die obstruktive Schlafapnoe (➤ Kap. 20.1), das Schlafwandeln (➤ Kap. 20.1.2) und die Albträume. Im Folgenden wird umfassend auf die Schlafstörungen eingegangen, die im Jugendalter besonders relevant sind.

27.1 Pädiatrische Krankheitsbilder

27.1.1 Narkolepsie

Diagnostische Kriterien und Symptome

Die Narkolepsie gilt im Erwachsenenalter als eine neurologische Erkrankung mit gestörter Schlaf-wach-Regulation. Sie kann jedoch bereits schon im Kindes- und Jugendalter beginnen, gekennzeichnet durch **exzessive Tagesschläfrigkeit** mit Einschlafattacken, häufig begleitet von sogenannten **Kataplexien,** bei denen es zu einem plötzlichen Muskeltonusverlust kommt. Zusätzlich können REM-Schlaf-assoziierte Symptome wie Schlaflähmungen, automatisches Handeln und **hypnagoge Halluzinationen** auftreten (DGN 2012; Mayer 2016; Schlüter et al. 2016; Triller und Kallweit 2017; Young und Heidbreder 2018).

Gemäß der International Classification of Sleep Disorders (American Academy of Sleep Medicine 2014) gehört die Narkolepsie zu den Hypersomnolenzen zentralen Ursprungs und wird unterteilt in die Narkolepsie Typ 1 (früher: Narkolepsie mit Kataplexie), die rund 80–90 % aller Narkolepsiefälle ausmacht, und die Narkolepsie Typ 2 (früher: Narkolepsie ohne Kataplexie).

Insbesondere in monotonen Situationen, beispielsweise in der Schule, kommt es trotz adäquater Nachtschlafdauer und ohne Schlafmangel zu einem plötzlichen Einschlafdrang, gegen den nicht angekämpft werden kann. Auch beim Essen oder im Gespräch sind solche Attacken möglich, was häufig zu Konflikten im sozialen Umfeld führt. Nach kurzen Tagschlafepisoden tritt vorübergehend Erholung auf, bevor die Schläfrigkeit erneut einsetzt.

MERKE

Kinder und Jugendliche können durch einen verlängerten nächtlichen Schlafbedarf oder das Wiederauftreten von Mittagsschlafepisoden auffallen.

Ebenso kann sich die extreme Tagesschläfrigkeit auch als **reaktive Hyperaktivität** manifestieren und wird dann häufig als Aufmerksamkeitsdefizitsyndrom fehlinterpretiert. Bei vielen Betroffenen zeigt sich eine Fragmentierung des Nachtschlafs mit zahlreichen Wachphasen sowie frühem morgendlichem Erwachen, was wiederum die Tagesschläfrigkeit verstärkt.

Kataplexien gelten in Kombination mit der Tagesschläfrigkeit als beweisend für die Narkolepsie. Hierbei tritt ein plötzlicher Muskeltonusverlust bei vollem Bewusstsein über Sekunden bis Minuten auf, häufig getriggert durch positive oder negative Emotionen wie Aufregung, Freude, Überraschung, Ärger oder Erschrecken. Bei einer Kataplexie der kompletten Haltemuskulatur kommt es oft zu Stürzen, die je nach Situation gefährlich sein und z. B. zu Verbrennungen oder Unfällen führen können. Bei inkompletten Kataplexien zeigt sich beispielsweise eine verwaschene Sprache oder ein Nach-vorne-Kippen des Kopfes. Wenn Betroffene versuchen, die Kataplexie zu durchbrechen, führt das häufig zu „zahnradartigen Bewegungen".

MERKE

Bei Verdacht auf Narkolepsie im Kindesalter sollten sowohl Eltern als auch Kinder gezielt nach Kataplexie gefragt werden, da Kinder diese oft verschweigen und Kompensationsmechanismen entwickeln.

Bei einigen Betroffenen zeigen sich automatische Handlungen ohne bewusste Wahrnehmung und ohne Erinnerung, beispielsweise Lesen, ohne zu verstehen. Bei sogenannten Schlaflähmungen kommt es im Rahmen des Erwachens zu einer kompletten Muskelatonie bei vollem Bewusstsein. Betroffene können sich nicht bewegen und nicht sprechen, bekommen aber alles mit, was um sie herum passiert. Hypnagoge und/oder hypnopompe Halluzinationen zeigen sich bei einigen der Patienten beim Einschlafen (hypnagog) und/oder beim Aufwachen (hypnopomp). Hier sind sich die Patienten in der Regel der Natur der Wahrnehmung bewusst und können sich davon distanzieren. Sowohl Schlaflähmungen als auch Schlaf-assoziierte Halluzinationen sind unspezifische Symptome, da sie auch bei bis zu 20 % der Schlafgesunden auftreten und dann keinen Krankheitswert haben (DGN 2012; Mayer 2016; Schlüter et al. 2016; Triller und Kallweit 2017; Young und Heidbreder 2018).

Zur Diagnosestellung ist neben Klinik und Anamnese insbesondere die Polysomnografie mit Multiplem Schlaf-Latenz-Test (MSLT) wegweisend sowie der Nachweis bestimmter HLA-Typen und eine quantitative Hypokretinbestimmung im Liquor. Hypokretin (= Orexin) ist ein Polypeptid, das von bestimmten Neuronen des Hypothalamus sezerniert wird und das Schlaf-wach-Verhalten reguliert.

Epidemiologie

Die Prävalenz der Narkolepsie liegt bei circa 0,02–0,18 % (American Academy of Sleep Medicine 2014) mit einer Inzidenz von 0,5–1 pro 100 000 Personen pro Jahr. Seit 2010 kam es infolge der Schweinegrippe-Epidemie (Influenza A H1N1) und hypothetisch der in diesem Zusammenhang verwendeten Impfstoffe (s.u.) zu einer Zunahme der Narkolepsie-Diagnosen bei Kindern und Jugendlichen (Wijnans et al. 2013; Oberle et al. 2015; Schlüter et al. 2016; Mayer 2016), wobei der Häufigkeitsanstieg möglicherweise zum Teil der erhöhten Aufmerksamkeit in der Bevölkerung sowie in der Ärzteschaft geschuldet ist (Schlüter et al. 2016). Die Erstmanifestation erfolgt meist zwischen dem 10. und 20. Lebensjahr, wobei etwa 20 % der Erstmanifestationen bereits in den ersten 10 Lebensjahren auftreten (DGN 2012; Schlüter et al. 2016). Jungen sind etwas häufiger betroffen als Mädchen (American Academy of Sleep Medicine 2014).

Diagnostik

Anamnese Wichtig zur Diagnosestellung sind Klinik und Anamnese. Hier ist neben der Eigenanamnese und dem Abfragen von Narkolepsie-typischen Symptomen auch die Familienanamnese interessant. Zur Beurteilung der Einschlafneigung in Alltagssituationen kommt die Modifizierte Epworth-Skala (ESS-K) zum Einsatz (Handwerker 2007). Bei Kindern sind niedrigere Werte zu erwarten als bei Erwachsenen, bei Jugendlichen höhere. Der Positivwert für Jugendliche liegt bei > 13 Punkten, für Kinder bei > 8 Punkten (für Erwachsene bei > 10 Punkten). Zusätzlich kann die Ullanlinna-Narkolepsie-Skala eingesetzt werden, die speziell nach den für Narkolepsie typischen Symptomen wie Kataplexien und erhöhter Einschlafneigung fragt (Hublin et al. 1994). Die Videodokumentation einer Kataplexie durch die Eltern kann hilfreich sein (Schlüter et al. 2016; Young und Heidbreder 2018).

Schlaf-wach-Protokolle und Aktigrafie Eine Beurteilung von Schlafdauer und Schlaf-wach-Rhythmus ist wichtig, um die Schlafhygiene zu gewährleisten und Schlafmangel als Ursache auszuschließen. Mindestens 14–21 Tage vor PSG und MSLT müssen regelmäßige Schlaf-wach-Zeiten eingehalten werden, mit jeweils mindestens 7 Stunden Nachtschlaf. Bei der Aktigrafie werden über ein am Handgelenk getragenes Gerät Aktiv- und Ruhezeiten gemessen (American Academy of Sleep Medicine 2014; Young und Heidbreder 2018).

Polysomnografie mit MSLT Zur Diagnosestellung muss zwingend eine nächtliche Polysomnografie, in der Regel in 2 aufeinanderfolgenden Nächten, im Schlaflabor durchgeführt werden. Dabei werden Schlafdauer und -struktur beurteilt und nach Narkolepsie-typischen Befunden, insbesondere einer verkürzten REM-Latenz und/oder Einschlaflatenz, gesucht. Weiterhin erfolgt der Ausschluss von OSA und anderen Schlafstörungen, beispielsweise periodischen Beinbewegungen oder verlängerten Einschlafphasen, da diese ebenfalls zu Tagesschläfrigkeit führen können.

Am Tag nach der nächtlichen PSG erfolgt der Multiple Schlaf-Latenz-Test (MSLT), ein Tagschlaftest zur Objektivierung der Einschlafneigung. Dabei werden 5 Polysomnografie-Episoden über je 30 Minuten im Abstand von jeweils 2 Stunden durchgeführt, bei denen der Patient aufgefordert wird, sich hinzulegen und einzuschlafen.

Typische Befunde bei Narkolepsie sind eine **mittlere verkürzte Einschlaflatenz < 8 Minuten** nach dem Hinlegen und sogenannte **Sleep-Onset-REM-Phasen (SOREM),** also eine **verkürzte REM-Latenz ≤ 15 Minuten** nach dem Einschlafen **in mindestens 2 von 5 Einschlaftestphasen.** Wurde in der nächtlichen PSG bereits eine SOREM nachgewiesen, reicht eine weitere SOREM während der Einschlaftestphasen. Bei Schlafgesunden erfolgt der Wechsel in die REM-Schlaf-Phase erst circa 60 Minuten nach dem Einschlafen (Mayer 2016; Schlüter et al. 2016; Triller und Kallweit 2017; Young und Heidbreder 2018).

MERKE
Bei unklarer Diagnose trotz kompletter Diagnostik sollte diese, insbesondere die Polysomnografie, nach einigen Monaten wiederholt werden!

Erweiterte Diagnostik
- Laboruntersuchung: kleines Blutbild, Eisen, Ferritin, Transferrin, Blutzucker, Elektrolyte, Schilddrüsenwerte
- EEG zum Ausschluss einer Epilepsie
- MRT-Schädel zum Ausschluss struktureller Ursachen
- HLA-Typisierung zum Nachweis von HLA DQB1* 0602
- In unklaren Fällen: Liquoruntersuchung zum Ausschluss akuter oder chronischer Entzündungsprozesse und Hypokretin-Bestimmung (Schlüter et al. 2016)

MERKE
Der Nachweis typischer HLA-Typen ist weder ein Beweis für das Vorliegen einer Narkolepsie, noch ist das Fehlen ein Ausschlusskriterium!

Voraussetzungen zur Diagnosestellung (nach Young und Heidbreder 2018):
- Leitsymptom: Tagesschläfrigkeit mit imperativer Einschlafneigung – tägliche Symptomatik über mindestens 3 Monate
- Bei Narkolepsie Typ 1:
  - Kataplexie und mittlere Einschlaflatenz ≤ 8 Minuten im MSLT mit ≥ 2 Sleep-Onset-REM-Perioden (SOREM) und/oder
  - Hypokretin-1 (= Orexin-A) im Liquor ≤ 110 pg/ml
- Bei Narkolepsie Typ 2: Vorliegen von allen 3 Faktoren
  - Mittlere Einschlaflatenz ≤ 8 Minuten im MSLT mit ≥ 2 Sleep-Onset-REM-Perioden (SOREM)
  - **Keine** Kataplexie. Wenn im Verlauf Kataplexien auftreten, ist die Diagnose in Typ 1 zu ändern.
  - Hypokretin-1 (= Orexin-A) im Liquor nicht bestimmt oder > 110 pg/ml. Wenn im Verlauf ein erniedrigter Hypokretin-Spiegel nachgewiesen wird, ist die Diagnose in Typ 1 zu ändern.
- Fakultativsymptome:
  - Schlaflähmungen
  - Hypnagoge und/oder hypnopompe Halluzinationen
  - Automatisches Handeln
  - Fragmentierung des Nachtschlafs

MERKE
Die Narkolepsie ist massiv unterdiagnostiziert, mit einer Latenz von Erstsymptomen bis Diagnosestellung von 5 bis 15 Jahren!

Ursachen und Folgen

Die Narkolepsie ist eine neurologische Erkrankung mit **einem Untergang Hypokretin-produzierender Neurone im Hypothalamus,** deren genaue Pathogenese unklar ist. Ursächlich spielt die genetische Prädisposition mit bestimmten HLA-Assoziationen eine Rolle, insbesondere HLA-DQB1*0602 – bei 98 % der Narkolepsie-Typ-1-Patienten und 50 % der Narkolepsie-Typ-2-Patienten (Wijnans et al. 2013; Ahmed et al. 2015; Mayer 2016; Triller und Kallweit 2017; Young und Heidbreder 2018). Allerdings ist auch bei Menschen ohne Narkolepsie in circa 25–30 % dieser HLA-Typ nachweisbar. Außerdem sind Familien mit mehreren Narkolepsie-Betroffenen selten, sodass äußere Faktoren eine größere Rolle zu spielen scheinen als die Genetik.

Es besteht eine Assoziation zu Streptokokken- sowie zu Influenza-Infektionen. Nach Grippe-Epidemien in der Vergangenheit war wiederholt ein Anstieg an Narkolepsie-Diagnosen zu verzeichnen, beispielsweise nach der Spanischen Grippe 1918–1920, jeweils nach Grippewellen in China 1996–2008 und nach der Schweinegrippe 2009/2010 insbesondere in Europa (Wilson 1928; Han et al. 2011; Wetter 2012; Oberle et al. 2013; Zhang et al. 2013).

Auch der Impfstoff gegen Influenza A/H1N1 (Schweinegrippe) Pandemrix® ist mit einem Narkolepsie-Häufigkeitsanstieg, insbesondere im Kindes- und Jugendalter, assoziiert. Hier ist das Adjuvans AS03, eine Wasser-in-Öl-Emulsion mit Squalen, Vitamin E und Polysorbat 80, als wahrscheinlich auslösend festgestellt worden. Nach der Schweinegrippe-Pandemie 2009/2010 wurde zunächst in Finnland in Zusammenhang mit der Pandemrix®-Impfung ein deutlich erhöhtes Narkolepsierisiko festgestellt (circa 7-fach). Ähnliche Beobachtungen wurden später auch in Schweden, Frankreich und China gemacht. In Deutschland gab es trotz der geringen Impfquote ebenfalls eine Narkolepsie-Häufung, jedoch von deutlich geringerem Ausmaß (Nohynek et al. 2012; ECDC 2012; Dauvilliers et al. 2013; Mahlios et al. 2013; Oberle et al. 2013; Mayer 2016; Schlüter et al. 2016; Triller und Kallweit 2017).

Da sich bereits 2008 (also vor Beginn der Schweinegrippe-Pandemie) ein Anstieg an Narkolepsie-Diagnosen im Kindes- und Jugendalter nachweisen lässt und auch Ungeimpfte betroffen waren, sind weitere pathogenetische Faktoren wahrscheinlich. Der Häufigkeitsanstieg an Narkolepsie-Diagnosen im Kindes- und Jugendalter nach 2009 ist teilweise wohl auch der erhöhten Aufmerksamkeit in der Bevölkerung sowie in der Ärzteschaft zuzuschreiben (Schlüter et al. 2016).

Die wahrscheinliche Autoimmunpathogenese der Narkolepsie Typ 1 beginnt mit dem Eintreten eines Antigens in den Körper. Bei dem Antigen kann es sich z. B. um Streptokokken, Influenza-A/H1N1-Viren, AS03-adjuvantierten Influenza-A/H1N1-Impfstoff (z. B. Pandemrix®) oder nichtadjuvantierten Influenza-A/H1N1-Impfstoff handeln. Bei Vorliegen des prädisponierenden HLA-DQB1*0602 wird eine immunpathologische Kaskade eingeleitet: Nach der Aufnahme des Antigens durch antigenpräsentierende Zellen erfolgen die Fragmentierung des Antigens und die Prozessierung einzelner Peptide. Das Antigen-Peptid wird an ein HLA-II-Molekül gekoppelt und an der Zelloberfläche präsentiert. Durch die Interaktion mit dem T-Zell-Rezeptor-α der $CD4^+$-T-Zellen werden $CD8^+$-T-Zellen aktiviert und überschreiten die Blut-Hirn-Schranke. Die $CD8^+$-Zellen erkennen ein Oberflächenmolekül der Hypokretin-produzierenden Neurone im Hypothalamus als fremd (sogenanntes molekulares Mimikry) und zerstören dieses. In der Folge nimmt die Hypokretin-Konzentration im Liquor ab, was über die Enthemmung des REM-Schlafs die Narkolepsie-Symptome auslöst (Sakurai et al. 1998; Thannickal et al. 2000; Mahlios et al. 2013; Ahmed et al. 2015; Kallweit 2015; Schlüter et al. 2016; Young und Heidbreder 2018).

Bei der Narkolepsie Typ 2 findet sich eine normale Hypokretin-Konzentration im Liquor. Die Pathophysiologie der Narkolepsie mit normalen Hypokretinwerten ist derzeit noch völlig unklar (Schlüter et al. 2016; Young und Heidbreder 2018).

Infolge der Narkolepsie-Symptomatik kommt es neben häufig schweren sozialen Konflikten zu einer Vielzahl unspezifischer Symptome, wie Gewichtszunahme, Konzentrations- und Aufmerksamkeitsstörungen, Depressionen, Kopfschmerzen und Leistungsminderung. Außerdem finden sich häufig assoziierte Schlafstörungen, z. B. periodische Beinbewegungen (PLMS), Parasomnien, eine REM-Schlaf-Verhaltensstörung oder ein obstruktives Schlafapnoe-Syndrom (DGN 2012; Young und Heidbreder 2018).

Therapie

Wie bei allen schlafassoziierten Krankheitsbildern sind **Verhaltensmaßnahmen zur Verbesserung**

allgemeiner Lebensumstände und der Schlafhygiene förderlich. Hier sollte neben regelmäßigem Sport und einer ausgewogenen Ernährung insbesondere auf regelmäßigen Schlaf von ausreichender Dauer geachtet werden. Menschen mit Narkolepsie sollten außerdem Tagschlafphasen einplanen, um den imperativen Schlafdrang zu mindern. Weiterhin führt eine verminderte Tagesschläfrigkeit zur Reduzierung der Kataplexien. In diesem Zusammenhang ist auch eine psychosoziale Beratung inklusive der Aufklärung von Familie und Schule sinnvoll, um beispielsweise eine **Rückzugs- und Schlafmöglichkeit in Kindertagesstätte und Schule bzw. bei Jugendlichen am Arbeits- oder Ausbildungsplatz** zu organisieren. Auch verhaltenstherapeutische Maßnahmen zur Annahme der Erkrankung und Verbesserung der Copingstrategien haben sich als hilfreich erwiesen (Handwerker 2007; DGN 2012; Triller und Kallweit 2017; Young und Heidbreder 2018).

Die medikamentöse Therapie richtet sich nach den dominierenden Symptomen. Während Stimulanzien die Tagesschläfrigkeit lindern, werden Antidepressiva zur Behandlung der Kataplexien eingesetzt. Für **Kinder** sind derzeit in Deutschland nur **Methylphenidat** (Ritalin®) **und Clomipramin zur Behandlung der Narkolepsie** zugelassen. Die Therapie mittels Modafinil kann nur off-label erfolgen, wenn Methylphenidat nicht ausreicht. Natrium-Oxybat (off-label) ist gut wirksam gegen Kataplexien und hat zusätzlich einen positiven Einfluss auf die Schlafarchitektur, sodass es insbesondere bei Schlaffragmentierung eingesetzt wird. Über eine Verbesserung des Nachtschlafs führt es indirekt auch zu einer Verminderung der Tagesschläfrigkeit. Das in Deutschland kürzlich für Erwachsene neu zugelassene Pitolisant, ein Histamin-3-Rezeptoragonist, ist sowohl gegen Tagesschläfrigkeit als auch gegen Kataplexie gut wirksam. Auch hier ist jedoch nur ein Off-Label-Use möglich. Perspektivisch könnten Hypokretin-Agonisten therapeutisch Erfolg versprechend sein (DGN 2012; Triller und Kallweit 2017; Young und Heidbreder 2018).

Die Narkolepsie ist eine lebenslange Erkrankung mit variablem Verlauf und normaler Lebenserwartung. Innerhalb der Kinder- und Jugendmedizin ist das Krankheitsbild nur unzureichend bekannt. Umso entscheidender ist es, die Symptome frühzeitig zu erkennen und die Kinder und Jugendlichen rechtzeitig zu behandeln. Erschwert wird die Diagnostik dadurch, dass die **Symptomatik vor allem im frühen Kindesalter häufig noch nicht in vollem Umfang den für Erwachsene geltenden Kriterien entspricht.** Das führt dazu, dass die Diagnosestellung zu häufig verzögert wird oder Fehldiagnosen gestellt werden. Insbesondere werden die Kataplexien häufig als epileptische Anfallssymptomatik fehlinterpretiert und wird der Tagesschläfrigkeit keine krankhafte Bedeutung zugemessen. Daher ist die Kenntnis der Krankheitssymptomatik im Kindes- und Jugendalter unbedingt geboten.

Unter www.AMBOSS.com sind diese Inhalte in digitaler Aufbereitung zu finden.

27

Fallbeispiel

Maria stellt sich im Alter von 16 Jahren zur schlafmedizinischen Untersuchung in der Klinik vor. Seit 7 Monaten sei sie vermehrt müde und bereits mehrfach in der Schule eingeschlafen. Zurzeit passiere das täglich, immer wenn sie nicht aktiv am Unterricht teilnimmt. Sie gehe in der Regel gegen 22 Uhr zu Bett, schlafe rasch ein, werde aber 3- bis 5-mal in der Nacht wach und träume sehr viel. Häufig seien es Albträume. Morgens gegen 7 Uhr, wenn sie aufstehen müsse, sei sie schwer erweckbar. Nach der Schule schlafe sie am Nachmittag ab 14.30 Uhr circa 2 Stunden, danach fühle sie sich aber weiterhin erschöpft. Auf Nachfrage berichtet Maria, dass ihr beim lauten Lachen häufiger die Beine „weich" würden und sie das Gefühl habe, „zusammenzusacken". Die Vorstellung beim Neurologen habe einschließlich EEG-Ableitung keine Auffälligkeiten ergeben.

Auch der pädiatrisch-internistische und der pädiatrisch-neurologische Befund der altersgerecht entwickelten Jugendlichen sind unauffällig.

Der Schläfrigkeitsfragebogen ESS-K war mit 20 Punkte auffällig, ebenso die Ullanlinna-Narkolepsie-Skala mit 24 Punkten. Laborchemisch lässt sich HLA-DQB1*0602 nachweisen. In zwei Polysomnografien zeigen sich Sleep-Onset-REM und eine Schlaffragmentierung. Der MSLT (➤ Abb. 27.1) ist pathologisch wegen einer mittleren Einschlaflatenz von nur 3,4 min und

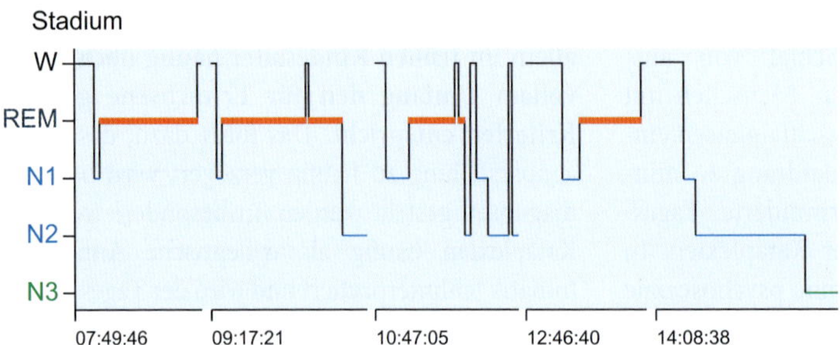

Abb. 27.1 MSLT-Hypnogramm mit verkürzter Einschlaflatenz und dem viermaligen Auftreten von REM-Schlaf (RE) weniger als 15 min nach dem Einschlafen (Sleep-Onset-REM) [P617]

dem viermaligen Auftreten von REM-Schlaf weniger als 15 min nach dem Einschlafen (Sleep-Onset-REM). Das EKG, das MRT des Gehirns und die übrige Laborchemie waren unauffällig.

Die Diagnose einer **Narkolepsie Typ 1** wurde gestellt. Wegen der eindeutigen Anamnese und Befundkonstellation wurde auf die Liquorhypokretinbestimmung verzichtet.

Die **medikamentöse Eindosierung mit Methylphenidat** wurde begonnen mit der Zieldosis: morgens 5 mg retardiertes und 5 mg nicht retardiertes Methylphenidat; optional zusätzlich 5 mg nicht retardiertes Methylphenidat nach dem Mittagsschlaf.

Zusätzlich wurde dringend empfohlen:

- **Regelmäßige Schlaf-wach-Zeiten** mit ausreichend langem Nachtschlaf und möglichst stets gleichen Zubettgeh- und Aufstehzeiten, um den Schlaf-wach-Rhythmus nicht zu destabilisieren.
- **Täglicher Mittagsschlaf von 30–45 min,** um den Schlafdruck am Tag zu reduzieren. Letztere Empfehlung, die für Narkolepsiepatienten obligat ist, musste mit viel Nachdruck in der Schule durchgesetzt werden!

Darüber hinaus wurden die Empfehlungen zur Schlafhygiene und schlaffördernden Umgebung besprochen. Insbesondere wurden tägliche Aktivitäten an der frischen Luft empfohlen. Schließlich ging es noch darum, das Krankheitsbild im sozialen Umfeld von Maria bekannt zu machen und zu erklären, warum Maria wegen ihrer Erkrankung bestimmte therapeutische Maßnahmen umsetzen muss.

Die Informationen über das Krankheitsbild der Narkolepsie stießen insbesondere bei den Jugendlichen im Umfeld von Maria auf großes Interesse mit der Folge, dass Maria mit viel Unterstützung in ihrem Freundeskreis rechnen kann.

Regelmäßige, zunächst engmaschige Verlaufskontrollen in Kooperation mit den behandelnden niedergelassenen Kollegen wurden empfohlen. In diesem Rahmen soll überprüft werden:

- Ob die eingeleitete Therapie hinreichend ist oder noch modifiziert oder ergänzt werden muss
- Ob die Medikation gut vertragen und eingehalten wird
- Ob der Mittagsschlaf und der Nachtschlaf wie empfohlen praktiziert werden
- Ob weitere Unterstützung im Umgang mit der Erkrankung geleistet werden muss

27.1.2 Schlafmangelsyndrom

Diagnostische Kriterien und Symptome

Beim Schlafmangelsyndrom handelt es sich um eine verhaltensbedingt induzierte Störung, die mit ungenügendem Nachtschlaf einhergeht. Die Betroffenen haben tagsüber Phasen nicht unterdrückbaren Schlafs. Präpubertäre Kinder versuchen, ihre Tagesschläfrigkeit durch auffälliges, z. B. hyperaktives Verhalten zu überwinden. Die täglichen Gesamtschlafzeiten der Betroffenen sind verkürzt.

Wenn der Schlaf nicht durch morgendliches Wecken beendet wird, z. B. am Wochenende oder in den Ferien, schlafen die Betroffenen länger und die Symptome und Folgen des ungenügenden Schlafs verschwinden. Die Symptomatik sollte mindestens 3 Monate lang anhalten, bevor die Diagnose gestellt werden kann, und andere Störungen als Ursache der Symptomatik müssen ausgeschlossen sein.

Im Vordergrund der klinischen Symptomatik steht die **Tagesschläfrigkeit** als Folge des nächtlichen Schlafmangels. Daraus ergeben sich Einschränkungen der Aufmerksamkeit und Konzentration, Motivationsmängel, Reizbarkeit, Stimmungsschwankungen, Unruhezustände und Inaktivität.

Epidemiologie

Das Schlafmangelsyndrom kommt besonders häufig bei Jugendlichen vor. Soziale Vorgaben wie der frühe Schulbeginn und die Neigung, abends zu spät zu Bett zu gehen, begünstigen die Schlafrestriktion. Hinzu kommt die chronotypologische Abendpräferenz vieler Jugendlicher während der Pubertät (➤ Kap. 21). Es ist davon auszugehen, dass die Problematik infolge der Digitalisierung mit exzessiver, auch abendlicher und nächtlicher Mediennutzung zunehmend relevant wird.

Repräsentative Studien ergaben Schlafmangelprobleme bei 23 % der Erwachsenen in Japan, 12 % in Schweden und 9 % in Finnland. Eine Studie aus dem Jahr 2008 aus den USA zeigte, dass 11,1 % der Erwachsenen über länger anhaltende Schlafmangelzustände berichteten, 12,4 % Männer und 9,9 % Frauen. Aktuellere Daten aus den USA ergeben, dass 69 % der Jugendlichen, die eine Highschool besuchen, während der Schulzeit weniger als 8 Stunden pro Nacht schlafen (Kumar Chattu et al. 2018).

Diagnostik

Das Führen eines Schlaf-wach-Tagebuchs über 2–3 Wochen in Kombination mit der Aktigrafie (➤ Kap. 18) ist der erste diagnostische Schritt. Die Dokumentation sollte die Gesamtzeit im Bett, die Einschlaflatenz, die Gesamtschlafzeit und den (subjektiven) Erholungswert des Schlafes beinhalten. Sollte sich der Verdacht eines Schlafmangelsyndroms dadurch erhärten, sollte in einem Behandlungsversuch, der eine Verlängerung der täglichen Schlafzeit beinhaltet, getestet werden, ob danach die Tagessymptomatik verschwindet. Wenn das der Fall ist, ist die Diagnose Schlafmangelsyndrom zu stellen. Weitere diagnostische Maßnahmen wie Polysomnografie und MSLT sind nur bei unklarer Symptomatik erforderlich.

Ursachen und Folgen

Im Jugendalter sind **2 Komponenten** ursächlich zu berücksichtigen. Zum einen führt der soziale Jetlag zu chronischen Schlafmangelsituationen. Er entsteht durch die zu frühen sozialen Verpflichtungen am Morgen (Schulbeginn / Arbeitsbeginn / Schichtarbeit) bezogen auf den zirkadianen Rhythmus der meisten Jugendlichen. **Durch die Verschiebung der durch die innere Uhr gesteuerten Schläfrigkeit hin zu späteren Abendstunden während der Pubertät fehlt den Jugendlichen genügend Schlafzeit, wenn sie frühmorgens aufstehen müssen.** Zum anderen verbringen zunehmend viele Jugendliche die Abend- und Nachtstunden mit **Medienaktivitäten, z. B. Computerspielen oder Aktivitäten in sozialen Netzwerken, und blockieren dadurch rechtzeitiges Einschlafen und nächtliches Wiedereinschlafen.** Dabei spielt der von den Bildschirmen ausgehende Blaulichtanteil, der die Ausschüttung des sogenannten Einschlafhormons Melatonin auch noch 15 min nach Ausschalten des Gerätes unterdrückt, eine Rolle, aber auch ein erhöhter innerer Erregungslevel. Dieser entsteht durch die psychische Belastung durch die Inhalte von Computerspielen mit aggressiven Inhalten, aber auch durch das Bedürfnis, jederzeit über soziale Netzwerke erreichbar oder gar verfügbar zu sein, aus Angst, sonst in eine soziale Isolierung zu geraten.

Kognitive Einschränkungen und Tagesschläfrigkeit infolge des Schlafmangels haben direkte Auswirkungen auf das schulische oder berufliche Leistungsvermögen und erhöhen das Risiko für Fehler und Unfälle. Chronischer Schlafmangel führt zu organischen Folgen wie arteriellem Hypertonus, Insulinresistenz (Diabetes), Adipositas und immunologischen Störungen. Hinzu kommen die psychischen Folgen wie Depressionen und Angststörungen.

CAVE

Jugendliche mit Schlafmangelsyndrom haben ein erhöhtes Risiko für einen Stimulanzienabusus, durch den sie versuchen, ihre Tagesschläfrigkeit zu unterdrücken, mit den daraus resultierenden deletären Folgen.

Therapie

Zunächst ist es entscheidend, ein Schlafmangelsyndrom als Ursache entsprechender Symptome zu erkennen. Zuvor gilt es, eventuelle andere schlafmedizinische Erkrankungen auszuschließen. Bei der Behandlung stehen verhaltenstherapeutische Maßnahmen im Vordergrund. Diese zielen ab auf einen **regelmäßigen Schlaf-wach-Rhythmus sowie die Begrenzung von abendlichen und den Verzicht auf nächtliche Aktivitäten, die den Schlaf stören, wie Mediennutzung, Arbeiten und stressbelastetes Grübeln.** Auch sollte der Konsum von koffein- oder teinhaltigen Getränken ab dem Nachmittag vermieden werden. Nikotin hat ebenfalls eine schlafstörende Wirkung und ist ebenfalls zu meiden. Selbstverständlich sind Psychostimulanzien beim Schlafmangelsyndrom grundsätzlich abzulehnen. Therapeutisch sind zusätzlich der morgendliche Aufenthalt von 30 min im Freien, um vom blauen Licht, welches das Wachsein fördert, zu profitieren, und die sportliche Aktivität am Nachmittag mit mehrstündigem Abstand zur Zubettgehzeit zu empfehlen.

Bei ausgeprägter und länger anhaltender Schlafmangelsymptomatik wird eine einmalige Beratung zur Schlaf- und Medienhygiene nicht ausreichen, sodass Folgetermine zu Verlaufsbesprechungen vereinbart werden sollten. **Hilfreich kann sein, den Freundeskreis der Betroffenen in das therapeutische Konzept mit einzubeziehen,** etwa indem für alle feste Medienauszeiten vereinbart werden. Bei mangelndem Erfolg ist die psychotherapeutische Betreuung der Jugendlichen indiziert.

Mit den genannten Maßnahmen lassen sich nur die veränderbaren verhaltensbedingten Ursachen des Schlafmangelsyndroms beeinflussen. Unabhängig davon bestehen die gesellschaftlichen Rahmenbedingungen, die den Schlafmangel der Jugendlichen verursachen können. Diesbezüglich bedarf es der gesellschaftlichen Sensibilisierung und weiterer Interventionen.

27.1.3 Verzögerte Schlaf-wach-Phasenstörung

Diagnostische Kriterien und Symptome

Die verzögerte Schlaf-wach-Phasenstörung (Delayed Sleep-Wake-Phase Disorder) wird in der internationalen Klassifikation der Schlafstörungen (ICSD) unter den zirkadianen Schlaf-wach-Rhythmusstörungen aufgeführt. **Es handelt sich dabei um eine signifikante Verzögerung des Beginns der Hauptschlafphase. Diese verzögert sich üblicherweise um mehr als 2 Stunden, bezogen auf die Schlaf- wie auch die Aufwachzeit beim Durchschnitt der Bevölkerung.** Die Einschlafzeiten der Betroffenen liegen zwischen 1 und 6 Uhr morgens, die spontanen Aufwachzeiten liegen zwischen dem späteren Vormittag und dem Nachmittag. Die Störung führt zu Beschwerden bei den Betroffenen, wenn sie zur üblichen Uhrzeit morgens aufstehen müssen, weil sie abends nicht imstande sind, früh genug einzuschlafen. Wenn die Möglichkeit besteht, morgens länger zu schlafen und sie ihren zirkadianen Rhythmus ihrem Schlafbedürfnis entsprechend umsetzen können, bestehen keine Beschwerden. Die Symptomatik sollte mindestens 3 Monate lang bestehen und nicht durch andere Störungen erklärt werden können, bevor die Diagnose gestellt wird.

Es bestehen erhebliche Probleme beim morgendlichen Wachwerden. Die Betroffenen sind träge und nach dem Aufwachen verwirrt, weil das morgendliche Aufstehen für sie vergleichbar ist mit dem Aufstehen mitten in der Nacht bei der Mehrzahl der Bevölkerung. Es resultieren die Folgen chronischen Schlafmangels mit Tagesschläfrigkeit, eingeschränkter schulischer oder beruflicher Leistungsfähigkeit, Aufmerksamkeitsstörungen und erheblichen Einschränkungen sozialer Aktivitäten.

Epidemiologie

Die Prävalenzangaben zur verzögerten Schlaf-wach-Phasenstörung sind sehr unterschiedlich. Die Störung wird insbesondere bei Jugendlichen und jungen Erwachsenen beschrieben. In dieser Altersgruppe beträgt laut ICSD die Prävalenz 7–16 %. Populationsbezogene Studien bei Erwachsenen ergaben Prävalenzangaben von bis zu 1,5 %. Dabei waren jedoch 8,9 % der Studienteilnehmer gemäß dem Munich Chronotype Questionnaire (MCTQ; www.humansleepproject.org/de/mctq/mctq-shift) chronotypologisch moderaten oder extremen Spättypen zuzuordnen (Nesbitt 2018).

Die Diskrepanz zwischen Jugendlichen und Erwachsenen lassen sich dadurch erklären, dass die Störung bei Jugendlichen bis zum Ende der Pubertät häufiger vorkommt, weil es während der Pubertät zu einem allgemeinen Time-shifting hin zum Spättyp kommt, das im weiteren Altersverlauf wieder rückläufig ist. Hinzu kommt, dass die Abgrenzung zwischen dem Chronotypus extremer Spättyp als Normvariante und dem Vorliegen des Störungsbildes der verzögerten Schlaf-wach-Phase ein individuell differenziertes Vorgehen erfordert.

Es besteht eine familiäre Häufung der Störung. Eine positive Familienanamnese ist bei 40 % der Betroffenen zu verzeichnen. Die Störung kann bereits in der früheren Kindheit symptomatisch werden, insbesondere bei positiver Familienanamnese.

Diagnostik

Zunächst soll durch das Führen eines Schlaf-wach-Tagebuchs in Kombination mit der Aktimetrie über mindestens 3 Wochen das Schlaf-wach-Verhalten dokumentiert werden. Wenn sich der Verdacht auf das Vorliegen einer verzögerten Schlaf-wach-Phasenstörung erhärtet, kann durch eine kontinuierliche Temperaturmessung, z. B. durch Wearables am Handgelenk, und Melatoninbestimmungen (Dim Light Melatonin Onset, DLMO) die Diagnose verifiziert werden.

Dem zugrunde liegt unser zyklisches Temperaturprofil, das – unserem zirkadianen Rhythmus folgend – Körperkerntemperaturschwankungen um circa 1 °C im Tagesverlauf aufweist. Melatoninwirkung und Einschlafzeitpunkt gehen mit dem Abfall der Körperkerntemperatur einher. **Biomarker, basierend auf Transkriptomen peripherer Blutzellen, ermöglichen ebenfalls eine Bestimmung zirkadianer Phasen** (Laing et al. 2017). Hintergrund der diagnostischen Möglichkeit ist die Tatsache, dass Uhrengene in peripheren Blutzellen zirkadianen Rhythmen folgend aktiv sind. So können Gentranskriptionen bzw. die daraus resultierenden Transkriptome als Biomarker bestimmten Phasen innerhalb unseres zirkadianen Rhythmus zugeordnet werden. Damit kann durch die Analyse einer zu einem bestimmten Zeitpunkt entnommenen Blutprobe die individuell spezifische Zuordnung zu einer bestimmten Phase des zirkadianen Rhythmus erfolgen.

Eine obligatorische diagnostische Maßnahme bei Verdacht auf das Vorliegen einer verzögerten Schlaf-wach-Phasenstörung ist der Einsatz eines Fragebogens zur chronotypologischen Zuordnung, z. B. des MCTQ (www.humansleepproject.org/de/mctq/mctq-shift) oder des D-MEQ (www.ifado.de/fb.pdf; Griefahn et al. 2001). Beim Vorliegen der verzögerten Schlaf-wach-Phasenstörung ist von der Zuordnung der Betroffenen zu extremen Spättypen auszugehen.

Ursachen und Folgen

Genetische Faktoren, wie Polymorphismen des zirkadianen Uhrengens hPer3, stehen im Zusammenhang mit der verzögerten Schlaf-wach-Phasenstörung. Hinzu kommen Umgebungsfaktoren wie zu wenig natürlicher Lichteinfluss am Morgen und erhöhte Lichtexposition am Abend. Auch ausgeprägte abendliche oder nächtliche Aktivitäten wirken sich negativ aus. Bei Jugendlichen kommt es häufiger zu Schulabsentismus, zu Störungen des Sozialverhaltens und des familiären Beziehungsgefüges. Bei nahezu 50 % der Betroffenen besteht eine Depressionssymptomatik; eine hohe Korrelation besteht auch zu Angststörungen, zu obsessiv-zwanghaftem Verhalten, ADHS und entwicklungsneurologischen Störungen. Unbehandelt besteht das Risiko eines lebenslangen Verlaufs, auch wenn es durch die physiologische Vorverlagerung im zirkadianen Ablauf nach dem Ende der Pubertät zu einer Regredienz der Symptomatik kommen kann. **Häufig**

versuchen die Betroffenen, durch Alkohol, Sedativa oder Hypnotika ihr Schlafverhalten zu beeinflussen und oder durch Stimulanzien die Tagesvigilanz zu verbessern, sodass die verzögerte Schlaf-wach-Phasenstörung mit einem deutlich erhöhten Suchtpotenzial verbunden ist.

Therapie

Geht man davon aus, dass die verzögerte Schlaf-wach-Phasenstörung eine primär genetisch bedingte Veränderung des zirkadianen Rhythmus ist, so wären alle therapeutischen Maßnahmen gegen die innere Uhr der Betroffenen gerichtet. Es ist insofern abzuwägen, ob eventuell eingreifende oder nebenwirkungsreiche Maßnahmen nur aus Gründen der sozialen Erwünschtheit gerechtfertigt sind. Daher sollte zunächst das Bemühen im Vordergrund stehen, **gesellschaftliche Gegebenheiten und innere Uhr so weit wie möglich aufeinander abzustimmen.** Das wird bei Erwachsenen leichter gelingen als bei Jugendlichen. So könnten betroffene Erwachsene bevorzugt in der Nachtschicht arbeiten. Bei Jugendlichen hingegen müsste eine Freistellung vom Schulbesuch frühmorgens veranlasst werden.

Unabhängig davon sollten alle Umgebungsfaktoren berücksichtigt werden, die einer Verzögerung des Schlaf-wach-Rhythmus entgegenwirken. So ist der Aufenthalt im Tageslicht draußen für 30 min unmittelbar nach dem Aufstehen zu empfehlen. Auch der Einsatz von Lichtboxen mit dem morgendlichen Tageslicht entsprechendem Lichtspektrum und einer Beleuchtungsstärke von möglichst 10000 lux für 30 min nach dem Aufstehen (Abstand in der Regel 50 cm) kann hilfreich sein. Der Lichteinfluss am Abend hingegen sollte minimiert werden; das Tragen von Blaulicht-Filterbrillen in der Zeit vom Sonnenuntergang bis zum Zubettgehen kommt dem entgegen.

Medikamentös hat sich in Studien Melatonin (off-label) als Option erwiesen. 0,5 mg Melatonin sollten etwa 10–12 Stunden vor der durchschnittlichen Schlafmitte an freien Tagen oder 6–8 Stunden vor der mittleren Schlafbeginnzeit an freien Tagen eingenommen werden (Nesbitt 2018).

Um die Tagesmüdigkeit zu objektivieren, kann zusätzlich der ESS-K-Fragebogen eingesetzt werden.

27.1.4 Adipositas-Hypoventilations-syndrom

Diagnostische Kriterien und Symptome

Die diagnostischen Kriterien beinhalten das Vorliegen einer Hypoventilation im Wachzustand mit einem $PaCO_2$ > 45 mmHg und eine Adipositas mit einem BMI > 30 kg/m^2 bzw. über der 95er Perzentile für Alter und Geschlecht bei Kindern. Die Diagnose ist zu stellen, wenn die Hypoventilation nicht durch andere Krankheitsbilder wie z. B. eine primäre Lungenerkrankung, eine neuromuskuläre oder skelettale Erkrankung bedingt ist. Das kongenitale zentrale alveoläre Hypoventilationssyndrom (CCHS; ➤ Kap. 6.1.4) ist als eigenständiges Krankheitsbild klassifiziert. Die Hypoventilation verschlechtert sich im Schlaf mit Phasen flacher Atmung. Die Patienten klagen häufig über Luftnot und sind tagsüber schläfrig, wobei das Ausmaß der Tagesschläfrigkeit nicht direkt mit dem Schweregrad der Hyperkapnie korreliert. Hinzu kommen infolge der schlafbezogenen CO_2-Erhöhung morgendliche Kopfschmerzen; die Patienten neigen zu depressiven Verstimmungszuständen und Einschränkungen von Konzentration und Gedächtnis. Häufig kommt es infolge der Atmungsstörung zu kardialen Folgeproblemen bis hin zum Cor pulmonale. **Bei 90 % der Betroffenen liegt zusätzlich eine obstruktive Schlafapnoe vor.**

Epidemiologie

Nach der KiGGS-Studie (Welle 2/2014–2017) liegt die Prävalenz für Übergewicht bei Kindern und Jugendlichen im Alter von 3–17 Jahren bei 15,4 % und für Adipositas bei 5,9 %. Es gibt keine Unterschiede zwischen Mädchen und Jungen. Übergewichts- und Adipositasprävalenzen steigen mit zunehmendem Alter an. Kinder und Jugendliche mit niedrigem sozioökonomischem Status sind besonders betroffen (Schienkiewitz et al. 2018).

Die genaue Prävalenz des Adipositas-Hypoventilationssyndroms in der Allgemeinbevölkerung ist nicht bekannt. Bei einem BMI von 30–35 kg/m^2 ist von einer Prävalenz von 10–20 % auszugehen.

Diagnostik

Bei einem BMI > 30 kg/m^2 sollte zunächst eine Blutgasanalyse zum Nachweis der Hyperkapnie am Tag erfolgen. Da sich die Hypoventilation bereits vor der Manifestation des Vollbildes der Erkrankung durch Hyperkapnien im Schlaf zeigt, ist zusätzlich eine nächtliche Bestimmung des PCO_2 (transkutan oder endtidal) bei einem BMI > 30 kg/m^2 im Rahmen einer Polysomnografie indiziert. Häufig ist die Hypoventilation in den REM-Schlaf-Phasen ausgeprägter als im NREM-Schlaf. Hinzu kommen O_2-Desaturationen (➤ Abb. 27.2). Durch die Polysomnografie ist ebenfalls festzustellen, ob eine begleitende obstruktive Schlafapnoe vorhanden ist. Infolge der chronischen Hypoxämie kommt es zur Polyzythämie. Zur Diagnostik kardialer Folgesymptomatik ist die fachspezifische kardiologische Untersuchung zu ergänzen.

Ursachen und Folgen

Starkes Übergewicht beeinträchtigt die Atemarbeit, begünstigt das Auftreten einer obstruktiven Schlafapnoe und schränkt die Lungenfunktion ein. Hinzu tritt eine **Störung des zentralen Atemantriebs.** Durch die chronische Hyperkapnie kommt es zu einer **Unempfindlichkeit der zentralen Chemorezeptoren,** die eine adäquate Atmungssteigerung bei CO_2-Erhöhung beeinträchtigt. Eine weitere Ursache für die zentrale Atemantriebsstörung ist der **Leptinstoffwechsel,** der bei Adipositas beeinträchtigt ist. Leptin hat u.a. eine atmungsstimulierende Bedeutung. Durch ein Übermaß an Fettzellen wird in zu hohem Maße Leptin gebildet. Dies kann zu einer Leptinresistenz im zentralen Nervensystem führen und damit die atmungsstimulierende Funktion des Leptins einschränken (Randerath 2012).

Kardiovaskuläre Folgekrankheiten des Adipositas-Hypoventilationssyndroms sind arterielle Hypertonie, Herzinsuffizienz und Cor pulmonale. Hinzu kommt eine Störung der neurokognitiven Funktionen. Insofern ist die Lebensqualität der Betroffenen deutlich eingeschränkt.

Alkohol und zentral wirksame Medikamente können die Atmungsstörung verschlechtern.

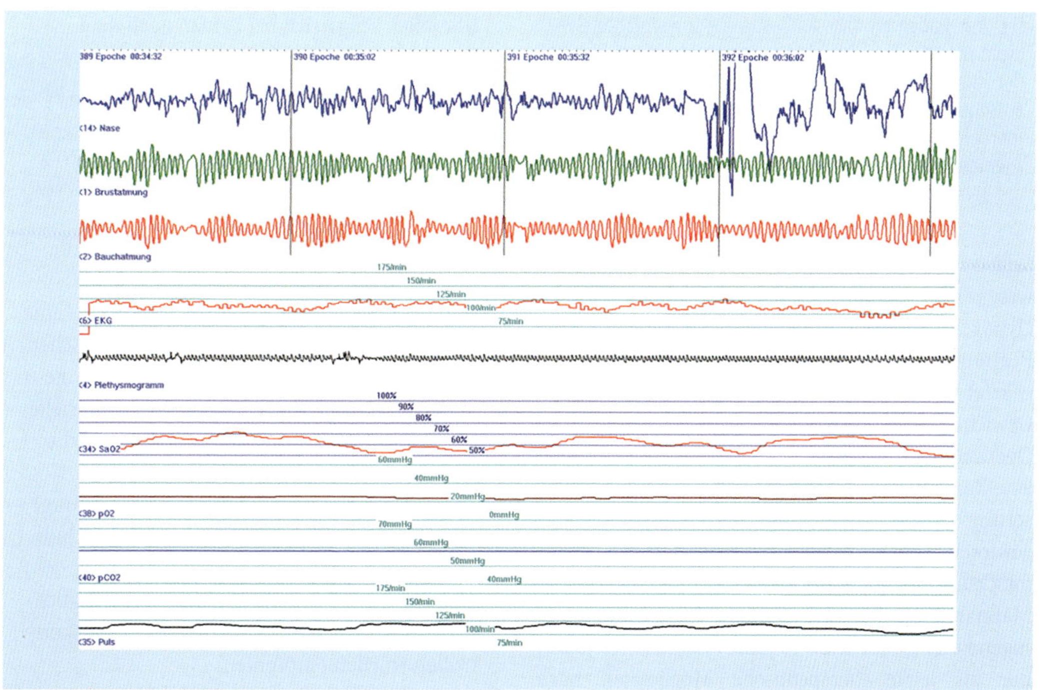

Abb. 27.2 Adipositas-Hypoventilationssyndrom mit SaO_2-Werten zwischen 50 und 70 %, deutlich erniedrigten transkutanen PO_2- und deutlich erhöhten PCO_2-Werten [P617]

27

Therapie

Nur bei einem Teil der Patienten reicht eine alleinige CPAP-Therapie aus. Es sollte daher nur ein kurzfristiger, klinisch überwachter CPAP-Versuch unter polysomnografischer Kontrolle mit kontinuierlichem CO_2-Monitoring erfolgen. **Sollte unter der CPAP-Therapie der nächtliche transkutan gemessene CO_2-Wert länger als 5 min über 55 mmHg betragen bzw. die nächtliche Sauerstoffsättigung länger als 10 min unter 90 % fallen, ist die Umstellung auf eine nichtinvasive Ventilation (NIV) erforderlich.** Andernfalls sollte nach 3 Monaten eine Reevaluation der CPAP-Therapie erfolgen. Bei klinischer Besserung und Normokapnie kann die CPAP-Therapie fortgesetzt werden, andernfalls sollte die Umstellung auf eine NIV durchgeführt werden. Die nichtinvasive Beatmung (NIV) verbessert die Atmungsantwort, die Blutgase, die Schlafmikro-und -makrostruktur, die Lebensqualität, hämodynamische Parameter sowie das Überleben der Patienten. Als effektiv hat sich eine NIV mit fixer Druckunterstützung als auch mit Zielvolumenvorgabe erwiesen.

MERKE

Da bei Patienten mit Adipositas-Hypoventilationssyndrom die CO_2-Empfindlichkeit eingeschränkt ist, kommt der Sauerstoffmangelempfindlichkeit als Atemantrieb die entscheidende Bedeutung zu. Eine alleinige Sauerstofftherapie führt dann zu einer weiteren Reduktion des Atemantriebs mit weiterem CO_2-Anstieg und kann für die Betroffenen fatale Folgen haben.

Selbstverständlich ist die Gewichtsreduktion als wesentliche kausale Maßnahme beim Adipositas-Hypoventilationssyndrom anzusehen, auch wenn die Beatmungstherapie dadurch nicht verzögert eingeleitet werden darf. Sollten konservative Ansätze der Gewichtsreduktion versagen, können bariatrische Operationen zum Einsatz kommen. Darunter können eine Reduktion des Körpergewichts und eine Verbesserung von Lungenfunktion und Blutgasen nachgewiesen werden (Deutsche Gesellschaft für Schlafforschung und Schlafmedizin 2017). Eine chirurgische Maßnahme sollte, insbesondere im Kindes- und Jugendalter (Mädchen > 13 Jahre / Jungen > 15 Jahre) nur als letzte therapeutische Möglichkeit nach Scheitern sämtlicher konservativer Therapien bei extrem adipösen Patienten mit erheblicher Komorbidität erwogen werden.

CAVE

Patienten mit Adipositas-Hypoventilationssyndrom haben ein erhöhtes Risiko für postnarkotische Komplikationen und bedürfen deshalb der intensivierten postnarkotischen Überwachung!

Fallbeispiel

Bei Fabian wurde ein Prader-Willi-Syndrom diagnostiziert. Auffallend war, dass er eine sehr ausgeprägte psychomotorische Retardierung hatte. Er konnte kaum laufen, nur Laute artikulieren, nicht sprechen und er war erethisch. Fabian hatte eine Adipositas permagna, es bestanden eine Rechtsherzhypertrophie, Herzrhythmusstörungen und ein arterieller Hypertonus mit medikamentöser kardiologischer Therapienotwendigkeit. Der Junge bewegte sich fast ausschließlich im Rollstuhl, dies jedoch mit erstaunlicher Geschwindigkeit.

Die Vorstellung zur schlafmedizinischen Diagnostik erfolgte wegen ausgeprägtem Schnarchen. Bereits im polysomnografischen Überblick zeigte sich bei Fabian nach dem Einschlafen eine deutliche Hypoxämie (➤ Abb. 27.3 oben). Die Detaildarstellung ist aus ➤ Abb. 27.2 ersichtlich. Zusammenfassend ergab sich der Befund eines ausgeprägten Adipositas-Hypoventilationssyndroms. Die Therapie erfolgte mit CPAP.

Nach kurzer Abwehr tolerierte Fabian die CPAP-Therapie von Anfang an und schlief ruhig und erholsam. Unter der CPAP-Therapie normalisierten sich die kardiorespiratorischen Parameter (➤ Abb. 27.3 unten). Sowohl die Rechtsherzhypertrophie als auch der arterielle Hypertonus waren rückläufig, sodass auf die weitere medikamentöse kardiologische Therapie verzichtet werden konnte. Der Junge war ohne Rollstuhl mobil, konnte eingeschult werden und war weniger unruhig und für Therapie- und Fördermaßnahmen zugänglich. Regelmäßige schlafmedizinische Verlaufskontrollen wurden empfohlen.

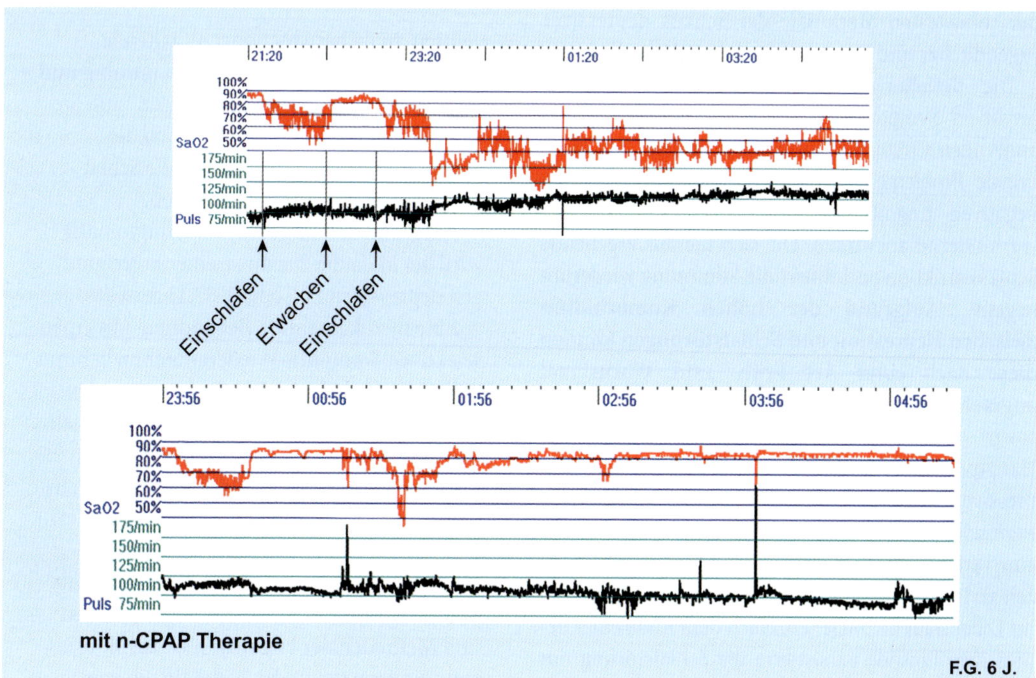

Abb. 27.3 Polysomnografischer Ausschnittsüberblick bei einem Patienten mit Adipositas-Hypoventilationssyndrom ohne (oben) und mit CPAP-Therapie (unten) [P617]

27.2 Psychische Störungen

Schlafstörungen bei psychiatrischen Erkrankungen weisen eine unterschiedlich auffällige Schlafstruktur auf (➤ Tab. 27.1, Riemann et al. 2019). Neben den allgemeinen, im Rahmen von Insomnien und Hypersomnolenzen durchgeführten Therapiemaßnahmen wurden auch störungsspezifische Interventionen entwickelt.

27.2.1 Affektive Störungen

Insomnien, aber auch Parasomnien stellen diagnosekonstituierende Kriterien für affektive Störungen dar. Schlafableitungen belegen verlängerte Einschlafzeiten und typische Veränderungen der Schlaf-wach-Architektur für den REM-Schlaf in Form einer verkürzten REM-Latenz und einer erhöhten REM-Schlafdichte. Vor allem eine verkürzte REM-Schlaflatenz hat sich über die Jahre hinweg als eines

Tab. 27.1 Schlafstörungen bei psychiatrischen Erkrankungen (nach Riemann et al. 2019)

Erkrankung	Beeinträchtigung der Schlafkontinuität	Tiefschlafreduktion	REM-Schlaf-Desinhibition	Hypersomnie
Affektive Erkrankung (Major Depression, Dysthymie)	+++	++	+++	+
Angststörungen	+	–	–	–

+++: bei fast allen Patienten vorhanden
++: bei circa 50 % der Patienten vorhanden
+: bei 10–20 % der Patienten vorhanden
–: bisher nicht beschrieben

der robustesten Merkmale des Schlafs depressiver Jugendlicher und Erwachsener herauskristallisiert.

Die Beziehung von Schlafstörungen und depressiven Symptomen stellt einen schwer zu verändernden Circulus vitiosus dar, bei dem sich emotionale Probleme durch die damit einhergehenden negativen Kognitionen einschlaferschwerend oder -verhindernd auswirken. Die sich hieraus ergebende Schlafrestriktion beeinflusst die Stimmung wiederum negativ. **Aufgrund der hohen Komorbidität zwischen Depression und Schlafstörungen können diese nach einer Art Früh- und Warnsignal angesehen werden.** Eine verringerte Schlaflatenz sowie verlängerte Einschlaflatenzen können als Hauptprädiktoren für das Wiederauftreten depressiver Symptome innerhalb eines Jahres nach Remission herangezogen werden. Insofern lassen sich eine verlängerte Schlaflatenz sowie die Gesamtschlafzeit als Prädiktoren für das Auftreten einer Depression im Lebenslauf heranziehen. Nach dem Ende einer depressiven Episode persistierte die Schlafstörung nur bei 10 % der betroffenen Patienten. Kontrollierte Studien konnten den Nutzen einer Schlafentzugstherapie bei Jugendlichen belegen. Da Schlafstörungen möglicherweise bereits ein Prodromalsymptom einer beginnenden depressiven Erkrankung darstellen, kann dem gestörten Schlaf selbst eine wichtige pathogenetische Bedeutung für das Zustandekommen depressiver Stimmungsschwankungen zukommen. Entsprechend tragen eine bessere Schlafhygiene und eine längere Schlafdauer entscheidend dazu bei, depressive Symptome zu verringern.

Fallbeispiel

Die 17-jährige Maja klagt schon seit mehreren Monaten über Antriebslosigkeit, Stimmungsschwankungen und Schlafstörungen. Sie läge tagelang im Bett, grübele vor sich hin und könne sich zu nichts motivieren. Der Schulbesuch sei nur noch bedingt möglich; sie zöge sich von ihren Freunden zurück und vernachlässige frühere Hobbys. Eine ähnliche Phase habe es bereits vor gut einem Jahr gegeben, jedoch nicht so lang und intensiv. In ihrer Familie sind depressive Erkrankungen bekannt und ihre Mutter habe nach der Geburt der Kinder immer unter Stimmungsschwankungen gelitten. Maja berichtet über anhaltende Einschlafstörungen, ihr Schlaf sei unruhig und sie wache morgens wie „zerschlagen" auf. Sie kann nicht genau differenzieren, ob die Stimmungsschwankungen oder die Schlafprobleme zuerst aufgetreten waren.

Aufgrund der ausgeprägten Symptomatik wird bei Maja die Diagnose einer mittelgradigen depressiven Episode (F 32.1) gestellt.

Eine medikamentöse Behandlung mit einem selektiven Serotonin-Wiederaufnahmehemmer (SSRI) führt nach vier Wochen zu einer deutlichen Besserung von Stimmung und Antrieb. Die Einschlafstörung hat sich jedoch nur unzureichend zurückgebildet. Die Zubettgehsituation ist weiterhin von Ängsten begleitet, wach liegen zu müssen und von negativen Gedanken verfolgt zu werden. Therapeutisch erfolgreich wurden Entspannungstechniken und Methoden der kognitiven Umstrukturierung eingesetzt, um der Patientin ein angstfreies Einschlafen zu erleichtern.

27.2.2 Angststörungen

Bei Jugendlichen und Erwachsenen besteht eine eindeutige Korrelation zwischen Angst- und Schlafstörungen. **Vor allem nächtliche Ängste sind ein häufiges Phänomen in Verbindung mit Schlafstörungen.** Dabei kommt es sowohl zu Ein- und Durchschlafstörungen sowie zu Parasomnien wie Albträumen, Pavor nocturnus, aber auch Sprechen im Schlaf und Bruxismus. Jugendliche mit Angststörungen berichten über beunruhigende Träume sowie Schlaflosigkeit. Es finden sich im Schlaflabor verlängerte Einschlafzeiten, eine verringerte Schlafeffizienz und eine Reduktion des Tiefschlafs zugunsten oberflächlicher Schlafstadien. Veränderungen des REM-Schlafs scheinen ebenso wie NREM-Abweichungen nicht in signifikanter Form vorzuliegen.

MERKE

Pathogenetisch führen Angststörungen zu einer Überstimulierung des zentralen Nervensystems und damit zu Schlafstörungen sowie zu Beeinträchtigungen der Vigilanz und Tagesempfindlichkeit.

Schlafprobleme stellen ein häufiges Begleitphänomen bei Angststörungen dar und es hat sich gezeigt, dass insbesondere spezifische kognitive Interventionen, die für eines der beiden Symptombilder entwickelt wurden, auch das jeweils andere positiv beeinflussen.

27.2.3 Aufmerksamkeitsdefizit-/ Hyperaktivitätsstörungen und Störungen des Sozialverhaltens

Aufmerksamkeitsdefizit- / Hyperaktivitätsstörungen (ADHS) und Störungen des Sozialverhaltens gehören zu den häufigsten Erkrankungen im Kindes- und Jugendalter und persistieren z. T. bis in das Erwachsenenalter hinein. Neben der Kernsymptomatik – gesteigerte Ablenkbarkeit, Impulsivität und Hyperaktivität – bestehen eine erhöhte emotionale Instabilität, aber auch affektive und Angststörungen. Darüber hinaus findet sich bei ADHS eine größere Wahrscheinlichkeit, unter einem Restless-Legs-Syndrom (RLS) mit entsprechenden Schlafstörungen zu leiden.

Bei Patienten mit Aufmerksamkeitsdefizit und einem erhöhten BMI (> 25) sollte auch an schlafbezogene Atmungsstörungen gedacht und die entsprechende Diagnostik in einem Schlaflabor veranlasst werden.

Jugendliche mit expansiven Störungen neigen außerdem dazu, Regeln und soziale Normen zu überschreiten. Sie vernachlässigen ihren Schlaf durch intensive Abendaktivitäten und verschieben ihren Schlaf-wach-Rhythmus.

Das Spektrum der Schlafstörungen reicht von Schwierigkeiten einzuschlafen, unruhigem Schlaf und nächtlichen Aufwachepisoden bis hin zu frühem Erwachen. Viele Betroffene berichten über morgendliche Müdigkeit und kürzere Schlafepisoden tagsüber. **Patienten, die medikamentös mit Psychostimulanzien behandelt werden, berichten über deutliche Schwierigkeiten einzuschlafen und geben an, morgens deutlich müder zu sein.**

Untersuchungen mit objektiven Erhebungsmethoden ergaben eine erhöhte Einschlaflatenz, vermehrte Wechsel zwischen den Schlafphasen, einen erhöhten Apnoe-Hypopnoe-Index (AHI) sowie eine niedrigere Schlafeffizienz bei Kindern mit ADHS. Darüber hinaus ist die Bewegungsrate im Schlaf erhöht.

Auch bei Störungen des Sozialverhaltens findet sich eine schlechtere Schlafqualität und kürzere Schlafdauer.

27.2.4 Tic-Störungen und Gilles-de-la-Tourette-Syndrom

Tic-Störungen sind häufig von einem auffälligen Schlafverhalten begleitet, nur knapp 20 % berichten nicht über Schlafschwierigkeiten. Dabei stellen Albträume, Tagesmüdigkeit und Einschlafstörungen die häufigsten Belastungen dar. Bei einem gemeinsamen Auftreten von Tic-Störungen und ADHS erhöht sich die Wahrscheinlichkeit für Schlafstörungen weiter. Das Schlafverhalten ist auffällig: Es wird vor allem über Parasomnien, Störungen des Schlaf-wach-Übergangs sowie Ein-, aber auch Durchschlafstörungen berichtet. **Schlafeffizienz und Qualität sind vermindert und es kommt zu vermehrten Bewegungen wie beim Restless-Legs-Syndrom sowie periodischen Bewegungen der Gliedmaßen im Schlaf.**

Polysomnografische Untersuchungen über Veränderungen der Schlafstruktur und -architektur ergeben folgendes Bild: Es wird über verlängerte Einschlafzeiten, eine verminderte Schlafeffizienz sowie verlängerte Wachzeiten nach dem Einschlafen berichtet.

Insbesondere Patienten mit einer erhöhten Ängstlichkeit, häufigen Stressreaktionen und ausgeprägteren Tics weisen vermehrt Schlafprobleme auf, die dann wiederum die Stressbelastung verstärken und den Tic verschlimmern können.

27.2.5 Posttraumatische Belastungsstörungen

Bei der posttraumatischen Belastungsstörung stellen wiederkehrende Albträume ein diagnostisches Kriterium dar. Es bestehen darüber hinaus häufig Ein- und Durchschlafstörungen infolge eines zentralnervösen Hypervigilanzzustands. **Das Spektrum der Schlafstörungen erstreckt sich über Albträume, weitere Parasomnien bis hin zu Dunkelängsten**

sowie Ein- und Durchschlafstörungen. Die bei den Schlafstörungen erhöhte Tagesmüdigkeit kann als Ausdruck für die komorbide Entwicklung von depressiven Symptomen verstanden werden. Die Häufigkeit und die Schwere der Albträume korrelieren mit der Intensität des erfahrenen Traumas, unabhängig von Alter, Geschlecht, Dauer der Belastungsstörung und psychischer Komorbidität.

MERKE

Auch mehrere Jahre nach einem erlittenen Trauma klagen Jugendliche häufig über Schlafstörungen mit nächtlichem Erwachen.

Polysomnografisch bestehen eine Zunahme des REM-Schlafanteils sowie häufigere REM-Arousals – möglicherweise als Zeichen vermehrter Traumtätigkeit infolge des Traumas.

Häufiges nächtliches Erwachen wird als ein Symptom des Schlafs bei traumatisierten Menschen erachtet, das mit einem Noradrenalin-vermittelten Hypervigilanzzustand einhergeht. Dieser Befund ist deshalb bedeutsam, da angenommen wird, dass hierdurch eine angemessene Konsolidierung bzw. ein Transfer des Traumas vom episodischen in das semantische Gedächtnis unterbunden wird.

27.2.6 Substanzmissbrauch und -abhängigkeit sowie Internet-Missbrauch

Jugendliche besitzen ein erhöhtes Risiko für eine Sucht- bzw. Abhängigkeitserkrankung. Hierzu gehören u. a. psychotrope Substanzen wie Cannabis, Stimulanzien, Inhalanzien und Halluzinogene. **Diese Substanzen führen neben den substanzspezifischen Effekten zu einem reduzierten Schlaf- und Ruhebedürfnis sowie einem veränderten Schlaf-wach-Rhythmus.** Nicht selten wird durch die Einnahme von Sedativa und Neuroleptika gegengesteuert, sodass ein maladaptives Schlafverhalten resultiert.

Stimulierende Substanzen aktivieren das mesolimbische und mesokortikale dopaminerge Belohnungssystem mit Auswirkungen auf die für das Suchtgedächtnis relevanten Hirnstrukturen der Amygdala sowie des Hippocampus und des Septums. Da die Hirnreifung in der Adoleszenz noch nicht abgeschlossen ist, bestehen in dieser Entwicklungsphase höhere Risiken für neurotoxische Effekte, z. B. drogeninduzierte Psychosen, in deren Vorfeld unspezifische Symptome wie gestörter Antrieb und sogar Schlafstörungen häufig vorkommen. Neben den stimulierenden Substanzen spielt die exzessive Mediennutzung bei Jugendlichen eine zunehmende Rolle, sodass auch diesbezüglich ein erhöhtes Abhängigkeitspotenzial besteht.

Die Adoleszenz ist geprägt durch eine Reorganisation neuronaler Strukturen. In deren Rahmen kommt es zu zeitlich unterschiedlichen Reifeentwicklungen innerhalb des Gehirns. So entwickeln sich subkortikale Hirnareale, insbesondere das limbische System mit dem Belohnungssystem, früher als der präfrontale Kortex, der höheren kognitiven Funktionen wie Handlungskontrolle und Risikoabschätzung zuzuordnen ist. Dadurch entsteht ein **Ungleichgewicht zwischen reiferen subkortikalen und unreiferen präfrontalen Hirnstrukturen.**

Dies könnte im Zusammenhang mit dem Auftreten von adoleszenztypischen Verhaltensweisen stehen, wie beispielsweise risikoreichen Entscheidungen. Durch die vergleichsweise frühe Reifung subkortikaler Hirnareale und eine verzögerte Reifung präfrontaler Kontrollareale kann in emotionalen Situationen das weiter gereifte limbische System mit dem Belohnungssystem dem noch nicht ausgereiften präfrontalen Kontrollsystem gegenüber handlungsentscheidend sein (Konrad et al. 2013).

Hinzu kommt, dass sich Jugendliche in Gruppen risikoreicher verhalten. Dies ist vermutlich darauf zurückzuführen, dass in diesem Alter der **Nutzen risikoreicher Handlungen durch die soziale Anerkennung von Freunden besonders hoch bewertet wird** (Gardner und Steinberg 2005).

Schließlich besteht durch die langanhaltende neuronale Reorganisation während der Adoleszenz auch eine erhöhte Vulnerabilität beispielsweise für schädliche Umwelteinflüsse wie etwa Drogenkonsum. So lassen tierexperimentelle und Humanstudien vermuten, dass z. B. ein ausgeprägter **Konsum von Cannabis in der Adoleszenz zu dauerhaften kognitiven und hirnstrukturellen Veränderungen führen kann,** die stärker ausgeprägt sind als bei erwachsenen Konsumenten (Schneider 2008).

MERKE

Ein Internet-Missbrauch wird fast immer von Schulabsentismus, Leistungsschwierigkeiten und sozialem Rückzugsverhalten begleitet.

Die Jugendlichen dehnen ihren Medienkonsum in die Nachtstunden aus, schlafen häufig erst morgens ein, vernachlässigen Alltagsroutinen und entwickeln einen verzerrten Schlaf-wach-Rhythmus.

Die bislang vorliegenden Befunde über die Auswirkungen von Medienkonsum auf die Schlafqualität beinhalten (Frölich und Lehmkuhl 2012):

- Eine verlängerte Einschlafdauer
- Vermehrtes nächtliches Aufwachen
- Eine Verkürzung der Schlafdauer
- Nächtliche Ängste

Auch hier sprechen neuroanatomische Befunde dafür, dass dem ventromedialen Präfrontalkortex eine wichtige Rolle zukommt, und zwar sowohl bei Verhaltenssüchten als auch bei stoffgebundener Abhängigkeit. Es finden sich Hinweise dafür, dass **Computerspielen, nicht aber Fernsehen, vor dem Einschlafen zu einer signifikanten Verringerung der Gedächtnisleistung tagsüber** führen kann. Außerdem wurde bei den Computerspielern eine signifikante Verringerung an Tiefschlafanteilen und eine Zunahme an oberflächlichen Schlafstadien beobachtet, was ein Korrelat für einen erhöhten Arousal-Level darstellt und nochmals die aktivere zentralnervöse Aktivierung bei Nutzung von Computermedien gegenüber dem Fernsehen herausstellt (Frölich und Lehmkuhl 2012).

Aktuellen Studien zufolge liegt die durchschnittliche tägliche Mediennutzung (TV und Internet) bei Jugendlichen bei über 5 Stunden – mit steigender Tendenz. Dabei bestehen deutliche Unterschiede zwischen TV-Konsum und Computerspielaktivitäten. Insbesondere Computerspiele mit aggressiven Inhalten bedürfen der besonderen Betrachtung. So besteht beim TV eine rezeptive Haltung, bei Computerspielen hingegen ein aktives Engagement. Es besteht das Risiko, sich mit Aggressorpositionen zu identifizieren. Positive Verstärkermechanismen belohnen aggressives Handeln; es entstehen hohe psychophysiologische Erregungslevel, die aggressives Handeln katalysieren können. Computerspiele können die emotionale Erlebniswelt verstärken und kognitive Abspeicherungsvorgänge erleichtern. Das gilt auch für aggressive Verhaltensskripte.

Ein hohes Gefährdungspotenzial besteht bei seelischen Vorerkrankungen, intellektuellen und Teilleistungsdefiziten sowie bei suchtgefährdeten Kindern und Jugendlichen (Frölich und Lehmkuhl 2012).

CAVE

Onlineaktivitäten von 6 Stunden/Tag gelten als suchtgefährdend.

10 % der 12- bis 17-Jährigen sind davon betroffen, 1 % zeigt eine Suchtsymptomatik laut einer Forsa-Umfrage aus dem Jahr 2014. 5 % der Kinder und Jugendlichen leiden unter krankhaften Folgen ihrer Internetnutzung laut der DAK-Gesundheitsstudie 2015 (➤ Tab. 27.2).

8,4 % der männlichen und 2,9 % der weiblichen Kinder, Jugendlichen und jungen Erwachsenen im Alter zwischen 12 und 25 Jahren erfüllen die Kriterien für eine Abhängigkeit nach der „Internet Gaming Disorder Scale“ (Deutsches Zentrum für Suchtfragen und DAK 2017).

Folgende **Frühzeichen** können Hinweise auf eine Gefährdungsentwicklung bei Jugendlichen geben:

- Nachlassendes Interesse an „realer“ Geselligkeit
- Computeraktivitäten werden persönlichen Kontakten gegenüber bevorzugt

Tab. 27.2 Folgen von Internetaktivitäten
Herausbildung fiktiver Online-Identitäten
Absenkung von Schamgrenzen (Cybermobbing/-bullyingopfer: 25 % der Schüler)
Abgrenzung von der Erwachsenenwelt (sprachlich/bildlich, z. B. durch Emojis; nur 17 % der Eltern überprüfen und nur 6 % der Eltern begleiten die Internetaktivitäten ihrer Kinder)
Multitasking mit permanentem medialem Grundrauschen
Zusammenbruch der Informationsverarbeitungskapazität (Informationsstress und Konkurrenzdruck infolge der Informationsvielfalt)
Blockierung von Gedächtnisfunktionen durch Erleben von Mediengewalt (Frölich und Lehmkuhl 2012; Cyberlifestudie 2013)
Schulprobleme/Vigilanzminderung/Schlafstörungen (Popow et al. 2018)

- Schulisches Engagement lässt nach
- Schlafstörungen / Tagesmüdigkeit
- Außenseiterposition
- Gefühl, von anderen nicht mehr verstanden zu werden (Bilke-Hentsch 2013)

Persönliche oder familiäre Krisensituationen können einen übermäßigen Medienkonsum begünstigen, als Fluchtreaktion aus der Alltagsproblematik mit dem Ziel, sich in der virtuellen Welt treiben zu lassen und abgelenkt zu sein. Andererseits führt der exzessive Medienkonsum selbst auch zu immer wiederkehrenden familiären Konflikten, wenn die Jugendlichen sich mehr und mehr aus dem familiären Beziehungsgefüge entfernen und soziale Verhaltensmuster zunehmend ignorieren.

Die therapeutischen Schritte sollten versuchen, einen physiologischen Schlaf-wach-Rhythmus wieder zu etablieren. Hierzu sind der Aufbau eines klar strukturierten Tagesablaufs und das Einhalten einer angemessenen Computerspiel- bzw. Internetnutzung notwendig. Als effektiv hat sich die kognitive Verhaltenstherapie erwiesen, mit Psychoedukation, dem Erlernen von Zeitmanagementstrategien, der Identifikation von Auslösern sowie einer verstärkten Selbst- und Fremdwahrnehmung (Huang et al. 2010). Bei ausgeprägter Symptomatik ist eine stationäre Maßnahme erforderlich. Neben den therapeutischen Einzelsitzungen spielt die Gruppentherapie eine wichtige Rolle. Die Betroffenen können sich so in der Gruppe mit anderen über ihre Probleme austauschen. So erlernen sie erneut, den realen Kontakt zu Menschen aufzubauen. Hinzu kommt, dass der Gruppenzusammenhalt helfen kann, Kontakte im Internet zu ersetzen. Um einen langfristigen Therapieerfolg zu erreichen und zu stabilisieren, können Patientenselbsthilfegruppen hilfreich sein. Die Erfahrung zu machen, mit der Problematik nicht alleine zu sein und an den Erfahrungen anderer Betroffener partizipieren zu können, sind diesbezüglich bedeutsame Aspekte.

Jegliches therapeutische Bemühen setzt aber voraus, dass die Betroffenen Krankheitseinsicht zeigen und die Bereitschaft haben, eine Therapiemaßnahme zu nutzen.

In diesem Zusammenhang ist darauf hinzuweisen, dass langfristiger Medienabusus nicht nur zu den aufgeführten psychischen und kognitiven Problemen führt, sondern auch mit somatischen Folgeproblemen des chronischen Schlafmangels einhergehen kann.

Fallbeispiel

Der 16-jährige Paul hatte die Schule seit einem halben Jahr nicht mehr besucht. Er hielt sich zu Hause in seinem Zimmer auf, das er kaum noch verließ. Den Eltern erlaubte er nicht, es zu betreten. Er lebte in seiner eigenen Welt, die durch einen intensiven Medienkonsum ausgefüllt war. Bis zu 15 Stunden spielte er jeden Tag World of Warcraft, kommunizierte über Chatkanäle mit anderen Jugendlichen – sein einziger Kontakt zur Außenwelt –, wobei sein Tag-Nacht-Rhythmus völlig verschoben war. Während er bis zum späten Nachmittag schlief, fanden die Computeraktivitäten bis zum frühen Morgen statt. Darunter vernachlässigte Klaus seine vitalen Bedürfnisse: Er aß nur noch in seinem Zimmer, ausschließlich Junkfood, nahm erheblich an Gewicht zu und kümmerte sich nicht mehr um sein Äußeres und seine Körperhygiene.

Die Eltern fanden zu ihrem Sohn keinen Zugang mehr und trotz wiederholter Versuche scheiterten ambulante Bemühungen, das Verhalten von Klaus zu ändern, ihn zu erreichen und zu motivieren, seinen Tagesablauf zu normalisieren.

Erst im Rahmen einer stationären Therapie war es möglich, die notwendigen Veränderungen zu erreichen: Etablierung eines normalen Schlaf-wach-Rhythmus, erneute Aufnahme des Schulbesuchs und früherer Interessen sowie eine kontrollierte Mediennutzung.

LITERATUR

Ahmed SS et al. Antibodies to influenza nucleoprotein cross-react with human hypocretin receptor 2. Sci Transl Med 2015; 7(294): 294ra105.

American Academy of Sleep Medicine (AASM). ICSD-3 – International Classification of Sleep Disorders. 3. Aufl. Diagnostic and coding manual. Darien: AASM; 2014.

Bassetti C, Gerloff C, Högl B, Mayer G. S1-Leitlinie Narkolepsie. Berlin: Deutsche Gesellschaft für Neurologie (DGN). AWMF-Registernr. 030-056 2012. Aus: https://www.awmf.org/uploads/tx_szleitlinien/030-056l_S1_Narkolepsie_2012_abgelaufen.pdf (letzter Zugriff: 28.11.2019).

Bilke-Hentsch O. Süchtig nach Computer und Internet? Interventionen bei pathologischem Mediengebrauch in der Adoleszenz. Schweizer Pädiatrie 2013(1):17–21.

Dauvilliers Y et al. Increased risk of narcolepsy in children and adults after pandemic H1N1 vaccination in France. Brain 2013; 136: 2486–2496.

Deutsche Gesellschaft für Schlafforschung und Schlafmedizin (DGSM). S3-Leitlinie Nichterholsamer Schlaf/Schlafstörungen – Kapitel „Schlafbezogene Atmungsstörungen". Somnologie 2017; (Suppl 2.): 97–180.

ECDC. Narcolepsy in association with pandemic influenza vaccination – a multi-country European epidemiological investigation. Stockholm: European Centre for Disease Control and Prevention (ECDC); 2012. S. 1–159.

Frölich J, Lehmkuhl G. Computer und Internet erobern die Kindheit. Stuttgart: Schattauer; 2012.

Gardner M, Steinberg L. Peer influence on risk taking, risk preference, and risky decision making in adolescence and adulthood: an experimental study. Developmental Psychology 2005; 41: 625–635.

Griefahn B, Künemund C, Bröde P, Mehnert P. Zur Validität der deutschen Übersetzung des Morningness-Eveningness-Questionnaires von Horne und Östberg. Somnologie 2001; 5: 71–80.

Han F et al. Narcolepsy onset is seasonal and increased following the 2009 H1N1 pandemic in China. Ann Neurol 2011; 70: 410–417.

Handwerker G. Narkolepsie. Monatsschr Kinderheilkd 2007; 155: 624–629.

Huang XQ, Li MC, Tao R. Treatment of Internet addiction. Curr Psychiatric Rep 2010; 12: 462–470.

Hublin C, Kaprio J, Partinen M, Koskenvuo M, Heikkilä K. The Ullanlinna Narcolepsy Scale: validation of a measure of symptoms in the narcoleptic syndrome. J Sleep Res 1994; 3: 52–59.

Kallweit U. Narkolepsie – Aktuelles zur Pathophysiologie. Schlaf 2015; 4: 199–204.

Konrad K, Firk C, Uhlhaas PJ. Brain development during adolescence: neuroscientific insights into this developmental period. Dtsch Arztebl Int 2013; 110(25): 425–431.

Kumar Chattu V, Sakhamuri SM, Kumar R, Spence DW, BaHammam AS, Pandi-Perumal SR. Insufficient sleep syndrome: Is it time to classify it as a major noncommunicable disease? Sleep Sci 2018; 11(2): 56–64.

Laing EE, Möller-Levet CS, Poh N, Santhi N, Archer SN, Dijk DJ. Blood transcriptome based biomarkers for human circadian phase. Elife 2017; 6. pii: e20214.

Mahlios J, De la Herrán-Arita AK, Mignot E. The autoimmune basis of narcolepsy. Curr Opin Neurobiol 2013; 23: 767–773.

Mayer G. Neues von Diagnostik, Pathogenese und Therapie der Narkolepsie. NeuroTransmitter 2016; 27: 24–29.

Nesbitt AD. Delayed sleep-wake phase disorder. J Thorac Dis 2018; 10(Suppl 1): S103 – S111.

Nohynek H et al. AS03 Adjuvanted AH1N1 vaccine associated with an abrupt increase in the incidence of childhood narcolepsy in Finland. PLoS ONE 2012; 7: e33536.

Oberle D et al. Fall-Kontroll-Studie zu Risikofaktoren von Narkolepsie in Deutschland. Somnologie 2013; 17: 39.

Oberle D et al. Incidence of narcolepsy in Germany. Sleep 2015; 38: 1619–1628.

Popow C, Ohmann S, Paulus F. „Cyberbullying" unter Jugendlichen: Daten, Trends und Möglichkeiten der Prävention. Monatsschr Kinderheilk 2018; 166(6): 498–503.

Randerath W. Obesitas-Hypoventilations-Syndrom. Somnologie – Schlafforschung und Schlafmedizin 2012; 16(3): 154–159.

Riemann D, Spiegelhalder K, Hornjack M, Berger M, Voderholzer U. Schlafstörungen. In: Berger M (Hrsg): Psychische Erkrankungen. Klinik und Therapie. München: Elsevier; 2019.

Sakurai T et al. Orexins and orexin receptors: a family of hypothalamic neuropeptides and G protein-coupled receptors that regulate feeding behavior. Cell 1998; 92: 573–585.

Schienkiewitz A, Brettschneider AK, Damerow S, Schaffrath Rosario A. Übergewicht und Adipositas im Kindes- und Jugendalter in Deutschland – Querschnittergebnisse aus KiGGS Welle 2 und Trends. Journal of Health Monitoring 2018; 3(1): 16–23.

Schlüter B, Schürmann U, Roll C. Häufigkeitszunahme der Narkolepsie im Kindes- und Jugendalter. Fallserie eines pädiatrischen Schlaflabors (1995–2015). Monatsschr Kinderheilkd 2016; 164: 1103–1109.

Schneider M. Puberty as a highly vulnerable developmental period for the consequences of cannabis exposure. Addiction Biology 2008; 13: 253–263.

Thannickal TC et al. Reduced number of hypocretin neurons in human narcolepsy. Neuron 2000; 27: 469–474.

Triller A, Kallweit U. Pathophysiologie, Diagnostik und Therapie der Narkolepsie. DNP 2017; 18(Suppl. 1): 39–44.

Wetter TC. Narkolepsie und Infektionen – eine Übersicht. Somnologie 2012; 16 (Suppl. 1): 10.

Wijnans L et al. The incidence of narcolepsy in Europe: before, during, and after the influenza A(H1N1)pdm09 pandemic and vaccination campaigns. Vaccine 2013; 31: 1246–1254.

Wilson SAK. The narcolepsies. Brain 1928; 51: 63–109.

Young P, Heidbreder A. Diagnostik und Therapie der Narkolepsie. Somnologie 2018; 22: 209–220.

Zhang XZ, Penzel T, Han F. Increased incidence of narcolepsy following the 2009 H1N1 pandemic. Somnologie 2013; 17: 90–93.

KAPITEL 28

Gerd Lehmkuhl, Dirk Alfer

Beratungs- und Behandlungsangebote in der Praxis

Im Vordergrund der Betreuung von schlafgestörten Jugendlichen in der Praxis stehen die Ein- und Durchschlafstörungen im Sinne der Insomnie und die Schlafprobleme bei psychischen Störungen. Selbstverständlich stellt die Behandlung von Jugendlichen mit Narkolepsie oder mit Adipositas-Hypoventilationssyndrom eine besondere Herausforderung in der Praxistätigkeit dar. Die Betreuung der entsprechenden Patienten wird jedoch in der Regel in Zusammenarbeit mit einem schlafmedizinischen Zentrum erfolgen. Der regelmäßige Austausch mit den dort tätigen Schlafmedizinern bietet die Voraussetzung, die ambulante Betreuung der Betroffenen zu optimieren.

Bei den in ➤ Kap. 27 erörterten Krankheitsbildern und Störungen handelt es sich jeweils um chronische Verläufe, die der besonderen Beratungs- und Behandlungsintensität bedürfen. Sie stellen in hohem Maße die **Kompetenz des Jugendarztes sowohl im pädiatrischen als auch im psychiatrisch / psychotherapeutisch / psychologischen Bereich** in den Fokus. Dabei ist im Vergleich zur Kindermedizin / Kinderpsychologie entscheidend, die Jugendlichen selbst in den Mittelpunkt der diagnostischen und therapeutischen Bemühungen zu stellen. Im direkten persönlichen Gespräch ohne Beteiligung der Eltern bietet sich am ehesten die Gelegenheit, eine Vertrauensbasis zu schaffen, individuell zielgerichtete Informationen zu vermitteln und die Jugendlichen für eventuelle therapeutische Maßnahmen mit der dafür notwendigen Compliance zu gewinnen. Die Eltern haben den Part, die Fremdanamnese beizutragen, wobei sich häufig die Angaben, Interpretationen und Eindrücke der Eltern grundlegend von den Gegebenheiten bei den Jugendlichen unterscheiden.

Ein weiterer Gesichtspunkt ist die Bedeutung der Peer Group. Entwicklungspsychologische Untersuchungen (➤ Kap. 27.2.6) haben ergeben, dass die soziale Anerkennung im Freundeskreis besonders großen Einfluss auf das Verhalten von Jugendlichen hat. Insofern ist es im Einzelfall zu überlegen, den Freundeskreis in die Entscheidungsprozesse und Therapiebegleitung mit einzubeziehen, wenn sich dadurch eine positive Verstärkung im Sinne einer erfolgreichen Behandlung ergeben kann. So wäre es z. B. möglich, innerhalb des Freundeskreises feste Medienauszeiten zu vereinbaren, um die Mediennutzung einzuschränken. **Damit kann erreicht werden, dass gefährdete Jugendliche freiwillig auf Medienaktivitäten verzichten, ohne die Sorge haben zu müssen, innerhalb des Freundeskreises isoliert zu werden.**

Selbstverständlich ist es bei den beschriebenen Krankheitsbildern und Störungen nicht damit getan, ein kurzes Beratungsgespräch zu führen. Tatsächlich bedarf es einer langfristigen regelmäßigen Betreuung, die den Jugendlichen auch immer wieder die Möglichkeit gibt, Probleme zu besprechen und Fragen zu erörtern. Begleitet werden sollte dieser Prozess von konkreten Handlungsempfehlungen, die schrittweise dazu führen sollen, positive Veränderungen zu erzielen.

28.1 Beratung und Edukation

Ausgangspunkt ist eine genaue Exploration über das Schlafverhalten und eine schlafspezifische Diagnostik. Hierbei geht es vor allem darum, Informationen zu erhalten über:

- Den Tagesablauf, insbesondere die Abendaktivitäten
- Die Schlafumgebung
- Das Schlafverhalten einschließlich Einschlafzeit, nächtlichem Erwachen, nächtlichen Aktivitäten und Ereignissen wie z. B. Restless-Legs-Syndrom
- Angaben zur Aufwachsituation am Morgen und ob der Schlaf als erholsam erlebt wurde

- Tagesbefinden einschließlich Tagesmüdigkeit und Tagesschläfrigkeit

Ausgehend von diesen Informationen ist dann eine Schlafedukation mit der Entwicklung von Schlafhygiene-Regeln möglich.

In einem ersten Schritt geht es darum, Schlafmythen und dysfunktionale Ansichten über den Schlaf auszuräumen und Informationen über ein altersentsprechendes Schlafverhalten zu vermitteln. Jugendliche sollten verstehen, wie wichtig regelmäßige Zubettgehzeiten sind, wie sich psychotrope Substanzen auf den Schlaf auswirken und wie die Schlafumgebung schlafunterstützend gestaltet werden sollte.

In einem zweiten Schritt geht es darum, mit konkreten Regeln zur Schlafhygiene das Schlafverhalten und die Schlafgewohnheiten des Jugendlichen zu verbessern. Hierbei geht es insbesondere um die Festlegung der Bettliegezeiten und des Schlafrituals, wobei die jeweiligen Aspekte gemeinsam besprochen und überlegt werden sollte, wie sie individuell vom Jugendlichen umgesetzt werden können. Folgende Regeln haben sich dabei als hilfreich erwiesen (Fricke-Oerkermann et al. 2007):

- Führe für zwei Wochen ein Schlafprotokoll, in das du einträgst, wie du jede Nacht geschlafen hast. Auf diese Weise kannst du feststellen, wie viele Stunden du durchschnittlich pro Nacht schläfst. Versuche entsprechend deinem Schlafbedürfnis regelmäßige Zubettgeh- und Aufstehzeiten, die möglichst auch am Wochenende gelten, festzulegen. Die Zeiten sollten am Wochenende (d. h. freitags und samstags) nicht mehr als eine Stunde von dem Zubettgeh- und Aufstehzeiten an Schultagen abweichen.
- Falls regelmäßige Schlafzeiten am Wochenende oder auch in der Woche für dich nicht umsetzbar sind, kannst du einem möglichen Schlafmangel auf folgende Weise begegnen:
  - Gehe an einem oder an zwei Abenden in der Woche vor 22 Uhr ins Bett. Oder:
  - Bei vielen Menschen treten tagsüber Zeiten erhöhter Schlafbereitschaft auf. Diese Phasen kannst du für einen Kurzschlaf oder zumindest für Ruhephasen von 20–30 Minuten Dauer nutzen. Auf jeden Fall solltest du in diesen Phasen die Müdigkeit nicht durch Kaffee, Nikotin oder andere Drogen bekämpfen.
- Falls du am Tage schläfst, solltest du darauf achten, dass du nur kurze Nickerchen von maximal 30 Minuten Dauer machst und diese Schlafphase nicht zu nah an der Nachtschlafphase liegt. Ansonsten kann sich das Einschlafen aufgrund fehlender Müdigkeit verschlechtern.
- Alkohol verbessert zwar anfangs das Einschlafen, das Durchschlafen wird jedoch in der Regel gestört. Es kann sein, dass du dies an dir selbst nicht bemerkst, aber trotzdem solltest du – nicht nur aus diesem Grund – den Alkoholkonsum in Maßen halten.
- Um gut schlafen zu können, ist auch das Schlafumfeld wichtig. Dazu gehört, dass störende Licht- und Lärmquellen ausgeschaltet und extreme Temperaturen vermieden werden.
- Ein Ritual vor dem Schlafengehen, das zwischen 15 und 30 Minuten dauern kann (z. B. sich bettfertig machen, Lesen, den Eltern Gute Nacht sagen), hilft dir, zur Ruhe zu kommen, wenn es regelmäßig jeden Abend durchgeführt wird.
- Achte darauf, dass du vor dem Schlafengehen keine Medikamente einnimmst, die den Schlaf „stören" können.
- Du solltest nicht direkt vor dem Schlafengehen zu Abend essen. Mit Hunger solltest du jedoch auch nicht ins Bett gehen. Ein Joghurt oder eine Banane vor dem Schlafengehen können hier helfen.
- Achte darauf, dass du nachmittags und abends keine koffeinhaltigen oder teinhaltigen Getränke zu dir nimmst.
- Vor dem Zubettgehen solltest du Zeit zum Ausklingen des Tages einplanen. Beschäftige dich kurz vor dem Schlafengehen nicht mit körperlich oder geistig (z. B. Krimi im Fernsehen, Schulaufgaben) anstrengenden oder anregenden Tätigkeiten.
- Nächtliches Essen solltest du vermeiden.
- Helles Licht ist ein „Wachmacher". Achte darauf, dass du nachts kein helles Licht anmachst, wenn du nicht einschlafen kannst. Dadurch kannst du erst recht wach werden.
- Am Tag solltest du dich ausreichend bewegen, z. B. indem du Sport treibst und / oder dich an der frischen Luft aufhältst.
- Morgens reagieren wir besonders auf Licht. Für den Schlaf-wach-Rhythmus ist es deshalb

günstig, sich morgens ungefähr eine halbe Stunde dem Tageslicht auszusetzen, z. B. indem du zu Fuß zur Schule gehst.
- Achte darauf, dass du einen geregelten Tagesablauf hast, z. B. mit regelmäßigen, möglichst gemeinsamen Essenszeiten mit deinen Eltern. Hierdurch unterstützt du deinen Schlaf-wach-Rhythmus positiv.
- Das Bett ist zum Schlafen da und nicht zum Fernsehen, Computerspielen oder für das Handy.
- In deinem Schlafzimmer sollte nicht geraucht werden!

28.2 Spezifische Interventionen bei Insomnien

Ein- und Durchschlafstörungen verlangen ein gestuftes therapeutisches Vorgehen. Am Anfang sollte immer eine Problemanalyse stehen, welche die Interaktions- und Kommunikationsprobleme zwischen dem Jugendlichen und seinen Eltern mit einzubeziehen hat. Während die Betroffenen die Behandlung aufsuchen, haben sie häufig eine Zeit vielfältiger frustraner Erfahrungen und Bemühungen hinter sich. Deshalb können folgende erste Schritte hilfreich sein:

- **Abendliche Konflikte in den Fokus rücken**
  Häufig ist das Zubettgehen für Eltern und Jugendliche negativ besetzt. Die Adoleszenten versuchen, möglichst spät einzuschlafen, sodass sie am nächsten Morgen mit einem Schlafdefizit aufwachen. In diesen Fällen ist es wichtig, mit dem Jugendlichen die Regeln der Schlafhygiene ausführlich zu diskutieren und für sie akzeptable und angemessene Lösungen zu finden, die wiederum mit den Eltern abzustimmen sind.
- **Neustrukturierung der Schlafsituation**
  Eltern und Jugendliche geraten leicht in einen Teufelskreis, der dazu führt, dass Konflikte eskalieren, Druck ausgeübt wird und Absprachen nicht gefunden bzw. eingehalten werden. Eine Entschärfung kann sich dann ergeben, wenn der Jugendliche mit in die Neustrukturierung der problematischen Schlafsituation einbezogen wird und beide Seiten angemessene Absprachen treffen, sich daran zu halten. Letztendlich geht es darum, sinnvolle und umsetzbare Regeln festzulegen, die zu einer entspannten Schlafsituation beitragen.
- **Erkennen äußerer Belastungen**
  Äußere belastende Lebensereignisse können dazu beitragen, dass Jugendliche Schlafstörungen entwickeln. Sie neigen dann zu einer Chronifizierung und die betroffenen Personen geraten in einen Teufelskreis, bei dem schlafbezogene negative Gedanken eine wichtige Rolle spielen: „Hoffentlich kann ich heute Abend einschlafen, damit ich morgen fit bin und meine Klassenarbeit nicht verhaue."
  Die negativen Gedanken führen meistens zu Gefühlen wie Ängsten, Hilflosigkeit und Anspannung. **Wenn die Einhaltung der Schlafhygieneregeln nicht ausreicht, sollte versucht werden, über Entspannungstechniken die Einschlafsituation zu erleichtern. Bewährt haben sich hierbei die progressive Muskelentspannung, aber auch das autogene Training, Ruhebilder oder Fantasiereisen.** Diese Techniken sollten zunächst in einer entspannten Situation geübt und gelernt werden, um sie dann später in der schwierigen Einschlafsituation einzusetzen.
- **Stimuluskontrolle**
  Bei der Stimuluskontrolle werden verschiedene Regeln konsequent eingehalten, um eine Konditionierung zu erreichen:
  - Nur bei ausgeprägter Müdigkeit zu Bett gehen.
  - Das Bett nur zum Schlafen verwenden. Keine Aktivitäten im Bett wie Fernsehen, Lesen, Essen oder Ähnliches, sondern das Bett nur zum Schlafen benutzen (Ausnahme: sexuelle Aktivitäten).
  - Keine langen Wachphasen im Bett. Wenn das Einschlafen längere Zeit nicht gelingt bzw. wenn längere Wachphasen auftreten, in der Nacht das Bett verlassen und einer angenehmen Tätigkeit nachgehen, z. B. im Wohnzimmer Musik hören oder lesen. Erst bei Müdigkeit wieder zurück ins Bett gehen.
  - Wenn nach Befolgen der dritten Regel das Einschlafen immer noch nicht gelingt, diese Regel einmal oder mehrfach wiederholen.
  - Morgens jeweils regelmäßig um die gleiche Zeit aufstehen (Wecker stellen), unabhängig

von der Dauer des Nachtschlafs. Auch am Wochenende!
- Keine Nickerchen am Tage wie Mittagsschlaf oder Schlaf abends vor dem Fernseher!

MERKE

Bei der Umsetzung kann es zunächst zu einer erhöhten Tagesmüdigkeit kommen, sodass es notwendig ist, sich konsequent über längere Zeit an die Regeln zu halten, um die neue Konditionierung zu erreichen.

- **Schlafrestriktion**
  Ziel ist es, einen mit den übrigen zirkadianen Rhythmen synchronen Schlaf-wach-Rhythmus zu etablieren, indem regelmäßige Bettliegezeiten festgelegt werden. Die Methode ist nicht für Kinder geeignet und sollte erst ab dem frühen Erwachsenenalter eingesetzt werden. Der partielle Schlafentzug, d. h. kürzere Bettliegezeiten, wirkt dabei ähnlich wie eine Konfrontationstherapie, da der Patient Verhaltensweisen ausführt, die ihm aufgrund seiner ängstlichen Befürchtungen eigentlich widerstreben. Auf der Basis von Schlafprotokollen wird ein Schlaffenster festgelegt, das die Zeit, die im Bett verbracht werden darf, festsetzt. Nachdem die durchschnittliche Gesamtschlafdauer der letzten Woche ermittelt wurde, werden die Zubettgeh- und Aufstehzeiten entsprechend den Bedürfnissen des Patienten festgelegt. Sie sollten 4,5 Stunden nicht unterschreiten. Je nach Schlafeffizienz kann die Schlafdauer dann schrittweise weiter erhöht werden. **Ziel ist es, in einem Zeitraum von sechs bis acht Wochen ein relativ stabiles Schlaf-wach-Muster mit einer hohen Schlafeffizienz zu etablieren.**
- **Kognitive Verfahren**
  Bei den kognitiven Verfahren geht es insbesondere um die Methode des **Gedankenstopps** und die **kognitive Umstrukturierung.** Negative schlafstörende Gedanken sollen vermieden und durch schlaffördernde ersetzt werden.

Bei chronischen Schlafstörungen sollten die beschriebenen verschiedenen edukativen und therapeutische Ansätze kombiniert werden, sodass auf dieser Grundlage Therapieprogramme entwickelt werden, die sowohl im Gruppen- als auch im Einzelsetting einsetzbar sind.

Das Kölner Behandlungsprogramm für Kinder und Jugendliche mit Schlafstörungen (Fricke und Lehmkuhl 2006) gliedert sich in folgende vier Module:

1. Gesundes Schlafverhalten
2. Erziehungsstrategien bei Schlafproblemen
3. Spezifische Schlafprobleme
4. Prävention und Umgang mit Rückfällen

28.3 Medikamentöse Behandlungsstrategien

Es besteht Konsens darüber, dass eine medikamentöse Behandlung von Schlafstörungen erst dann erfolgen sollte, wenn edukative und psychotherapeutische Interventionen nicht ausreichend helfen, die Symptomatik ausgeprägt ist und sich negativ auf Leistungs- und Lebensqualität auswirkt. Medikamente können dann zeitlich begrenzt eingesetzt werden, um einen erneuten psychotherapeutischen Behandlungsversuch zu begleiten.

Trotz vieler kritischer Einwände spielen medikamentöse Maßnahmen bei chronischen Schlafstörungen eine bedeutsame Rolle. Albantakis et al. (2016) sehen die Indikation für eine Pharmakotherapie bei:

- Der Behandlung ursächlich psychiatrischer oder organischer Erkrankungen
- Insomnien
- Hypersomnien
- Pavor nocturnus
- Schlafwandeln

Prinzipiell sollte das Vorgehen

- eine möglichst kurzfristige Behandlungsdauer von max. vier Wochen umfassen,
- mit niedriger Dosierung einschleichend beginnen, um sie individuell optimal einzustellen,
- ein circa 20- bis 30-minütiges Zeitfenster vor dem Einschlafen berücksichtigen, in dem das Medikament eingenommen werden sollte.

Die Empfehlungen für eine medikamentöse Behandlung von Schlafstörungen im Kindes- und Jugendalter beruhen überwiegend auf klinischer Erfahrung, empirischen Daten aus Studien mit Erwachsenen oder kleineren Fallstudien mit Hypnotika bei

Kindern (Albantakis et al. 2016). Kritisch muss angemerkt werden, dass die vorliegenden Befunde bezüglich medikamentöser Behandlungsversuche durch geringe, selektierte Probandenzahlen, diagnostische Ungenauigkeit sowie durch die Zusammenfassung unterschiedlicher Schlafstörungen nicht ausreichend empirisch belegt sind. Zudem sind die angewandten objektiven Messkriterien als unspezifisch zu betrachten, sowohl bezüglich subjektiver Schlaf- und Vigilanzvariablen als auch objektiver Messparameter, z. B. polysomnografischer Befunde (Frölich et al. 2006).

Besonders zu beachten ist, dass die bei Schlafstörungen im Kindes- und Jugendalter eingesetzten **Medikamente für diese Altersgruppe häufig nicht zugelassen** sind und nur im Rahmen eines **individuellen Heilversuchs** nach entsprechender Aufklärung und Zustimmung des Patienten bzw. seines gesetzlichen Vertreters eingesetzt werden können.

Weitere Grundsätze der Behandlung lassen sich wie folgt formulieren: Zu berücksichtigende Gesichtspunkte stellen die Vermeidung von Nebenwirkungen dar, die zu einer Schläfrigkeit in den Tag hineinführen (Hangover) oder die kognitive Tagesleistungsfähigkeit negativ beeinflussen (beispielsweise in der Schule). Darüber hinaus ist vor der medikamentösen Behandlung immer die Möglichkeit einer die Schlafproblematik induzierenden pharmakologischen Vorbehandlung, z. B. mit Psychostimulanzien, zu berücksichtigen (Frölich und Lehmkuhl 2011). Schließlich kommt der Berücksichtigung psychiatrischer Primärerkrankungen eine wichtige Rolle zu, da sie die Wahl der eingesetzten schlafinduzierenden Substanz wesentlich mitbestimmt (Warnke et al. 2009).

Folgende Substanzen kommen in der klinischen Praxis zum Einsatz:

- **Phytopharmaka** (z. B. Baldrian) eignen sich zur Unterstützung verhaltenstherapeutischer Maßnahmen (Albantakis et al. 2016). Es liegen wenige Studien vor, welche die Effektivität einer hoch dosierten Behandlung mit Baldrian durch Wirkung auf das GABA-Rezeptorsystem belegen (Riemann et al. 2003). Es sollte darauf geachtet werden, dass keine Präparate mit zu niedriger Dosierung oder ungünstige Kombinationspräparate (z. B. Baldrian mit Johanniskraut) zum Einsatz kommen.
- **Benzodiazepine und Z-Substanzen:** Im Jugendlichenalter können, falls eine KVT-I nicht anspricht und die Schlafproblematik chronifiziert, zur Unterstützung der Verhaltenstherapie – vor allem wenn zusätzlich eine hohe psychische Anspannung besteht – Benzodiazepine eingesetzt werden. Diese Therapie sollte jedoch nur nach erfolgloser KVT-I und nur zeitlich begrenzt auf wenige Wochen angewandt werden. Dann können bei ausschließlichen Einschlafstörungen Benzodiazepine mit kurzer Wirkdauer (z. B. Triazolam) und bei Ein- und Durchschlafstörungen Benzodiazepine mit mittellanger Wirkdauer (z. B. Brotizolam, Lorazepam) eingesetzt werden. **Dabei ist zu berücksichtigen, dass durch eine Unterdrückung des Tief- und REM-Schlafs sowohl die physiologische Schlafstruktur verändert wird (Frölich und Lehmkuhl 2011) als auch Rebound- und Toleranzeffekte sowie Beeinträchtigungen der Tagesvigilanz resultieren können.** Benzodiazepine mit langer Wirkdauer (z. B. Clonazepam, Nitrazepam) sollten wegen des Wirkungsüberhangs am nächsten Morgen und der daraus resultierenden **Unfallgefahr** nicht favorisiert werden. Aus diesem Grund finden in jüngerer Zeit auch eher **Benzodiazepinrezeptoragonisten** (Z-Substanzen / Zolpidem und Zopiclon) Verbreitung, da die oben beschriebenen Nebenwirkungen bei diesen Substanzen gar nicht oder zumindest in geringerem Ausmaß vorhanden sind. Trotzdem sind auch hier wiederum gravierende Nebenwirkungen möglich mit mnestischen Problemen, Verwirrtheitszuständen bis hin zu psychotischen Symptomen. Zu betonen ist besonders, dass die Benzodiazepine und Benzodiazepinrezeptoragonisten für Kinder und Jugendliche bisher nicht zugelassen sind.
- **Antidepressiva** werden zur Behandlung von Schlafstörungen vor allem eingesetzt, wenn zugleich eine komorbide depressive oder eine Angststörung vorliegt. Hier werden Substanzen verwendet, die eine Verbesserung beider Störungen erwarten lassen (z. B. Doxepin oder Mirtazapin).
- Clomipramin wird im Rahmen der Narkolepsiebehandlung eingesetzt.

- **Niederpotente Neuroleptika** (Chlorprothixen, Melperon oder Pipamperon) finden bei Schlafstörungen Anwendung, die im Rahmen von Psychosen auftreten, oder bei hirnorganischen Schädigungen und Syndromen, die mit Impulskontroll- und Erregungszuständen einhergehen.
- **Melatonin:** Die Möglichkeiten einer Melatoninbehandlung, überwiegend im Sinne eines individuellen Heilversuchs, wurden bereits bei einigen Krankheitsbildern diskutiert. Die Melatoninbehandlung setzt dabei voraus, dass andere Therapieoptionen unwirksam waren. **Es ist nicht vertretbar, Melatonin undifferenziert bei Schlafstörungen als primäre Monotherapie einzusetzen.** Je nach zugrunde liegender Störung könnten dadurch der weitere diagnostische Ablauf und eine zielgerichtete Therapie verzögert werden. Hinzu kommt die Berücksichtigung von möglichen Nebenwirkungen wie Veränderungen im Schlaf-wach-Rhythmus, morgendliche Schläfrigkeit, vermehrtes Einnässen, Kopfschmerzen, Schwindel, Durchfall, Ausschlag und Hypothermie. Außerdem werden bei Erwachsenen weitere Nebenwirkungen wie beispielsweise Reizbarkeit, Insomnie, Somnolenz, Angst, psychomotorische Hyperaktivität und Migräne genannt. Es existieren Einzelberichte im Kindesalter zwischen 6 und 12 Jahren über eine vorübergehende Erhöhung der Transaminasen mit komplettem Rückgang nach Beendigung der Behandlung. Schließlich wiesen zwei Studien an Erwachsenen nach, dass es einen möglichen Zusammenhang zwischen Melatoningabe und dem Insulinmetabolismus in Form einer erhöhten oralen Glukosetoleranz gibt. Aufgrund immunmodulatorischer Effekte, die allerdings derzeit kontrovers diskutiert werden, wird im Kindes- und Jugendalter die Behandlung mit Melatonin bei mit Immunsuppressiva behandelten Patienten und lymphoproliferativen Erkrankungen nicht empfohlen.
  Als Kontraindikationen gelten Leber- und Nierenfunktionsstörungen sowie Laktasemangel. Die Einnahme im Falle des Auftretens einer Schwangerschaft wird nicht empfohlen, da in hohen Dosierungen im Tierversuch toxische Wirkungen auf die embryonale und postnatale Entwicklung beobachtet wurden. Rauchen kann die Wirksamkeit von retardiertem Melatonin herabsetzen, da Tabakbestandteile den Melatoninabbau in der Leber beschleunigen können (Induktion von CYP1A2). Ebenfalls zu berücksichtigen sind Interaktionen mit anderen Medikamenten, die den Melatoninstoffwechsel deutlich beeinflussen können.
  Mögliche Indikationen sind die verzögerte Schlaf-wach-Phasenstörung, FASD, aber auch ADHS, neurologische Entwicklungsstörungen mit chronischen Einschlafstörungen und Autismus-Spektrumstörungen. Melatonin zeigt gute Effekte sowohl auf die Schlafdauer, die Häufigkeit nächtlichen Erwachens als auch auf die Schlaflatenz (➤ Kap. 13.2.1). Für die Behandlung von Kindern mit Insomnie bei Autismus-Spektrumstörungen steht retardiertes Melatonin zur Verfügung (Kirchhoff et al. 2018; Frölich et al. 2019).

LITERATUR

Albantakis J, Wewetzer Ch, Warnke A. Schlafstörungen. In: Gerlach M, Mehler-Wex C, Walitza S, Warnke A, Wewetzer Ch (Hrsg.): Neuro-/Psychopharmaka im Kindes- und Jugendalter. 3. Aufl. Heidelberg: Springer; 2016. S. 561–574.

Fricke L, Lehmkuhl G. Schlafstörungen im Kindes- und Jugendalter – Ein Therapiemanual für die Praxis. Göttingen: Hogrefe; 2006.

Fricke-Oerkermann L, Plück J, Schredl M et al. Prevalence and course of sleep problems in childhood. Sleep 2007; 30 (10): 1371–1377.

Frölich J, Lehmkuhl G, Fricke L. Die medikamentöse Behandlung von Schlafstörungen im Kindes- und Jugendalter. Prax Kinderpsychol Kinderpsychiatr 2006; 55(2): 118–131.

Frölich J, Lehmkuhl G. Psychopharmakologische Behandlungsansätze. In: Wiater A, Lehmkuhl G (Hrsg.): Handbuch Kinderschlaf. Stuttgart: Schattauer; 2011. S. 241–253.

Frölich J, Wiater A, Lehmkuhl G. Melatonin in der Behandlung von Insomnien und Schlaf-wach-Rhythmusstörungen im Kindes- und Jugendalter. Somnologie 2019; https://doi.org/10.1007/s11818-019-0210-z.

Kirchhoff F, Paditz E, Erler T et al. Einsatz von Melatonin bei Kindern mit Schlafstörungen. Aktuelle Kinderschlafmedizin 2018; 68–82.

Riemann D, Hornyak M, Voderholzer U, Berger M. Schritt für Schritt auf dem Weg für den erholsamen Schlaf. Münchener Medizinische Wochenschrift 2003; 55(Sonderheft 2): 479–484.

KAPITEL

29 Verlaufsbeobachtung und Kontrollen

Gerd Lehmkuhl, Alfred Wiater

Chronische Erkrankungen wie die **Narkolepsie,** welche die Patienten ihr ganzes Leben über begleiten, bedürfen der besonders intensiven Betreuung im ambulanten Bereich. Gerade in der Adoleszenz sind Phasen zu überbrücken, in denen die Compliance der Betroffenen nachlässt und Frustration und Unmut über ihre Erkrankung und die damit einhergehenden Einschränkungen und Behandlungsnotwendigkeiten überwiegen. Hier ist gezielte Motivationsarbeit erforderlich. **Zusätzlich benötigen die Patienten engagierte Unterstützung, wenn es darum geht, den erforderlichen Mittagsschlaf auch in den Schulalltag zu integrieren.** Die Betreuung von Jugendlichen mit Narkolepsie sollte immer gemeinsam mit einem geeigneten schlafmedizinischen Zentrum erfolgen. Die Vermittlung von Reha-Maßnahmen kann dazu beitragen, dass die Jugendlichen sich intensiver mit ihrer Erkrankung auseinandersetzen, die Strukturierung des Schlaf-wach-Rhythmus optimieren und im Austausch mit gleichaltrigen Betroffenen eine psychosoziale Stärkung erfahren. Gleiches gilt auch in eingeschränktem Umfang für den Besuch von Patientenselbsthilfegruppen. Seitens der Praxis ergibt sich des Weiteren die Notwendigkeit, bezüglich der medizinisch-wissenschaftlichen Fortschritte einer eher seltenen Erkrankung alle gegebenen Informationsmöglichkeiten proaktiv zu nutzen. Schließlich muss am Übergang ins Erwachsenenalter die kontinuierliche Weiterbehandlung der Betroffenen in einem neurologisch-schlafmedizinischen Zentrum erfolgen.

Auch beim **Adipositas-Hypoventilationssyndrom** ist der regelmäßige Austausch mit einem schlafmedizinischen Zentrum obligat. In der Praxis wird die Verlaufsbeobachtung der Therapie erfolgen, insbesondere aber auch die psychosoziale Betreuung der Patientinnen und Patienten. **Der Koordinierung und Begleitung der Maßnahmen zur Gewichtsreduktion kommt dabei besondere Bedeutung zu.** Auch die **Transition** der Patienten zum geeigneten Zeitpunkt bedarf intensiver Bemühungen, um eine nahtlose Überleitung der chronisch kranken Jugendlichen aus dem pädiatrischen in den erwachsenenmedizinischen Bereich zu ermöglichen.

Beim **Schlafmangelsyndrom** und bei der **verzögerten Schlaf-wach-Phasenstörung** kommt der Langzeitbetreuung der Betroffenen besondere Bedeutung zu, weil die Motivation zum Einhalten notwendiger Verhaltensmaßnahmen gerade in der Adoleszenz immer wieder geweckt und verstärkt werden muss. **Bei der verzögerten Schlaf-wach-Phasenstörung geht es auch darum, für die Betroffenen gegebenenfalls durchzusetzen, dass sie morgens erst später zur Schule gehen dürfen.** Perspektivisch besteht zum Erwachsenenalter hin die Möglichkeit, dass die Symptomatik rückläufig wird.

Der Verlauf nicht organisch bedingter Schlafstörungen im Jugendalter hängt stark von den zugrunde liegenden Faktoren, komorbiden Störungen und aufrechterhaltenden Bedingungen ab. **Eine chronische schulische Überforderung, ein konflikthaftes familiäres Umfeld und Streitigkeiten in der Gleichaltrigengruppe bilden nicht selten den Boden für chronische Schlafstörungen,** da sich an den äußeren Bedingungen auch über einen längeren Zeitraum häufig wenig ändert. Treten noch Medikamentenabusus, intensiver Medien- und Drogenkonsum sowie psychische Erkrankungen hinzu, dann ist mit einer Chronifizierung der Schlafstörung zu rechnen.

Allerdings ist die Symptomatik der Jugendlichen durchaus alterstypisch: In der Adoleszenz stehen einerseits Ein- und Durchschlafprobleme mit Tagesmüdigkeit oder -schläfrigkeit im Vordergrund. Aber auch über eine mangelnde Erholung durch den Schlaf klagt eine Vielzahl von Jugendlichen. Andererseits nehmen Parasomnien – insbesondere Schlafwandeln und Pavor nocturnus – mit zunehmender Gehirnreifung ab und spielen nur noch eine sehr geringe Rolle bei den jungen Erwachsenen. Auch Albträume kommen bei ihnen nur noch in einem geringeren Anteil vor. Mit Veränderungen der Schlafarchitektur wechselt auch das klinische Bild der Schlafstörungen. Andererseits bleibt der nicht erholsame Schlaf weiterhin ein wichtiges Thema.

Schlafbeeinträchtigungen in der Adoleszenz sind mit einem erhöhten Risiko verbunden, die gleiche Symptomatik auch im späteren Erwachsenenalter aufzuweisen. Darüber hinaus konnte gezeigt werden, dass **Schlafstörungen im Alter von 16 Jahren mit erhöhter Depressivität und Suizidalität im Alter von 21 Jahren assoziiert sind** (Brand et al. 2019).

Aus diesen Gründen kommt der Verlaufsbeurteilung eine besondere Bedeutung zu: **Risikofaktoren sollten früh erkannt, über die Zeit beobachtet und möglichst rasch verringert werden.** Ausprägung und Veränderung der Symptomatik geben Hinweise, ob und wie weit die durchgeführten Interventionen ausreichend und erfolgreich waren. Die Betroffenen sollten motiviert werden, regelmäßige Schlafprotokolle und Schlaffragebögen auszufüllen, denn die Selbsteinschätzung und die Bewertung des Problems spielen bei den zu planenden Beratungs- und Therapiestrategien eine große Rolle.

LITERATUR

Brand S, Limola S, Mikoteit T et al. Schlaf und Befindlichkeit bei Kindern und Jugendlichen – Ein narratives Review. Prax Kinderpsychol Kinderpsychiatr 2019; 68(2): 128–145.

KAPITEL

30 Perspektiven der Kinderschlafmedizin in der Praxis 2.0

Alfred Wiater, Dirk Alfer

Die Digitalisierung ermöglicht viele neue Perspektiven in der medizinischen Versorgung von Kindern und Jugendlichen. Insbesondere weil die jungen Patienten Smartphone und Co. als ständigen Begleiter und Hauptkommunikationsmittel nutzen, sind sie über digitale Kommunikationswege besonders gut erreichbar. Diese Form der Kommunikation ist das probateste Mittel, das junge Patienten anspricht. Deshalb sollte sie gerade in der kinder- und jugendmedizinischen Praxis zunehmend eingesetzt werden. Über einen dem Datenschutz entsprechenden sicheren Zugang zur Praxishomepage könnten die jungen Patienten anamnestische Angaben machen sowie Schlaf-wach-Protokolle und Schlaffragebögen ausfüllen, die dann bereits digital ausgewertet werden könnten. Bei Hinweisen auf gesundheitsgefährdendes Medienverhalten kann Jugendlichen ein Internet-Risiko-Selbsttest unter www.ins-netz-gehen.de angeboten werden. So können bereits im Vorfeld der persönlichen Kommunikation mit den Patienten relevante Informationen in der Praxis auf telemedizinischem Weg zur Verfügung stehen. Dieses Verfahren gilt nicht nur für die Erhebung anamnestischer Daten, sondern auch für die Diagnostik. Bereits jetzt nutzen viele Jugendliche Fitness-Tracker zur Aufzeichnung und Versendung fitness- und gesundheitsrelevanter Daten wie etwa Laufstrecken, Energieumsatz bis hin zu Pulsfrequenz und Schlaf-wach-Aktivität.

Die Synchronisierung der Geräte mit einem Computer ermöglicht die Datenerfassung über einen längeren Zeitraum. Damit könnten gesundheitsrelevante Daten in einem Umfang zur Verfügung stehen, der bisher nicht möglich war. Der Vorteil von über einen längeren Zeitpunkt erhobenen Messwerten im Vergleich zu punktuellen Messungen ist in der Medizin seit Langem bekannt. Beispiele sind die Blutdruck- und EKG-Langzeitmessung. Punktuelle Messungen können durch die jeweiligen Umstände bedingt Ergebnisse liefern, die dem tatsächlichen Gesundheitszustand des Patienten nicht entsprechen. Abgesehen von diesen tragbaren Geräten (Wearables) gibt es auch vergleichbare Applikationen für Smartphones. Apps als „ambulantes Assessment“ können in der Auseinandersetzung mit der eigenen Gesundheit nützliche Varianten zu etablierten Datenerhebungs- / Protokollierungsverfahren darstellen.

In der Diagnostik und Therapie von Schlafstörungen haben sich, wie an anderer Stelle beschrieben, sog. „Papier-und-Bleistift-Schlaftagebücher“ als nützliche Hilfsmittel erwiesen. Die Bearbeitung im Alltag (quasi unter „Feldbedingungen“) entzieht sich allerdings der Kontrolle, sodass in Studien bereits seit Mitte der 90er-Jahre des letzten Jahrhunderts technische Lösungen für „ambulantes Assessment“ entwickelt wurden (Fahrenberg und Myrtek 2000). Mit der Verfügbarkeit moderner Smartphones besteht für die Entwicklung von Anwendungen (Apps) zur Erfassung von Daten unter Alltagsbedingungen mit Online-Verarbeitungsmöglichkeiten, Versandmöglichkeiten an Experten und vielfältigen Rückmeldungs- und Interventionsmöglichkeiten mittlerweile ein sehr weites Feld. Zur „Schlafanalyse“ werden bereits zahlreiche Produkte angeboten.

Die Gesundheits-Apps, die aus der Bewegung auf Wach / Aktivität und Schlaf schließen, nutzen häufig die alten Algorithmen der Aktigrafie. Moderne Apps beziehen weitere Informationen wie das Nutzerverhalten und eine Lichtmessung mit ein. Dies verbessert die Genauigkeit der Apps. Wearables haben heute teils zusätzliche optische Sensoren, die aus einer optischen Messung die Pulsfrequenz erfassen. Mit charakteristischen Änderungen der Pulsfrequenz und der Pulsfrequenzvariabilität sind Aussagen über Aktivität, Schlaf und Schlaftiefe möglich. Manche Apps unterscheiden nicht nur Wach und Schlaf, sondern machen auch Aussagen über

Schlaftiefe und geben einen Anteil REM-Schlaf an. Jedoch sind nur sehr wenige der Apps gegenüber einer Schlaflabormessung validiert. So sind die Funktionsweisen (z. B. die Auswertungsalgorithmen), Gütekriterien (Reliabilität und Validität) bzw. Nützlichkeit und Wirksamkeit für den Anwender in der Regel nicht ohne Weiteres prüfbar.

Die meisten App-Entwickler scheuen die Zulassung als medizinische Software, da hierfür hohe Kosten entstehen. So ist die Güte der Apps äußerst unterschiedlich. Während einige Apps eher Spielcharakter haben, sind andere Apps erstaunlich gut und genau in ihren Aussagen zu Wach / Schlaf und Schlaftiefe. Es ist vorstellbar, dass gut validierte Apps einen substanziellen Beitrag zu einer Vordiagnostik liefern können, z. B. um die Schlafdauer bei Jugendlichen zu erfassen. Bisher gibt es jedoch noch keine Zertifizierung oder Validierung, die es dem Schlafmediziner erlaubt, eine Einschätzung der Güte vorzunehmen, wenn ein potenzieller Patient mit den Ergebnissen seiner App besorgt in die Praxis kommt. Nur die Zusammenschau von Anamnese und Beschwerdeerfassung kann hier weiterhelfen.

Die durch Fitness-Tracker und Gesundheits-Apps erhobenen Daten werden in der Praxis zunehmend von Bedeutung sein, insbesondere wenn sich daraus Hinweise für gesundheitliche Störungen ergeben. Deshalb wird die Kenntnis im Umgang damit für die Praxistätigkeit künftig unverzichtbar werden. Das gilt auch dafür, die Aussagekraft der unterschiedlichen Geräte richtig einschätzen zu können. Perspektivisch wird die Erfassung von gesundheitlich relevanten Langzeitdaten die medizinische Versorgung auch und vielleicht sogar gerade im Bereich der Schlafmedizin nachhaltig verbessern.

Dies gilt ebenso für die umfassendere schlafmedizinische Diagnostik. Bereits jetzt sollte die ambulante polygrafische Diagnostik bei Jugendlichen Praxisstandard sein für Patienten mit Verdacht auf schlafbezogene Atmungsstörungen. Voraussetzung dafür ist neben dem Vorhandensein der Gerätetechnik die Teilnahme an einem Qualifizierungskurs, der zum Teil auch online absolviert werden kann. Das Gerät kann dann abends in der Praxis angeschlossen werden, der Patient nimmt es über Nacht zur Aufzeichnung mit nach Hause und bringt es am nächsten Tag zurück in die Praxis. Eine automatisierte Auswertung kann unmittelbar abgerufen werden, muss allerdings visuell überprüft werden. Das Verfahren ist vom Aufwand her vergleichbar mit der ambulanten Langzeit-EKG-Messung. Unter den gegenwärtigen Voraussetzungen ist die ambulante Messung allerdings nicht vor dem Alter von 10 Jahren zu empfehlen. Wenn der anamnestische Verdacht auf eine schlafbezogene Atmungsstörung durch die Polygrafie nicht bestätigt werden kann, ist eine weitere Untersuchung bzw. die weitere schlafmedizinische Abklärung indiziert.

Auch polysomnografische Untersuchungen werden künftig in größerem Umfang bei Jugendlichen ambulant durchgeführt werden können. Die ambulante schlafmedizinische Diagnostik gilt grundsätzlich nur für solche Patienten, bei denen keine schlafbezogene Akutsymptomatik wie zerebrale Krampfanfälle oder Zyanosen zu erwarten sind, die ein direktes Eingreifen erforderlich machen. Ein Nachteil der ambulanten Untersuchung ist, dass sie unüberwacht stattfindet. Das heißt, dass eventuelle Auffälligkeiten im Schlaf nicht unmittelbar erkannt werden können und bei technischen Problemen wie unzureichender Signalaufnahme durch die Sensoren nicht unverzüglich korrigiert werden kann. Nur die gleichzeitige Video- und Tonaufnahme stellen sicher, dass hinreichende Voraussetzungen für die Auswertung der ambulant erhobenen Daten gewährleistet sind. Die Weiterentwicklung der Sensorik und die Nutzung differenzierterer Algorithmen für die Auswertung der Daten wird die Diagnostik und Auswertung schlafbezogener Untersuchungen, auch unter Nutzung telemedizinischer Möglichkeiten, künftig vereinfachen (Penzel et al. 2018). So wird die kabellose Aufzeichnung polysomnografisch relevanter Daten einen weiteren Fortschritt in der schlafmedizinischen Diagnostik darstellen.

MERKE

Schlafmedizinische Untersuchungen, auch im ambulanten Bereich, werden künftig einfacher durchführbar und weniger aufwendig auszuwerten sein. Dadurch wird die schlafmedizinische Diagnostik auf breiterer Basis erfolgen, damit möglichst viele Betroffene rechtzeitig diagnostiziert und behandelt werden können.

Nicht nur für die Diagnostik, auch für schlafmedizinische Behandlungen sind die neuen Technologien sinnvoll. So kann eine telematische Überwachung unter einer CPAP-Therapie erfolgen, aus der die Compliance der Patienten anhand der Nutzungsdauer der Geräte ermittelt werden kann oder gerätetechnische Probleme erkannt werden können. Gesundheitlich relevante Patientendaten können ebenfalls erhoben und unter der Voraussetzung eines etablierten telemedizinischen Versorgungssystems unmittelbar ärztlich beurteilt werden. Aber auch für die nicht organisch bedingten Schlafstörungen können Apps eingesetzt werden, die der Unterstützung der kognitiven Verhaltenstherapie dienen. Somit ergeben sich viele neue technologische Möglichkeiten, deren Ausmaß derzeit sicher noch nicht völlig zu überschauen ist. Online-Therapieprogramme für Insomnie im Kindesalter wurden bislang in Deutschland im Rahmen von Forschungsprojekten (z. B. von A. Schlarb et al.) angeboten.

Modulare multimodale Therapieprogramme mit Elternratgebern, Onlineversionen und Mitteln zur angeleiteten Selbsthilfe für andere umfassende Störungsbereiche, z. B. bei hyperkinetischem und oppositionellem Problemverhalten (THOP; Döpfner et al. 2019), wurden bereits entwickelt. Therapeutische Anwendungen auf Smartphonebasis (Apps) existieren bereits für verschiedene Störungsbereiche (affektive Störungen, Schlafstörungen, Zwangsstörungen etc.), wobei differenziertere Anwendungen mit Expertenunterstützung in der Regel bislang nur in Studien Verwendung finden. Einfachere Anwendungen ohne wissenschaftliche Wirksamkeitsnachweise werden bereits z. B. von Krankenkassen oder kommerziellen Anbietern vertrieben.

Entscheidend für den medizinischen Nutzen neuer Technologien ist deren wissenschaftliche Evaluierung. Nur wenn der medizinische Nutzen eindeutig erwiesen ist, sind die Voraussetzungen für den umfassenden Einsatz in der Praxis gegeben. Hinzu kommt die Notwendigkeit der hinreichenden Datensicherheit. Schließlich geht es darum, gerätetechnische und medizinische Kompetenzen klar voneinander zu trennen. Nur so wird es möglich sein, dass bei der Diagnostik und Therapie der Patienten ärztliche Fachkompetenz gewährleistet ist. Trotz aller telemedizinischen Möglichkeiten muss auch auf Dauer sichergestellt sein, dass die persönliche ärztliche / therapeutische Zuwendung fester Bestandteil der Patientenversorgung bleibt.

MERKE
Es werden immer mehr Möglichkeiten geschaffen, somatische und psychologische Behandlungsmethoden unter Berücksichtigung der sozialen Bedingungen bedarfsorientiert kombiniert anzuwenden.

In der Auseinandersetzung mit gesellschaftlichen Auswirkungen der Medialisierung unseres Alltags werden unterschiedliche Aspekte teilweise sehr kontrovers diskutiert. Empfehlungen zu (auch selbst-)kritischem Gebrauch, notwendiger Reflexion von Kosten und Nutzen neuer Medien bzw. Medienformaten / Anwendungen scheinen allgegenwärtig. Über soziale Netzwerke geben und erhalten auch Kinder und Jugendliche immer mehr Einblick in die Darstellung der Lebensweisen anderer (beispielsweise sind Begriffe wie „Influencer“ oder „Digital Detox“ vielen bereits sehr geläufig). Ebenso versuchen klassische Disziplinen wie Kommunikations- und Medienpsychologie oder Medienpädagogik, mit diesen Entwicklungen Schritt zu halten. Nicht zuletzt bleibt es auch in der pädiatrischen Praxis und in der ambulanten sowie stationären Kinder- / Jugendpsychiatrie eine große Herausforderung, diesbezügliche technische und gesellschaftliche Entwicklungen zu berücksichtigen und in jedem Einzelfall zu versuchen, eine möglichst gesunde psychische Entwicklung unter diesen Bedingungen zu unterstützen (Lehmkuhl et al. 2014).

Zusammenfassung

Die digitale Kommunikation ist die von Jugendlichen bevorzugte Kommunikationsform. Sie kann und sollte bereits jetzt in der jugendmedizinischen Praxis umgesetzt werden. Auch für die Nutzung der Telekonsultation sind Jugendliche besonders zugänglich, da sie sich dabei auf einem ihnen vertrauten Kommunikationslevel bewegen. Die Nutzung digitaler Techniken ist und wird künftig in noch größerem Maße fester Bestandteil der Praxistätigkeit. Sie bietet die Voraussetzungen, auch junge Menschen in einer Kommunikationsform zu erreichen, die ihren Vorstellungen entspricht und die ihnen vertraut ist. So ergeben sich Erfolg versprechende Perspektiven, um die medizinische Versorgung in dieser ansonsten schwerer zugänglichen Altersgruppe zu verbessern. Hinzu kommt die Einbeziehung von geeigneten Gesundheits-Apps, welche die Möglichkeit bieten, auch Langzeitverläufe zu beurteilen. Schließlich wird die Weiterentwicklung schlafmedizinisch nutzbarer Sensorik Voraussetzungen bieten, insbesondere die häusliche Diagnostik zu erleichtern und zu verbessern unter Nutzung von Auswertungsalgorithmen, die sich von den bisherigen Standards unterscheiden werden.

Der Einsatz der Telemedizin für Kinder und Jugendliche mit Schlafstörungen wird sich auch positiv auf therapeutische Verläufe auswirken. Es ist deshalb an der Zeit, auch in der kinder- und jugendmedizinischen Praxis den technologischen Fortschritt proaktiv zu begleiten und sukzessive zur Verbesserung der Versorgungsqualität umzusetzen. Nicht nur bezüglich der Möglichkeiten zur Inanspruchnahme klassischer Anlaufstellen (Kinderarzt / Kinderkliniken, Lehrer, bei entsprechendem Leidensdruck auch Kinder- / Jugendpsychiater / -psychiatrien, Jugendhilfeträger etc.), sondern auch bezüglich neuer Möglichkeiten zur Selbsthilfe mit oder ohne Anleitung, online gestützten Angeboten bestehen gute Perspektiven, dem bestehenden Bedarf zu begegnen.

LITERATUR

Döpfner M, Schürmann S, Frölich J. Therapieprogramm für Kinder mit hyperkinetischem und oppositionellem Problemverhalten THOP. Weinheim: Beltz; 2019.

Fahrenberg J, Myrtek M. Progress in ambulatory assessment: computer-assisted psychological and psychophysiological methods in monitoring and field studies. Bern: Hogrefe Publishing; 2001.

Lehmkuhl G, Alfer D, Kürschner C, Frölich J. Virtuelle Welten und psychische Entwicklung. In: Wahl P, Lehmkuhl U (Hrsg.): Seelische Wirklichkeiten in virtuellen Welten. Göttingen: Vanderhoeck & Ruprecht; 2014. S. 34–59.

Penzel T, Schöbel C, Fietze I. New technology to assess sleep apnea: wearables, smartphones, and accessories. F1000Research 2018, 7: 413

V Anhang

KAPITEL

31 Kinderbücher, Ratgeber und Hörbücher zum Thema Schlaf

Gerd Lehmkuhl

31.1 Kinderbücher über den Schlaf zum Vorlesen und Lesen

Zentrale Ergebnisse der Vorlesestudien der Stiftung Lesen (www.stiftunglesen.de/presseservice/pressemitteilungen/1024) lauten:

- In 30% der Familien mit Kindern im Vorlesealter von zwei bis acht Jahren wird selten oder gar nicht vorgelesen. Dies gilt besonders für Haushalte aus bildungsfernen Schichten (2013).
- Kinder, denen regelmäßig vorgelesen wird, sind allgemein erfolgreicher in der Schule. Sie haben in Deutsch, Mathematik und Fremdsprachen bessere Noten als Kinder, denen nicht vorgelesen wird (2011).
- Vorlesen hat darüber hinaus eine längerfristige soziale Bedeutung. Wurde Kindern regelmäßig vorgelesen, sind diese häufiger darum bemüht, andere in die Gemeinschaft zu integrieren. Auch ist der allgemeine Gerechtigkeitssinn dieser Kinder besonders ausgeprägt (2015).

FAZIT

Wenn Eltern regelmäßig vorlesen, schaffen sie gute Grundlagen für die schulische und die soziale Kompetenz ihrer Kinder.

Durch mangelndes Vorlesen kommt nicht nur die sprachliche Förderung zu kurz. Lesen vermittelt darüber hinaus vielfältige Impulse für die schulische und soziale Entwicklung. Besonders angeregt wird dabei die Möglichkeit, sich sprachlich auszudrücken und verständlich zu machen, für Ängste und Schwierigkeiten Worte und Lösungen zu finden. Am besten gelingt dies, wenn sich Eltern die Zeit nehmen, mit ihren Kindern gemeinsam Bücher zu betrachten, damit Antworten für auftretende Fragen unmittelbar gefunden werden und diese Aufgabe nicht den digitalen Medien überlassen wird.

Die frühe Leseerfahrung weckt die Lesefreude der Kinder. Sie unterstützt nicht nur die Bildung und soziale Kompetenz, sondern stärkt auch die emotionale Beziehungsfähigkeit und Entwicklung. In diesem Zusammenhang erscheint es wichtig, darauf hinzuweisen, dass zwischen der Wirkung von Inhalten, die persönlich vermittelt werden, und Inhalten, die insbesondere Kleinkinder passiv konsumieren, erhebliche Unterschiede bestehen.

Die Amerikanische Akademie für Pädiatrie analysierte Studien, die bis 2011 zum Thema Kinder und Medien durchgeführt wurden (American Academy of Pediatrics; Council of Communications and Media 2011). Aus der Analyse geht hervor, dass junge Kinder Schwierigkeiten hatten, zwischen Ereignissen in einem Video und Ereignissen im realen Umfeld zu unterscheiden. Von Inhalten, die persönlich präsentiert wurden, konnten Kinder im Alter bis zu 18 Monaten eher lernen als von einer Medienpräsentation. Darüber hinaus ist es wahrscheinlicher, dass sich die Kinder später an die Informationen einer persönlichen Präsentation erinnern. Hinzu kommt, dass sich Medienkonsum im Säuglings- und frühen Kindesalter negativ auf die Sprachentwicklung auswirkt, zu Schlafstörungen führt und die Interaktion mit den Bezugspersonen beeinträchtigt. Medienkonsum im frühen Kindesalter schränkt die Ausdauer und Kreativität der Kinder ein sowie ihre Fähigkeit, sich selbst zu beschäftigen. Erst im 3. Lebensjahr entwickeln die Kinder die kognitiven Voraussetzungen, altersgerechte Medieninhalte in begrenztem Umfang konsumieren zu können.

Kinderbücher greifen das Thema Schlaf besonders häufig auf. Es existiert eine Vielzahl von Darstellungen, die für unterschiedliche Altersgruppen und Vorgehensweisen konzipiert wurden: Zum Vorlesen, Selbstlesen, Singen, Reimen, Zählen – der Kreativität sind keine Grenzen gesetzt. Und dennoch verbindet all diese unterschiedlichen Gute-Nacht-Geschichten ein gemeinsames Ziel: Wie kann es dem Kind gelingen – meist mit Unterstützung und Hilfe der Eltern, später auch alleine –, gut in den Schlaf zu kommen, mögliche Ängste zu bewältigen, Ruhe zu finden und den Übergang von dem Tag in die Nacht zu bewältigen? Denn diese Zwischenphase verlangt vom Kind besondere Fähigkeiten, Sicherheit und Vertrauen: Es muss alleine in seinem Bett bleiben, darauf vertrauen, dass die Eltern weiterhin in der Nähe bleiben, es morgens wieder wach wird, belastende Gedanken und Ängste nicht überhand nehmen und es sich selbst beruhigen und regulieren kann.

Da Schlafschwierigkeiten häufig die ganze Familie in ihren Abläufen und in ihrem Wohlbefinden beeinträchtigen, bieten Kinderbücher eine Brücke zur Bewältigung dieser Problematik an. Als ideales Hilfsmittel informieren und beruhigen sie, bieten Lösungen und binden Eltern und Kinder in ein gemeinsames Ritual vor dem Einschlafen ein: Vorlesen, gemeinsam die Bilder betrachten, über mögliche Ängste sprechen und sich geborgen fühlen. So nehmen sie im besten Sinne verschiedene Funktionen wahr: Sie informieren über den Schlaf und beruhigen, stärken das Interaktionsgeschehen und ermutigen, sich mit Ängsten und Problemen vor dem Einschlafen auseinanderzusetzen und Lösungen zu finden.

Die erstaunliche Anzahl an Bilder- und Kinderbüchern, die sich mit ganz unterschiedlichen Aspekten des Schlafes beschäftigen, spricht nicht nur für dessen Stellenwert in der kindlichen Entwicklung, sondern auch für das Bemühen, verschiedene Ursachen und Belastungen, die mit dem Einschlafen verbunden sind, aufzugreifen. Daher sollten Eltern abwägen und überlegen, welche Form der Vermittlung und Thematik ihnen und ihrem Kind am besten entspricht. Um die Auswahl und Empfehlungen zu erleichtern, wird eine exemplarische Auswahl von Kinderbüchern vorgenommen und inhaltlich näher beschrieben:

- Für die ganz Kleinen (0–4 Jahre) finden sich in „Gute Nacht" (Wonderbly) eingängige Reime und Geschichten, die müde Kinder sanft in den Schlaf wiegen und für angenehme Träume sorgen.
- „Schläfst Du?", fragt Dorothée de Monfreid und beobachtet, wie kleine Hunde in vier Stockhochbetten sich über ihre Tricks austauschen, wie sie am besten einschlafen oder sich vom Schlaf ablenken können (Reprodukt Berlin).
- Mit einer Gute-Nacht-Geschichte fällt das Zubettgehen erfahrungsgemäß viel leichter. Paul Maar erzählt Geschichten und Gedichte in „Nun schlaf auch Du" (Oettinger), die das Kind sanft in den Schlaf begleiten sollen.
- Dass auch die Tiere auf dem Bauernhof zur Ruhe kommen müssen, zeigt das Gute-Nacht-Buch zum Zählen von Petr Horàcek: „Lieber Mond, lass die Sterne leuchten" (Annette Betz-Verlag). Hier hilft der Mond, dass sich die Schafe auf der Wiese aneinander kuscheln können.
- Das Abenteuer, zum ersten Mal nicht zu Hause zu schlafen, beleuchtet Bette Westera in „Benni darf woanders schlafen" (Velber) und zeigt, dass es ein bisschen Mut braucht, wenn man nicht zu Hause übernachtet, sondern bei der Oma, und dabei auf die Unterstützung des Lieblingsstoffbären zählen kann.
- Daniela Kulots Buch „Reim Dich nett ins Bett" versucht, bereits 2-Jährigen das Zubettgehen schmackhaft zu machen. Gemeinsam mit den Eltern wird der Weg ins Bett durch Reime zum Vorlesen erleichtert, bis die Augen zufallen.
- Der „Große Bär kann nicht schlafen" (Adelin Ruel, Neugebauer 2017) und seine Freunde wissen, woran es liegt. Ihm fehlt ein richtiges Kuscheltier, doch wie soll es aussehen oder gibt es sogar noch eine bessere Hilfe (2–4 Jahre)?
- Vicky Bos Bilderbuch „Gute Nacht Kinder!" ist ein Vorlesebuch in Reimformen, das es Kindern ermöglicht, sich vor dem Zubettgehen von ihrer Umgebung zu verabschieden. Die Spielsachen, Kleider – alle gehen nun schlafen und wachen am nächsten Tag wieder auf (ab 2 Jahre).
- Einschlafen ist jeden Abend aufs Neue eine Herausforderung für den kleinen Bären, denn es gibt noch so viel zu tun und erst die Melodie der Mondschein-Musik lässt ihn sanft einschlafen: „Schlaf gut, kleiner Bär" (ab 3 Jahre, Quint Buchholz Hansa 2015)
- „Mond – eine Reise durch die Nacht" (Britta Teckentrup, Arsedition 2018) geht den Fragen nach, warum der Mond nachts scheint, was in der Wüste oder im Dschungel passiert und wie sich der Mond im Laufe der Zeit verändert. Ein Buch für 3- bis 4-jährige unruhige Geister zum Staunen und Zur-Ruhe-Bringen.
- David Grossmanns „Giraffe und dann ab ins Bett" erzählt Geschichten, wie es Kindern gelingt, ein- und weiterzuschlafen, und was dabei alles dazwischenkommen kann (Hansa, ab 4 Jahre).

- „Schlafen ist das Schönste auf der Welt“ (Tulipan, ab 4 Jahre) meint Miro Proferl, denn endlich mal ausschlafen ist für Eltern großartig, doch wie können sich die Kinder in dieser Zeit beschäftigen?
- „Grododo“ will endlich schlafen, denn nach einem langen Tag hat der Hase nur diesen einen Wunsch. Noch ein Glas Wasser, die Pantoffeln aufräumen, den Teddy fest ans Herz drücken und dann schließt er endlich das eine, dann das andere Auge und schläft auf beiden Ohren ein. Doch was hört er da? Wer stört seinen Schlaf? Das darf doch nicht wahr sein! Er sieht nach und sorgt für Ruhe. Aber die dauert leider nicht allzu lange an (Michaël Escoffier und Kris de Giacomo, Carlsen 2017, ab 4 Jahre).
- „Die kleine Elfe kann nicht schlafen“, denn sie trifft auf ihrem Weg durch die Nacht viele andere Wesen, denen es ebenso geht – eine Füchsin, einen einsamen Kauz, bis der Nachtfalterprinz auftaucht und plötzlich alles ganz leicht geht (Daniela Drescher, Urachhaus 2015, 3–8 Jahre).
- Die kleine Maus „Leo Lausemaus will nicht schlafen“, denn ihm ist ja so langweilig in seinem Bett. Also geht er zurück zu seiner Mama und versucht, mit kleinen Tricks das Schlafengehen hinauszuzögern (Marco Campanella, Lingen-Verlag 2004, ab 3–5 Jahre).
- Für Ed Vere ist klar: „Auch Monster müssen schlafen“, aber häufig benötigen sie noch ein Betthupferl und stapfen durch den matschigen Sumpf. Was ist da nur zu machen (Fischer / Sauerländer 2014, ab 6 Jahre)?
- „Wenn am Himmel Sterne stehen“ (Loewe) von Katja Reider geht ausführlich auf Einschlafrituale ein, die gemeinsam mit den Eltern das Zubettgehen begleiten: Ausziehen, Zähne putzen, Kuscheln und zum Abschluss eine Gute-Nacht-Geschichte.
- In „Zehn kleine Schläferlein“ (Bloomsbury) von Elizabeth Provost lernt man zählen, fast wie und für den Schlaf: „Zehn kleine Schläferlein schlafen eins nach dem andern ein. Wem fallen als erstem die Augen zu?“
- Eine Sammlung von Einschlafliedern und Gedichten, ergänzt durch Gute-Nacht-Geschichten zum Kuscheln und Träumen, stellt das Buch „Guten Abend, Gute Nacht“ (Ravensburg) von Ulrike Mühlhoff zusammen.
- Das Dschungel-Orchester spielt auf mit klassischen Melodien in dem Bilderbuch „Hör gut zu – leg Dich zur Ruh!“ (Usborne-Verlag) von Sam Taplin. Am Ende ist es im Dschungel ganz still geworden und man hört nur noch die schöne Musik ganz allein für sich.
- „Abends will ich schlafen gehen“ (Jutta Richter, Hanser 2014, ab 8–10 Jahre). Doch es will einfach nicht gelingen. Auch wenn die Mutter jeden Abend das Lied von den 14 Engeln singt, fürchtet sich das Kind vor der langen schwarzen Nacht. Doch wenn sich zwei Schlaflose treffen, finden sie heraus, dass gemeinsam die Furcht kleiner wird.
- Der kleinen Nimitz fällt das Einschlafen schwer und sie beschließt, Schäfchen zu zählen. Für gewöhnlich ist sie beim 10. Schaf tief und fest eingeschlafen, doch es klappt nicht immer. Manchmal müssen auch Schäfchen, die gezählt werden wollen, ein kleines Problem lösen. Diese Geschichte erzählt Ayano Imai in „Das 108. Schaf“ (Bloomsbury).
- Und auch der kleine Junge aus „Wenn ich nachts nicht schlafen kann“ (Heinz Janisch und Helga Bansch, Jungbrunnen-Verlag) fängt mit dem Zählen an, wenn er nachts nicht zur Ruhe kommt. Doch er zählt keine Schäfchen auf den Wiesen, sondern „34 Riesen. Die spielen bei mir Verstecken, ich muss sie alle entdecken.“ Und wenn er sie alle gefunden hat, dann bewachen sie seine Träume.

Wie kann es gelingen, Kindern das Thema Angst und deren Bewältigung in Zusammenhang mit dem Einschlafen nahezubringen? Hiermit setzt sich eine ganze Reihe von Kinderbüchern auseinander und findet dabei ganz unterschiedliche Antworten:

- „Wenn Anna Angst hat ...“ (Heinz Janisch und Barbara Jung, Jungbrunnen-Verlag), dann ruft sie den riesigen Riesen, den Gespenstermaler, den Schmuselöwen und all ihre anderen Freunde, die sie beschützen.
- In „Molly und die Ungeheuer der Nacht“ (Chris Wormell, Patmos) verrichtet ein Monsterfinger gute Dienste und die Mama erscheint, um mit ihr zu kuscheln, sie zu beruhigen und ihr einen Gute-Nacht-Kuss zu geben.
- Auch in „Marie und die Nachtmonster“ (Marjane Satrapi, Bloomsbury) tauchen gruselige Monster auf, sobald das Mädchen das Licht ausmacht, da

sie sich im Dunkeln wohlzufühlen scheinen. Um sie zu vertreiben, bedarf es also etwas Mondlicht, das sie in Schach hält.

- „Jonas und die Nachtgespenster" (Tanja Dückers und Nina Sprang, cbj Random House) macht die Gespenster zu Clowns, die in den Straßenlaternen und in den Scheinwerfern der Autos wohnen, aber nicht bedrohlich werden können.
- Bruno Blume und Jacky Gleich beschäftigen sich in „Mitten in der Nacht" (Fischer) mit der Angst, die beim Aufwachen mitten in der Nacht plötzlich da ist, weil man schlecht geträumt hat. Aber die sabbernden Gestalten bekommen selbst Angst, rennen davon, verschwinden im Nichts und der kleine Junge schläft wieder ein und träumt etwas sehr viel Schöneres.
- In „Bald schlaf ich auch ohne Licht" (Jana Frey und Bettina Gotzen-Beek, Loewe) werden in kleinen Geschichten viele „Tricks" verraten, wie man die Furcht vor der Dunkelheit bezwingen kann. Darüber hinaus gibt es Hinweise für die Eltern, was sie dagegen tun können, wenn Kinder sich vor der Dunkelheit fürchten und abends nur mit Geschrei und Widerwillen ins Bett gehen.
- „Das allerkleinste Nachtgespenst" (Brigitte Weninger, Neugebauer-Verlag) enthält auch eine Bastelanleitung für ein kleines Nachtgespenst, mit dem Lena lernt, mit Monstern entspannt umzugehen.
- Häufig ist der Weg ins Bett ein konfliktreicher und schwieriger. Es gibt immer noch spannende Dinge zu tun, die zuvor erledigt werden müssen. Arthur Geisert tüftelt, bastelt und erfindet in „Licht aus!" (Gerstenberg) eine geniale Licht-lösch-Verzögerungsmaschine, die dafür sorgt, dass das Licht am Bett des kleinen Schweinchens erst dann ausgeht, wenn dies längst friedlich eingeschlafen ist.
- In „Gute Nacht oder der lange Weg ins Bett" (Frantz Wittkamp, Atlantis) müssen viele Stationen genommen werden, um endlich im gemachten Bett zu landen und sanft einzuschlafen.
- Häufig sind es Geräusche, die beim Einschlafen stören. John Irving schickt Tom in „Ein Geräusch, wie wenn einer versucht, kein Geräusch zu machen" (Diogenes) auf Entdeckungsreise durch das etwas unheimliche Haus. Tom träumt schlecht und zieht mitten in der Nacht gemeinsam mit seinem Vater los, der zum Glück seine Ängste ernst nimmt, um das gespenstische Geräusch zu suchen und zu verjagen.
- Auch in „Kritz. Kratz. Schlaf kleiner Frosch!" (Kitty Crowther, Sauerländer) macht sich Vater Frosch mit seinem Sohn auf zu einer Reise durch die Nacht, um ein verdächtiges Geräusch zu entdecken. Denn wenn man weiß, wo es herkommt, nimmt die Angst schlagartig ab und der Schlaf kommt sofort.
- In „Nachts" von Wolf Erlbruch (Hammer-Verlag) wandern Vater und Sohn durch die Nacht, um festzustellen, dass alle schlafen und es einfach nur dunkel ist.
- Bilder, Erlebnisse und Fantasievorstellungen im Schlaf ängstigen und beschäftigen viele Kinder. Sie tauchen ebenfalls in Kinderbüchern auf, z. B. „Was ist ein Traum? fragte Jonas" (Hubert Schirneck und Sylvia Graupner, Jungbrunnen). Er bekommt auch gleich die Antwort, dass ein Traum wie ein Film, eine Reise ist, „der in Dir selbst entsteht und in dem Du die Hauptrolle spielst".
- Am Ende von „Mein Freund der Schlaf" (Martin Klein und Kerstin Meyer, Elephanten-Press) räkelt sich Moritz im Bett und gähnt. Alles gelungen, denkt er, denn der Schlaf ist mein Freund.
- „Jakob der Träumer" (Martin Keran, Aufbau) erlebt die wunderlichsten Bilder zwischen Schlaf und Wachen. Da hilft am besten „Der Schlafbewacher" (Erwin Grosche und Norman Junge, Gabriel), der auf den Schlaf von all denjenigen aufpasst, die gerne schlafen.

31.2 Elternratgeber

An speziellen Anleitungen für Eltern, die sich mit dem kindlichen Schlaf und seinen möglichen Störungen beschäftigen, mangelt es nicht. Ihre Rezeption ruft jedoch zwiespältige Reaktionen hervor. Dies liegt an den unterschiedlichen Konzepten und Anleitungen, die sie vertreten und geben. Die jeweiligen unterschiedlichen Haltungen reichen von relativ starren Regeln und Vorgaben bis hin zu einem mehr auf die kindlichen Bedürfnisse eingehenden Umgang, der nicht reglementierend ein-

31

greift. Man ist geneigt, Eltern zu empfehlen, sich aus der Vielzahl der vorhandenen Konzepte dasjenige herauszusuchen, das ihrem Erziehungsstil am meisten entspricht. Andererseits kann dies auch bedeuten, bislang dysfunktionale und wenig erfolgreiche Ansätze weiter zu tradieren und vor notwendigen Veränderungsschritten zurückzuweichen.

Aus diesen Gründen erscheint es hilfreich, sich mit Kinderärzten, Psychologen und Beratungsstellen immer dann auszutauschen und abzustimmen, wenn die Schlafstörungen zu einem deutlichen Problem geworden sind.

Neben Ratgebern, die jeweils ein spezifisches Vorgehen propagieren, wie z. B. „Schlaf gut, Baby! Der sanfte Weg zu ruhigen Nächten“ (Herbert Renz-Polster und Nora Imlau, GU) oder „Jedes Kind kann schlafen lernen“ (Annette Kast-Zahn und Hartmut Morgenroth, GU) finden sich auch Begleit- und Arbeitsbücher für Eltern, die mit ihren Kindern an einem speziellen Therapieprogramm teilnehmen („Mini-KiSS. Das Elterntraining für Kinder bis 4 Jahre mit Schlafstörungen“ oder „KiSS für Kinder von 5 bis 10 Jahren“, Angelika Schlarb, Kohlhammer). Fundierte Kenntnisse vermittelt z. B. auch der an ein Therapieprogramm angelehnte „Ratgeber Schlafstörungen. Informationen für Betroffene, Eltern, Lehrer und Erzieher“ (Leonie Fricke-Oerkermann, Jan Frölich, Gerd Lehmkuhl, Alfred Wiater, Hogrefe).

Christine Rankle weist darauf hin, dass jedes „zusätzliche Buch, jede Expertenmeinung noch mal Verwirrung und letztendlich Ärger bringen. Jeder Ratgeber findet berechtigte Gründe für seinen Ansatz und kann dies mit einer Reihe von Fallgeschichten belegen“ („Endlich durchschlafen“, S. 8, Walter). Diesem Dilemma können Eltern nur dann entgehen, wenn sie kritisch prüfen, welche Ursachen, Hintergründe und Auslöser bei ihrem Kind eine Rolle spielen, und dann eine individuelle Lösung finden.

Und dass selbst alle guten Ratschläge und Methoden ihre Zeit brauchen, um erfolgreich zu sein, und dass die genervten Eltern mit ihrem Ärger und ihrer Hilflosigkeit Verständnis benötigen, zeigt das Bilder-Trost-Buch für verzweifelte schlaflose Eltern: „Verdammte Scheiße, schlaf ein!“ (Adam Mansbach, Dumont), denn es kann helfen, sich den „Ärger von der Seele zu lachen“!

31.3 Hörbücher und Entspannungs-CDs

Eine weitere unterstützende Hilfe, um in den Schlaf zu finden, stellen Entspannungsübungen für Kinder dar. Sie können in das Zubettgehritual mit aufgenommen und gemeinsam mit den Eltern praktiziert werden. Es gibt eine Vielzahl von Hörbüchern und CDs, die mit unterschiedlichen Methoden und Ansätzen dazu beitragen, körperlich und innerlich zur Ruhe zu kommen: Entspannungsmusik, autogenes Training, progressive Muskelentspannung, Imaginationsübungen und Fantasiereisen (u. a. Leonie Fricke, Gerd Lehmkuhl: „Entspannungsübungen bei Schlafstörungen für Kinder und Jugendliche“, Hogrefe). Aber auch bei Nutzung dieser Medien ist es wichtig, die Kinder beim Gebrauch der CDs zu unterstützen und sich mit ihnen über deren Wirkung auszutauschen.

LITERATUR

American Academy of Pediatrics; Council of Communications and Media. Media use by children younger than 2 years. Pediatrics 2011; 128(5): 1–8.

KAPITEL 32 Erhebungsinstrumente – Anamnesebögen, Schlaftagebücher, Schlaffragebögen

Diese Fragebögen und weitere nützliche Zusatzmaterialien (wie z. B. Videos) finden Sie auch online. Mit dem Code vorne auf der Innenseite des Buches haben Sie Zugriff darauf.

KINDERÄRZTLICHER SCHLAFFRAGEBOGEN

PSQ-DE: Version 1.0 German

Heutiges Datum: ______________________
Tag Monat Jahr

Wo füllen Sie diesen Fragebogen aus? ______________________

ALLGEMEINE INFORMATIONEN ZU IHREM KIND

Name des Kindes: ______________________ , ______________________
(Nachname) (Vorname)

Geburtsdatum Ihres Kindes: ______________________
Tag Monat Jahr

Geschlecht Ihres Kindes: ☐ **Männlich** ☐ **Weiblich**

Gegenwärtige Körpergröße (cm) Ihres Kindes: ______________________

Gegenwärtiges Gewicht (kg) Ihres Kindes: ______________________

Verwandtschaftsgrad der Person zum Kind, die diese Fragen beantwortet:		
☐ Mutter	☐ Vater	☐ Andere: ______________

Hinweis:

Bitte beantworten Sie die Fragen auf den folgenden Seiten in Bezug auf das Verhalten Ihres Kindes während des Schlafes und des Wachseins.

Die Fragen beziehen sich darauf, wie sich Ihr Kind gewöhnlich/normalerweise verhält und nicht unbedingt in den letzten Tagen, da dieses nicht typisch sein muss, falls es Ihrem Kind nicht gut ging.

Wenn Sie nicht sicher sind, wie sie eine Frage beantworten sollen, können Sie gerne Ihren Partner / Partnerin, Ihr Kind oder Ihren Arzt um Hilfe bitten.

Bitte kreuzen Sie Ihre Antworten an.

Hier nun ein Beispiel aus dem Fragebogen:

	Ja	Nein	WN
Macht Ihr Kind gewöhnlich tagsüber ein 'Nickerchen'?	☐	☐	☐

- **"WN" bedeutet hierbei "Weiß nicht".**
- **Wenn das Wort "gewöhnlich/normalerweise" in den Fragen verwendet wird, dann bedeutet es hier "mehr als die Hälfte der Zeit" oder "mehr als die Hälfte der Nächte".**

32

2

A. Verhalten in der Nacht und im Schlaf:

HABEN SIE BEMERKT, DASS IHR KIND WÄHREND DES SCHLAFENS...	Ja	Nein	WN
... überhaupt schnarcht?	☐	☐	☐
... mehr als die Hälfte der Zeit schnarcht?	☐	☐	☐
... immer schnarcht?	☐	☐	☐
... laut schnarcht?	☐	☐	☐
... schwer oder laut atmet?	☐	☐	☐
... Schwierigkeiten hat zu atmen oder nach Luft ringt?	☐	☐	☐
Haben Sie jemals gesehen, dass Ihr Kind in der Nacht aufhört zu atmen? Falls ja, bitte beschreiben Sie was passierte:	☐	☐	☐
Waren Sie jemals beunruhigt über die Atmung Ihres Kindes während des Schlafes?	☐	☐	☐
Haben Sie jemals Ihr Kind im Schlaf schütteln müssen, damit es atmet oder damit es aufwacht und atmet?	☐	☐	☐
Haben Sie jemals Ihr Kind mit einem schnaubenden Geräusch aufwachen sehen?	☐	☐	☐

HAT IHR KIND ...	Ja	Nein	WN
... einen unruhigen Schlaf?	☐	☐	☐
... über unruhige Beine berichtet, wenn es im Bett ist?	☐	☐	☐
... „Wachstumsschmerzen“ (nicht erklärbare Beinschmerzen)?	☐	☐	☐
... Wachstumsschmerzen“, die am stärksten sind, wenn Ihr Kind im Bett ist?	☐	☐	☐

WÄHREND IHR KIND SCHLÄFT, HABEN SIE...	Ja	Nein	WN
... kurze Tritte eines oder beider Beine gesehen?	☐	☐	☐
... sich wiederholende Tritte oder ruckartige Bewegungen der Beine in regelmäßigen Abständen (z.B. alle 20 bis 40 Sekunden) gesehen?	☐	☐	☐

WÄHREND DER NACHT...	Ja	Nein	WN
... ist Ihr Kind gewöhnlich verschwitzt, oder ist der Schlafanzug gewöhnlich vom Schwitzen durchnässt?	☐	☐	☐
... verlässt Ihr Kind gewöhnlich das Bett (aus irgendeinem Grund)?	☐	☐	☐
... steht Ihr Kind gewöhnlich auf, um Wasser zu lassen/zur Toilette zu gehn? Wenn ja, wie oft im Durchschnitt jede Nacht? ________________	☐	☐	☐
Schläft Ihr Kind gewöhnlich mit offenem Mund?	☐	☐	☐
Ist die Nase Ihres Kindes gewöhnlich/normalerweise in der Nacht verstopft?	☐	☐	☐
Gibt es Allergien, die die Fähigkeit Ihres Kindes, durch die Nase zu atmen, beeinträchtigen? Allergien:________________________________	☐	☐	☐

3

	Ja	Nein	WN
Neigt Ihr Kind tagsüber dazu, durch den Mund zu atmen?	☐	☐	☐
Hat Ihr Kind einen trockenen Mund, wenn es morgens aufwacht?	☐	☐	☐
Klagt Ihr Kind über Magenbeschwerden in der Nacht?	☐	☐	☐
Hat Ihr Kind nachts ein brennendes Gefühl in der Kehle?	☐	☐	☐
Knirscht Ihr Kind nachts mit den Zähnen?	☐	☐	☐
Macht Ihr Kind gelegentlich ins Bett?	☐	☐	☐
Ist Ihr Kind jemals im Schlaf umher gegangen ("geschlafwandelt")?	☐	☐	☐
Haben Sie jemals gehört, dass Ihr Kind im Schlaf spricht?	☐	☐	☐
Hat Ihr Kind durchschnittlich 1x pro Woche oder häufiger Albträume?	☐	☐	☐
Ist Ihr Kind jemals schreiend in der Nacht aufgewacht?	☐	☐	☐
Hat sich Ihr Kind jemals in der Nacht so bewegt oder verhalten, dass Sie dachten, es ist weder ganz wach noch schläft es? Wenn ja, bitte beschreiben Sie, was sich ereignet hat:	☐	☐	☐
Hat Ihr Kind Schwierigkeiten abends einzuschlafen?	☐	☐	☐
Wie lange dauert es, bis Ihr Kind abends einschläft? (eine Schätzung ist in Ordnung)	______ Minuten		
Hat Ihr Kind üblicherweise schwierige Angewohnheiten oder „Rituale“, streitet es viel, oder verhält es sich sonst unartig, wenn es zu Bett gehen soll?	☐	☐	☐
Schlägt Ihr Kind mit dem Kopf oder schaukelt es regelmäßig mit dem Körper beim Einschlafen?	☐	☐	☐
Wacht Ihr Kind mehr als durchschnittlich zweimal in der Nacht auf?	☐	☐	☐
Hat Ihr Kind Schwierigkeiten, wieder einzuschlafen, wenn es in der Nacht aufwacht?	☐	☐	☐
Wacht Ihr Kind früh morgens auf (d.h. früher als wünschenswert) und hat Schwierigkeiten, wieder einzuschlafen?	☐	☐	☐
Unterscheidet sich der Zeitpunkt, wann Ihr Kind <u>zu Bett geht</u> oft von einem Tag zum nächsten?	☐	☐	☐
Unterscheidet sich der Zeitpunkt, wann Ihr Kind <u>aufsteht</u> oft von einem Tag zum nächsten?	☐	☐	☐

ZU WELCHER UHRZEIT:

… geht Ihr Kind an Wochentagen gewöhnlich zu Bett?	______ Uhr
… steht Ihr Kind an Wochentagen gewöhnlich morgens auf?	______ Uhr
… geht Ihr Kind am Wochenende oder in den Ferien gewöhnlich zu Bett?	______ Uhr
… steht Ihr Kind an Wochenenden oder in den Ferien gewöhnlich morgens auf?	______ Uhr

4

B. VERHALTEN AM TAG UND WEITERE MÖGLICHE PROBLEME:

	Ja	Nein	WN
Fühlt sich Ihr Kind nach dem Aufwachen am Morgen erfrischt?	☐	☐	☐
Hat Ihr Kind ein Problem mit Schläfrigkeit am Tag?	☐	☐	☐
Hat sich Ihr Kind darüber beklagt, dass es sich am Tag schläfrig fühlt?	☐	☐	☐
Hat ein Lehrer oder anderer Betreuer darauf hingewiesen, dass Ihr Kind tagsüber schläfrig erscheint?	☐	☐	☐
Macht Ihr Kind gewöhnlich/normalerweise tagsüber ein 'Nickerchen'?	☐	☐	☐
Ist es schwierig, Ihr Kind morgens aufzuwecken?	☐	☐	☐
Wacht Ihr Kind morgens mit Kopschmerzen auf?	☐	☐	☐
Hat Ihr Kind durchschnittlich mindestens 1x im Monat Kopfschmerzen?	☐	☐	☐
Hat Ihr Kind zu irgendeiner Zeit seit der Geburt aufgehört, normal zu wachsen? Wenn ja, bitte beschreiben Sie, was geschehen ist:	☐	☐	☐
Hat Ihr Kind noch die Mandeln? Wenn nicht, wann und warum wurden diese entfernt?	☐	☐	☐
Hatte Ihr Kind jemals eine Erkrankung, die Atmungsstörungen verursacht hat? Wenn ja, bitte beschreiben Sie diese:	☐	☐	☐
Hat Ihr Kind jemals eine Operation gehabt?	☐	☐	☐
Wenn ja, gab es im Zusammenhang mit der Operation (d.h. vor, während oder nach der Operation) Schwierigkeiten mit der Atmung?	☐	☐	☐
Nachdem Ihr Kind durch irgendetwas überrascht wurde oder lachen musste hatte es dann jemals eine plötzlich Schwäche in den Beinen (‚weiche Knie') oder vielleicht irgendwo anders in seinem Körper?	☐	☐	☐
Fühlte sich Ihr Kind jemals kurzzeitig unfähig sich im Bett zu bewegen, obwohl es wach war und umher schauen konnte?	☐	☐	☐
Hat Ihr Kind einen unwiderstehlichen Drang, tagsüber ein Nickerchen zu machen, so dass es gezwungen ist, Tätigkeiten zu unterbrechen, um zu schlafen?	☐	☐	☐
Hatte Ihr Kind jemals das Gefühl / den Eindruck, dass es träumte (sah Bilder oder hörte Laute), obwohl es noch wach war?	☐	☐	☐
Trinkt Ihr Kind an einem ganz normalen Tag koffeinhaltige Getränke (z.B. Cola, Schwarzer Tee, Kaffee)? Wenn ja, wie viele Tassen oder Gläser (Dosen) pro Tag?	☐ ______ Gläser	☐	☐

5

	Ja	Nein	WN
Nimmt Ihr Kind irgendwelche Drogen? **Wenn ja, welche und wie oft?:**	☐	☐	☐
Raucht Ihr Kind Zigaretten, rauchfreie Zigaretten, benutzt es Schnupftabak oder konsumiert es andere Tabakwaren? **Wenn ja, welche und wie oft?:**	☐	☐	☐
Hat Ihr Kind Übergewicht? **Wenn ja, in welchem Alter trat es zuerst auf?**	☐ ____ **Jahre**	☐	☐
Hat ein Arzt Ihnen jemals erzählt, daß Ihr Kind einen hohen Gaumen (Dach des Mundes) hat?	☐	☐	☐
Hat Ihr Kind jemals Ritalin (Methyphenhydat) zur Behandlung von Verhaltens-Probleme genommen?	☐	☐	☐
Hat ein Arzt, Psychiater oder ähnliche Fachkraft jemals gesagt, dass Ihr Kind ein Aufmerksamkeitsdefizitsyndrom (ADS) oder ein Aufmerksamkeits-Defizit-Hyperaktivität-Syndrom (ADHS) hat?	☐	☐	☐

C. Weitere Informationen

1. **Falls Sie derzeit mit Ihrem Kind in einem Krankenhaus/ Hospital in ärztlicher Behandlung sind oder die Sprechstunde eines/r Arztes/Ärztin aufgesucht haben, welches Problem hat Sie dort hingeführt?**

   ☐ ***Mein Kind ist derzeit nicht in ärztlicher Behandlung.***

   ____

   ____

   ____

   ____

   Falls Sie mehr Platz zur Beantwortung dieser Frage benötigen, dann finden Sie weiteren Raum auf der letzten Seite dieses Fragebogens

2. **Falls Ihr Kind über einen längeren Zeitraum medizinische Probleme hat, bitte nennen Sie die aus Ihrer Sicht wichtigsten drei Probleme.**

   ☐ ***Mein Kind hat keine langfristigen medizinischen Probleme.***

   ____

   ____

   ____

   ____

   Falls Sie mehr Platz zur Beantwortung dieser Frage benötigen, dann finden Sie weiteren Raum auf der letzten Seite dieses Fragebogens

6

3. Bitte führen Sie alle Medikamente auf, die Ihr Kind derzeit einnimmt:

☐ ***Mein Kind nimmt derzeit keine Medikamente ein.***

Medikament	Menge (mg) oder Menge pro Einnahme	Wann eingenommen?
____________	____________	____________

Wirkung (einschl. Nebenwirkung): ______________________________.

____________	____________	____________

Wirkung (einschl. Nebenwirkung): ______________________________.

____________	____________	____________

Wirkung (einschl. Nebenwirkung): ______________________________.

Falls Sie mehr Platz zur Beantwortung dieser Frage benötigen, dann finden Sie weiteren Raum auf der letzten Seite dieses Fragebogens

4. Bitte nennen Sie alle Medikamente, die Ihr Kind in der Vergangenheit genommen hat, falls der Grund dafür eine Verbesserung von Verhalten, Aufmerksamkeit oder Schlaf war:

☐ ***Mein Kind hat in der Vergangenheit keine Medikamente zur Verbesserung von Verhalten, Aufmerksamkeit oder Schlaf genommen.***

Medikament	Menge (mg) oder Menge pro Einnahme	Wann eingenommen?
____________	____________	____________

Wirkung (einschl. Nebenwirkung): ______________________________.

____________	____________	____________

Wirkung (einschl. Nebenwirkung): ______________________________.

____________	____________	____________

Wirkung (einschl. Nebenwirkung): ______________________________.

Falls Sie mehr Platz zur Beantwortung dieser Frage benötigen, dann finden Sie weiteren Raum auf der letzten Seite dieses Fragebogens

5. Bitte nennen Sie jegliche Schlafstörungen, die ein Arzt bei Ihrem Kind diagnostiziert hat oder vermutet. Für jede Schlafstörung nennen Sie bitte das Datum, wann diese angefangen hat und ob sie noch fortbesteht.

☐ ***Mein Kind hat keine von einem Arzt diagnostizierten oder vermuteten Schlafstörungen.***

____

____

____

____

Falls Sie mehr Platz zur Beantwortung dieser Frage benötigen, dann finden Sie weiteren Raum auf der letzten Seite dieses Fragebogens

Nennen Sie alle psychologischen, psychiatrischen, emotionalen und Verhaltensprobleme, die von einem Arzt bei Ihrem Kind diagnostiziert wurden oder vermutet werden. Nennen Sie bitte für jedes Problem das Datum, an dem es begann und ob es noch fortbesteht.

☐ ***Mein Kind hat keine von einem Arzt diagnostizierten oder vermuteten psychologischen, psychiatrischen, emotionalen und Verhaltensprobleme.***

____

____

____

____

Falls Sie mehr Platz zur Beantwortung dieser Frage benötigen, dann finden Sie weiteren Raum auf der letzten Seite dieses Fragebogens

7. Nennen Sie jegliche Schlaf- oder Verhaltensprobleme, die bei den Geschwistern oder Eltern Ihres Kindes vorgekommen sind.

☐ ***Es sind keine Schlaf- oder Verhaltensprobleme bei den Geschwistern oder Eltern meines Kindes vorgekommen.***

Verwandtschaftsgrad zum Kind	Schlaf- oder Verhaltensproblem

Hinweis:

Bitte markieren Sie durch Ankreuzen des entsprechenden Kästchens in welchem Ausmaß die folgenden Aussagen bei Ihrem Kind zutreffen:

Mein Kind...	Trifft nicht zu	Trifft nur ein wenig zu	Trifft schon um einiges zu	Trifft sicherlich meistens zu
... scheint oft nicht zuzuhören, wenn es direkt angesprochen wird.	☐	☐	☐	☐
... hat oft Schwierigkeiten, Aufgaben oder Aktivitäten zu bewältigen.	☐	☐	☐	☐
... ist oft leicht abgelenkt durch äußere Reize.	☐	☐	☐	☐
... zappelt oft mit Händen und Füßen oder rutscht im Sitzen hin und her.	☐	☐	☐	☐
... ist ständig in Bewegung oder verhält sich wie von einem Motor angetrieben.	☐	☐	☐	☐
... unterbricht oder mischt sich oft bei anderen ein (z.B. platzt dazwischen bei Gesprächen oder Spielen)	☐	☐	☐	☐

8

D. Zusätzliche Anmerkungen:

Bitte benutzen Sie den Raum unten, um jegliche zusätzliche Kommentare, Anmerkungen oder Hinweise die Sie im Zusammenhang mit dem Schlafverhalten Ihres Kindes für wichtig halten, zu notieren. Bitte nutzen Sie diesen Abschnitt auch, um weitere Einzelheiten zu beschreiben, die die oben genannten Fragen betreffen oder wenn der Platz nicht ausreichte.

VIELEN DANK!

Name: ______________________________ Datum: ____________

Patient ID: ______________________________

KINDERÄRZTLICHER SCHLAFFRAGEBOGEN

Sleep-Disordered Breathing Subscale Version 1.0 GERMAN
PSQ-SRBD-Subscale-DE

Schlafbezogene Atmungsstörungen

Bitte beantworten Sie die Fragen in Bezug auf das Verhalten Ihres Kindes während des Schlafes und des Wachseins. Die Fragen beziehen sich darauf, wie sich Ihr Kind gewöhnlich/normalerweise im letzten Monat verhalten hat und nicht unbedingt in den letzten Tagen, da diese nicht typisch sein müssen, falls es Ihrem Kind nicht gut ging.

- Bitte kreuzen Sie Ihre Antworten an.
- „WN" bedeutet hierbei „Weiß nicht".

	Ja	Nein	WN
1. Haben Sie bemerkt, dass Ihr Kind während des Schlafens...			
... mehr als die Hälfte der Zeit schnarcht?	○	○	○
... immer schnarcht?	○	○	○
... laut schnarcht?	○	○	○
... schwer oder laut atmet?	○	○	○
... Schwierigkeiten hat zu atmen oder nach Luft ringt?	○	○	○
2. Haben Sie jemals gesehen, daß Ihr Kind in der Nacht aufhört zu atmen?	○	○	○
3. Neigt Ihr Kind tagsüber dazu, durch den Mund zu atmen?	○	○	○
4. Hat Ihr Kind einen trockenen Mund, wenn es morgens aufwacht?	○	○	○
5. Macht Ihr Kind gelegentlich ins Bett?	○	○	○
6. Fühlt sich Ihr Kind nach dem Aufwachen am Morgen nicht erfrischt?	○	○	○
7. Hat Ihr Kind ein Problem mit Schläfrigkeit am Tag?	○	○	○
8. Hat ein Lehrer oder anderer Betreuer darauf hingewiesen, dass Ihr Kind tagsübe schläfrig erscheint?	○	○	○
9. Ist es schwierig, Ihr Kind morgens aufzuwecken?	○	○	○
10. Wacht Ihr Kind morgens mit Kopschmerzen auf?	○	○	○
11. Hat Ihr Kind zu irgendeiner Zeit seit der Geburt aufgehört normal zu wachsen?	○	○	○
12. Ist Ihr Kind übergewichtig?	○	○	○
13. Mein Kind.			
... scheint oft nicht zuzuhören, wenn es direkt angesprochen wird.	○	○	○
... hat oft Schwierigkeiten, Aufgaben oder Aktivitäten zu bewältigen.	○	○	○
... ist oft leicht abgelenkt durch äußere Reize.	○	○	○
... zappelt oft mit Händen und Füßen oder rutscht im Sitzen hin und her.	○	○	○
... ist ständig in Bewegung oder verhält sich wie von einem Motor angetrieben	○	○	○
... unterbricht oder mischt sich oft bei anderen ein (z.B. platzt dazwischen bei Gesprächen oder Spielen)	○	○	○
SRBD-Subscale			
Befund ...			

Children's ChronoType Questionnaire (CCTQ) deutsche Version

Allgemeine Informationen: Bitte beantworten Sie folgende Fragen oder wählen Sie die best mögliche Antwort.

1. Bitte geben Sie an, wer den Fragebogen ausfüllt: ☐ Mutter ☐ Vater ☐ Andere: ________________

2. heutiges Datum: ___ / ___ / ______ (Tag/Monat /Jahr)

3. Geburtsdatum des Kindes: ___ / ___ / ______ (Tag/Monat/Jahr)

4. Alter des Kindes in Jahre: ____ Jahre

5. Geschlecht des Kindes: ☐ Männlich ☐ Weiblich

6. Ist das Kind ein Einzelkind? ☐ Ja ☐ Nein

6a. *wenn nein*, wie viele Kinder insgesamt? ___ Welche Geburtsposition hat das Kind in der Geschwisterreihe inne? ___
(bei Zwilling, bitte geben Sie an, ob er Erstgeborener oder Zweitgeborener ist)

6b. *wenn nein*, welches Alter und welches Geschlecht haben die Geschwister?
Geschwister A ist _____ Jahre alt und *männlich/weiblich* (bitte zutreffendes unterstreichen)
Geschwister B ist _____ Jahre alt und *männlich/weiblich*
Geschwister C ist _____ Jahre alt und *männlich/weiblich*
Geschwister D ist _____ Jahre alt und *männlich/weiblich*

6c. *wenn nein*, haben alle Geschwister die gleichen Eltern? ☐ Ja ☐ Nein

7. Besucht das Kind bereits die Schule? ☐ Ja ☐ Nein

7a. *wenn ja*, an wie vielen Tagen in der Woche? _____ 7b. Wie viele Stunden (durchschnittlich) am Tag? _______

7c. *wenn nein*, besucht das Kind ☐ Kindergarten ☐ Kinderkrippe ☐ Spielgruppe ☐ Anderes: ____________ ?
Wie viele Stunden (durchschnittlich) am Tag? _______

Anleitung: Die folgenden Fragen zum Schlafverhalten Ihres Kindes richten sich zuerst nach geregelten Tagen des Kindes (z.B. während des Kindergartens) und danach nach freien Tagen (z.B. am Wochenende). Bitte denken Sie beim Beantworten der Fragen an das Verhalten Ihres Kindes *während des letzten Monates*. Wenn das Schlafverhalten Ihres Kindes an geregelten Tagen durch verschiedene Tagesbedingungen bestimmt wird, so geben Sie bitte das am häufigsten vorkommende Verhalten als Antwort an.

Geregelte Tage
Wie verhält sich Ihr Kind an Tagen, an denen der Schlaf-wach-Rhythmus des Kindes *direkt* durch individuelle oder familiäre Aktivitäten beeinflusst wird, wie z.B. durch den Kindergarten, durch Tagesbetreuung oder durch Sport?

An ***geregelten Tagen***, mein Kind ...

8. ...wacht normalerweise um ____ : ____ Uhr auf.

9. ...wacht meistens ☐ selber ☐ durch ein Familienmitglied (Mu/Va) ☐ mittels Wecker auf.

10. ...steht normalerweise um ____ : ____ Uhr auf.

Aus: Wiater, A.; Lehmkuhl, G.; Alfer, D.: Praxishandbuch Kinderschlaf. Elsevier GmbH, München 2020.
Ursprungsquelle: Werner, H./et al.: Assessment of Chronotype in Four- to Eleven-Year-Old Children: Reliability and Validity of the Children's ChronoType Questionnaire (CCTQ). In: Chronobiology International, Volume 26, Issue 5. Taylor & Francis,January 2009.

11. …ist normalerweise hellwach um ____ : ____ Uhr.

12. …macht normalerweise einen Mittagsschlaf: ☐ Ja ☐ Nein

wenn ja,	*wenn nein,*
an wie vielen geregelten Tagen in der Woche? _____	weshalb macht Ihr Kind keinen Mittagsschlaf mehr? was macht Ihr Kind nach dem Mittagessen?
zu welcher Zeit macht es normalerweise einen Mittagsschlaf? Wann steht es wieder auf? von ____ : ____ Uhr bis ____ : ____ Uhr Und falls das Kind mehrmals am Tag schläft: von ____ : ____ Uhr bis ____ : ____ Uhr	________________ ________________ ________________ ________________ ________________ ________________

An ***Abenden vor geregelten Tagen…***

13. … geht mein Kind normalerweise um ____ : ____ Uhr ins Bett (Zeitpunkt, wann das Kind wirklich im Bett liegt).

14. … ist mein Kind normalerweise um ____ : ____ Uhr bereit einzuschlafen (Zeitpunkt, wann die Lichter gelöscht werden).

15. …braucht mein Kind normalerweise ____ Minuten, um einzuschlafen (Zeitspanne zwischen dem Zeitpunkt, wann die Lichter gelöscht werden und dem Zeitpunkt, wann das Kind eingeschlafen ist).

Freie Tage

Wie verhält sich Ihr Kind an Tagen, an denen der Schlaf-wach-Rhythmus Ihres Kindes ***nicht*** durch individuelle oder familiäre Aktivitäten beeinflusst wird, wie z.B. durch den Kindergarten, durch Tagesbetreuung oder durch Sport?

An ***freien Tagen***, mein Kind **…**

16. …wacht normalerweise um ____ : ____ Uhr auf.

17. …wacht meistens ☐ selber ☐ durch ein Familienmitglied (Mu/Va) ☐ mittels Wecker auf.

…wacht normalerweise zur selben Zeit wie an geregelten Tagen auf und schläft dann nochmals ein? ☐ Ja ☐ Nein

Wenn ja, für wie lange schläft das Kind nochmals? ____ Minuten

18. … steht normalerweise um ____ : ____ Uhr auf.

19. …ist normalerweise hellwach um ____ : ____ Uhr.

32

Aus: Wiater, A.; Lehmkuhl, G.; Alfer, D.: Praxishandbuch Kinderschlaf. Elsevier GmbH, München 2020.
Ursprungsquelle: Werner, H./et al.: Assessment of Chronotype in Four- to Eleven-Year-Old Children: Reliability and Validity of the Children's ChronoType Questionnaire (CCTQ). In: Chronobiology International, Volume 26, Issue 5. Taylor & Francis,January 2009.

20. ...macht normalerweise einen Mittagsschlaf ☐ Ja ☐ Nein

wenn ja,	*wenn nein,*
an wie vielen freien Tagen in der Woche? ____	weshalb macht Ihr Kind keinen Mittagsschlaf mehr? was macht Ihr Kind nach dem Mittagessen? ____ ____ ____ ____ ____ ____
zu welcher Zeit macht es normalerweise einen Mittagsschlaf? Wann steht es wieder auf? von ____ : ____ Uhr bis ____ : ____ Uhr Und falls das Kind mehrmals am Tag schläft: von ____ : ____ Uhr bis ____ : ____ Uhr	

An ***Abenden vor freien Tagen...***

21. ... geht mein Kind normalerweise um ____ : ____ Uhr ins Bett (Zeitpunkt, wann das Kind wirklich im Bett liegt).

22. ... ist mein Kind normalerweise um ____ : ____ Uhr bereit einzuschlafen (Zeitpunkt, wann die Lichter gelöscht werden).

23. ...braucht mein Kind normalerweise ____ Minuten, um einzuschlafen (Zeitspanne zwischen dem Zeitpunkt, wann die Lichter gelöscht werden und dem Zeitpunkt, wann das Kind eingeschlafen ist).

Anleitung: Bitte wählen Sie für das Beantworten der folgenden Fragen jene Antwort aus, die Ihr Kind bestmöglich beschreibt. Beantworten sie bitte *jede* Frage und entscheiden Sie sich immer im Hinblick darauf, wie sich Ihr Kind *in den letzten Wochen* verhalten hat. Verlieren Sie nicht zuviel Zeit beim Überlegen. Es gibt keine richtigen oder falschen Antworten!

24. *Wenn Kind am Morgen geweckt werden muss: Wie leicht bzw. schwer finden Sie es, Ihr Kind am Morgen normalerweise zu wecken?
☐ sehr schwer
☐ eher schwer
☐ mittelmässig schwer
☐ wenig schwer
☐ nicht schwer/mein Kind muss nie geweckt werden

25. *Wie wach ist Ihr Kind jeweils während der ersten halben Stunde nach dem Aufwachen am Morgen?
☐ überhaupt nicht wach
☐ wenig wach
☐ mittelmässig wach
☐ eher wach
☐ sehr wach

Aus: Wiater, A.; Lehmkuhl, G.; Alfer, D.: Praxishandbuch Kinderschlaf. Elsevier GmbH, München 2020.
Ursprungsquelle: Werner, H./et al.: Assessment of Chronotype in Four- to Eleven-Year-Old Children: Reliability and Validity of the Children's ChronoType Questionnaire (CCTQ). In: Chronobiology International, Volume 26, Issue 5. Taylor & Francis,January 2009.

26. Wenn Sie das Wohlempfinden Ihres Kindes betrachten, zu welcher Tageszeit *würde* Ihr Kind **aufstehen**, wenn es selber entscheiden könnte und den ganzen Tag frei hätte (z.B. Ferien)?

☐ vor 6:30
☐ 06:30 - 7:14
☐ 7:15 - 9:29
☐ 9:30 - 10:14
☐ nach 10:15

27. Wenn Sie das Wohlempfinden Ihres Kindes betrachten, zu welcher Tageszeit *würde* Ihr Kind **ins Bett gehen**, wenn es selber entscheiden könnte, jedoch am nächsten Tag frei hätte (z.B. Wochenende)?

☐ vor 18:59
☐ 19:00 - 19:59
☐ 20:00 - 21:59
☐ 22:00 - 22:59
☐ nach 23:00

28. Nehmen Sie an, Ihr Kind *müsste* sich beispielsweise für eine Aufgabe oder ein Spiel für *zwei* Stunden konzentrieren können. Sie möchten, dass Ihr Kind für diese zwei Stunden in Höchstform ist und sich sehr gut konzentrieren kann. Wenn Sie das Wohlempfinden Ihres Kindes betrachten und in der Tagesplanung Ihres Kindes völlig frei wären, welche der folgenden Zeiten würden Sie für das Absolvieren der Aufgabe oder des Spiels wählen?

☐ 07:00 – 11:00 Uhr
☐ 11:00 – 15:00 Uhr
☐ 15:00 – 20:00 Uhr

29. Nehmen Sie an, Sie *würden* Ihr Kind zweimal in der Woche in eine sportliche Aktivität schicken (z. B. Schwimmen). Das Einzige was von der Zeit her möglich wäre, ist zweimal in der Woche von 7 bis 8 Uhr morgens. In welcher Verfassung würde Ihr Kind sein?

☐ wäre in sehr guter Verfassung
☐ wäre in guter Verfassung
☐ wäre in mittelmässiger Verfassung
☐ wäre in wenig guter Verfassung
☐ wäre in nicht guter Verfassung

30. Zu welcher Zeit am Abend scheint Ihr Kind müde zu sein und braucht demnach Schlaf?

☐ vor 18:30
☐ 18:30 - 19:14
☐ 19:15 - 21:29
☐ 21:30 - 22:14
☐ nach 22:15

31. *Wenn Ihr Kind täglich um 6:00 Uhr aufstehen *müsste*, wie wäre das für Ihr Kind?

☐ sehr schwierig
☐ eher schwierig
☐ mittelmässig schwierig
☐ wenig schwierig
☐ nicht schwierig

Aus: Wiater, A.; Lehmkuhl, G.; Alfer, D.: Praxishandbuch Kinderschlaf. Elsevier GmbH, München 2020.
Ursprungsquelle: Werner, H./et al.: Assessment of Chronotype in Four- to Eleven-Year-Old Children: Reliability and Validity of the Children's ChronoType Questionnaire (CCTQ). In: Chronobiology International, Volume 26, Issue 5. Taylor & Francis,January 2009.

32. *Wenn Ihr Kind immer um __:__ Uhr* ins Bett gehen *müsste*, wie wäre das für Ihr Kind?
(* für 2Jährige: 18:00 Uhr; für 2 bis 4Jährige: 18:30 Uhr; für 4 bis 8Jährige: 19:00 Uhr; für 8 bis 11Jährige: 19:30 Uhr)

☐ sehr schwierig
☐ eher schwierig
☐ mittelmässig schwierig
☐ wenig schwierig
☐ nicht schwierig

33. Wenn Ihr Kind am Morgen erwacht, wie lange braucht es, um hellwach zu werden?

☐ 0 Minuten, Sofort
☐ 1 bis 4 Minuten
☐ 5 bis 10 Minuten
☐ 11 bis 20 Minuten
☐ ≥ 21 Minuten

Anleitung: Nachdem Sie die oben genannten Fragen beantwortet haben, haben Sie bestimmt ein Gefühl dafür entwickelt, welcher Tagestyp bzw. Chronotypus Ihr Kind ist. Beispielsweise wenn Ihr Kind bevorzugt, an freien Tagen länger zu schlafen als an geregelten Tagen oder, wenn es beispielsweise jeweils am Montagmorgen Mühe hat aus dem Bett zu steigen, so ist Ihr Kind eher ein Abendtyp (genannt „Eule"). Hingegen, wenn Ihr Kind regelmässig (auch an freien Tagen) früh aufwacht, sich wach und munter fühlt, so ist Ihr Kind eher ein Morgentyp (genannt „Lerche"). Bitte schätzen Sie Ihr Kind nach den verschiedenen Typen ein. Welche Antwort trifft für Ihr Kind am besten zu? Bitte geben Sie nur eine Antwort an.

34. ☐ Definitiv einen Morgentyp
☐ Eher einen Morgentyp als einen Abendtyp
☐ Weder einen Morgentyp noch einen Abendtyp
☐ Eher einen Abendtyp als einen Morgentyp
☐ Definitiv einen Abendtyp
☐ Ich weiss nicht

Vielen Dank für das Ausfüllen des Fragebogens!

Anmerkungen:

Aus: Wiater, A.; Lehmkuhl, G.; Alfer, D.: Praxishandbuch Kinderschlaf. Elsevier GmbH, München 2020.
Ursprungsquelle: Werner, H./et al.: Assessment of Chronotype in Four- to Eleven-Year-Old Children: Reliability and Validity of the Children's ChronoType Questionnaire (CCTQ). In: Chronobiology International, Volume 26, Issue 5. Taylor & Francis,January 2009.

Fragebogen für Kinder und Jugendliche

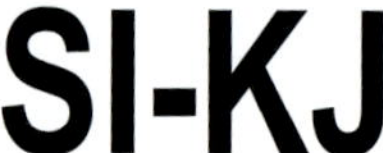

ID/Name: ____________________ Vorname: ____________________

Geburtsdatum: | | | | | | | (Tag, Monat, Jahr) Alter in Jahren: | | | Geschlecht: ☐ männlich ☐ weiblich

Schultyp/Art der Berufsausbildung: ____________________ Klasse: ____________________

Heutiges Datum: | | | | | | | (Tag, Monat, Jahr)

Wir möchten gerne von Dir erfahren, ob Du nachts gut schlafen kannst und tagsüber erholt bist. Dabei kommt es darauf an, wie Du selbst Dein Schlafverhalten beurteilst. Fülle deshalb bitte den Fragebogen selbst aus. Die Angaben gelten für **die letzten drei Monate.**

In den letzten drei Monaten!	Nicht zutreffend	Etwas oder manchmal zutreffend	Genau oder häufig zutreffend
1 Ich gehe jeden Abend zur selben Zeit zu Bett.	☐	☐	☐
2 Ich schlafe mit anderen Personen im Zimmer.	☐	☐	☐
3 Ich gucke vor dem Zubettgehen Fernsehen.	☐	☐	☐
4 In meinem Kinderzimmer ist ein Fernseher.	☐	☐	☐
5 Ich mache vor dem Einschlafen noch Video- oder Computerspiele.	☐	☐	☐
6 Ich kann abends schlecht einschlafen.	☐	☐	☐
7 Ich wache nachts auf und kann dann schlecht wieder einschlafen.	☐	☐	☐
8 Ich kann schlecht einschlafen, weil es zu hell ist in meinem Zimmer.	☐	☐	☐
9 Ich kann schlecht einschlafen, weil es zu laut ist.	☐	☐	☐
10 Ich merke, dass ich mich nachts im Bett herumwälze.	☐	☐	☐
11 Ich stehe nachts auf und spiele oder gucke Fernsehen.	☐	☐	☐
12 Ich habe Albträume.	☐	☐	☐
13 Ich mache nachts ins Bett.	☐	☐	☐
14 Beim Einschlafen bewege ich meine Beine, weil sie kribbeln.	☐	☐	☐
15 Ich schwitze nachts stark.	☐	☐	☐

Aus: Wiater, A.; Lehmkuhl, G.; Alfer, D.: Praxishandbuch Kinderschlaf. Elsevier GmbH, München 2020.

		Nicht zutreffend	Etwas oder manchmal zutreffend	Genau oder häufig zutreffend
16	Ich wache morgens immer zur gleichen Zeit auf.	☐	☐	☐
17	Ich werde morgens von alleine wach.	☐	☐	☐
18	Ich werde morgens schwer wach und werde nur langsam munter.	☐	☐	☐
19	Ich mache einen Mittagsschlaf.	☐	☐	☐
20	Ich bin tagsüber in der Schule oder beim Spielen müde.	☐	☐	☐
21	Ich schlafe tagsüber plötzlich ein.	☐	☐	☐
22	Ich fühle mich tagsüber schlapp.	☐	☐	☐
23	Ich mache Sport, z.8. Schwimmen, Fußball spielen, Tanzen.	☐	☐	☐
24	Ich spiele und tobe draußen an der frischen Luft.	☐	☐	☐
25	Ich bin oft erkaltet oder krank.	☐	☐	☐
26	Ich habe eine Allergie.	☐	☐	☐
27	In unserer Wohnung wird geraucht.	☐	☐	☐
28	In meiner Familie gibt es viel Stress.	☐	☐	☐

Elternfragebogen

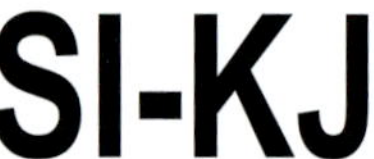

Angaben zum Inid: ID/Name: Vorname:

Geburtsdatum: | | | | | | | (*Tag* *Monat* *Jahr*) Alter in Jahren: | | | Geschlecht: ☐ männlich ☐ weiblich

Schultyp/Art der Berufsausbildung: Klasse:

Fragebogen ausgefüllt von: ☐ Vater ☐ Mutter ☐ anderer Person

Heutiges Datum: | | | | | | | (*Tag* *Monat* *Jahr*)

Die folgenden Aussagen beziehen sich auf das Schlafverhalten und die Tagesbefindlichkeit Ihres Kindes in den letzten drei Monaten. Bitte beurteilen Sie für jede Aussage, inwieweit sie auf Ihr Kind zutrifft. Kreuzen Sie jeweils das Kästchen an, das Ihrer Antwort entspricht.

		Nicht zutreffend	Etwas oder manchmal zutreffend	Genau oder häufig zutreffend
1	Mein Kind geht jeden Abend zur selben Zeit zu Bett.	☐	☐	☐
2	Mein Kind schläft mit anderen Personen im Zimmer.	☐	☐	☐
3	Mein Kind schaut vor dem Zubettgehen noch Fernsehen.	☐	☐	☐
4	Im Zimmer meines Kindes ist ein Fernseher vorhanden.	☐	☐	☐
5	Mein Kind hat Einschlafprobleme.	☐	☐	☐
6	Mein Kind hat Durchschlafprobleme.	☐	☐	☐
7	Es bestehen Lichtbelästigungen im Schlafzimmer des Kindes.	☐	☐	☐
8	Es bestehen Lärmbelästigungen im Schlafzimmerdes Kindes.	☐	☐	☐
9	Mein Kind schnarcht nachts.	☐	☐	☐
10	Mein Kind hat nächtliche „Atemaussetzer".	☐	☐	☐
11	Mein Kind überstreckt den Kopf beim Schlafen nach hinten.	☐	☐	☐
12	Mein Kind schläft nachts sehr unruhig.	☐	☐	☐
13	Mein Kind beschäftigt sich nachts z. B. mit Spielen, Fernsehen etc.	☐	☐	☐
14	Mein Kind wacht nachts auf.	☐	☐	☐
15	Mein Kind schreit nachts auf und kann sich nicht daran erinnern.	☐	☐	☐

Aus: Wiater, A.; Lehmkuhl, G.; Alfer, D.: Praxishandbuch Kinderschlaf. Elsevier GmbH, München 2020.
 Bezugsquelle des Schlafinventar für Kinder und Jugendliche (SI-KJ): Testzentrale Göttingen, Herbert-Quandt-Str. 4, 37081 Göttingen, Tel. (0551) 999-50-999, www.testzentrale.de.

		Nicht zutreffend	Etwas oder manchmal zutreffend	Genau oder häufig zutreffend
16	Bei meinem Kind kommt Schlafwandeln vor.	☐	☐	☐
17	Mein Kind hat Albträume und kann sich daran erinnern.	☐	☐	☐
18	Mein Kind nässt nachts gelegentlich noch ein.	☐	☐	☐
19	Mein Kind klagt nachts über „zappelige Beine".	☐	☐	☐
20	Mein Kind schwitzt stark im Schlaf.	☐	☐	☐
21	Mein Kind knirscht im Schlaf mit den Zähnen.	☐	☐	☐
22	Mein Kind wacht morgens ungefähr zur selben Zeit auf.	☐	☐	☐
23	Mein Kind wacht morgens von alleine auf.	☐	☐	☐
24	Morgens ist mein Kind nur schwer erweckbar, wird nur langsam munter.	☐	☐	☐
25	Mein Kind hält einen Mittagsschlaf.	☐	☐	☐
26	Mein Kind ist tagsüber oft müde.	☐	☐	☐
27	Mein Kind schläft am Tage plötzlich ein.	☐	☐	☐
28	Mein Kind ist körperlich nicht ausreichend leistungsfähig bzw. schlapp.	☐	☐	☐
29	Mein Kind neigt zu Infekten.	☐	☐	☐
30	Mein Kind hat Allergiebeschwerden.	☐	☐	☐
31	In unserer Wohnung wird geraucht.	☐	☐	☐
32	Mein Kind hat eine schwere chronische Erkrankung.	☐	☐	☐
33	In unserer Familie gibt es außergewöhnlich viel Stress.	☐	☐	☐

The Sleep Disturbance Scale for Children (SDSC)

(deutsche Übersetzung für die klinische Anwendung, freundlicherweise überlassen vom pädiatrischen Schlafmedizinischen Zentrum / Schlaflabor der Uniklinik UKT Tübingen, 2008)

Wie viele Stunden Schlaf bekommt Ihr Kind in den meisten Nächten?
9-11h…☐1 8-9h… ☐2 7-8h… ☐3 5-7h… ☐4 weniger als 5h… ☐5

2. Wie lange braucht Ihr Kind nach dem zu Bett gehen gewöhnlich zum Einschlafen?
Weniger als 15min…☐ 1 15-30min…☐ 2 30-45min…☐ 3 45-60min…☐ 4 länger als 1h…☐ 5

3. Mein Kind geht widerwillig zu Bett.
Nie…☐1 selten…☐2 gelegentlich…☐3 häufig…☐4 immer…☐5

4. Mein Kind hat abends Schwierigkeiten beim Einschlafen.
Nie…☐1 selten…☐2 gelegentlich…☐3 häufig…☐4 immer…☐5

5. Mein Kind ist beim Einschlafen ängstlich oder fürchtet sich
Nie…☐1 selten…☐2 gelegentlich…☐3 häufig…☐4 immer…☐5

6. Mein Kind wacht mehr als zweimal pro Nacht auf.
Nie…☐1 selten…☐2 gelegentlich…☐3 häufig…☐4 immer…☐5

7. Nachdem mein Kind in der Nacht aufgewacht ist, hat es Schwierigkeiten wieder einzuschlafen.
Nie…☐1 selten…☐2 gelegentlich…☐3 häufig…☐4 immer…☐5

8. Ich habe beobachtet, dass mein Kind schlafwandelt.
Nie…☐1 selten…☐2 gelegentlich…☐3 häufig…☐4 immer…☐5

9. Mein Kind wacht schreiend oder verwirrt aus dem Schlaf auf, wobei ich den Eindruck habe, dass ich nicht zu ihm durchdringen kann. Am nächsten Morgen kann sich mein Kind nicht an die Situation erinnern.
Nie…☐1 selten…☐2 gelegentlich…☐3 häufig…☐4 immer…☐5

10. Mein Kind hat Albträume, an die es sich am nächsten Tag nicht erinnert.
Nie…☐1 selten…☐2 gelegentlich…☐3 häufig…☐4 immer…☐5

11. Mein Kind schreckt beim Einschlafen auf oder zuckt zusammen.
Nie…☐1 selten…☐2 gelegentlich…☐3 häufig…☐4 immer…☐5

12. Mein Kind zeigt rhythmische Bewegungen beim Einschlafen wie z.B. Wippen oder Kopfschütteln.
Nie…☐1 selten…☐2 gelegentlich…☐3 häufig…☐4 immer…☐5

13. Mein Kind erlebt beim Einschlafen intensive traumartige Szenen.
Nie…☐1 selten…☐2 gelegentlich…☐3 häufig…☐4 immer…☐5

14. Mein Kind zuckt im Schlaf wiederholt mit den Beinen, verändert während der Nacht mehrfach seine Schlafposition oder strampelt die Bettdecke weg.
Nie…☐1 selten…☐2 gelegentlich…☐3 häufig…☐4 immer…☐5

15. Ich habe beobachtet, dass mein Kind im Schlaf spricht.
Nie…☐1 selten…☐2 gelegentlich…☐3 häufig…☐4 immer…☐5

16. Mein Kind knirscht im Schlaf mit den Zähnen.
Nie…☐1 selten…☐2 gelegentlich…☐3 häufig…☐4 immer…☐5

17. Mein Kind ist am Morgen ungewöhnlich schwer zu wecken.
Nie…☐1 selten…☐2 gelegentlich…☐3 häufig…☐4 immer…☐5

18. Mein Kind wacht morgens müde auf.
Nie…☐1 selten…☐2 gelegentlich…☐3 häufig…☐4 immer…☐5

Aus: Wiater, A.; Lehmkuhl, G.; Alfer, D.: Praxishandbuch Kinderschlaf. Elsevier GmbH, München 2020.
Ursprungsquelle: Bruni, O./et al.: The Sleep Disturbance Scale for Children (SDSC). Construction and validation of an instrument to evaluate sleep disturbances in childhood and adolescence. In: Journal of Sleep Research. Volume 5, Issue 4, Pages 251-261. John Wiley & Sons, December 1996.

19. Mein Kind hat das Gefühl, sich nicht bewegen zu können, wenn es morgens aufwacht.
Nie...☐1 selten...☐2 gelegentlich...☐3 häufig...☐4 immer...☐5

20. Mein Kind fühlt sich tagsüber schläfrig.
Nie...☐1 selten...☐2 gelegentlich...☐3 häufig...☐4 immer...☐5

21. Mein Kind schläft plötzlich in unangebrachten Situationen ein.
Nie...☐1 selten...☐2 gelegentlich...☐3 häufig...☐4 immer...☐5

22. Mein Kind schwitzt übermäßig während des Einschlafens.
Nie...☐1 selten...☐2 gelegentlich...☐3 häufig...☐4 immer...☐5

23. Mein Kind schwitzt übermäßig während der Nacht.
Nie...☐1 selten...☐2 gelegentlich...☐3 häufig...☐4 immer... ☐5

Auswertung

Die Zahlen neben den Antwortkästchen für folgende Fragen addieren:

Ein- und Durchschlafstörungen
Fragen 1-7: ___________ (Skala DIMS, Richtwert auffällig >18)

Arousal-Störungen
Fragen 8-10: ___________ (Skala DA, Richtwert auffällig >6)

Störungen des Schlaf-wach-Übergangs
Fragen 11-16: ___________ (Skala SWTD, Richtwert auffällig >14)

Exzessive Schläfrigkeit
Fragen 17-21: ___________ (Skala DOES, Richtwert auffällig >12)

Übermäßiges Schwitzen
Fragen 22-23: ___________ (Skala SHY, Richtwert auffällig >6)

Aus: Wiater, A.; Lehmkuhl, G.; Alfer, D.: Praxishandbuch Kinderschlaf. Elsevier GmbH, München 2020.
Ursprungsquelle: Bruni, O./et al.: The Sleep Disturbance Scale for Children (SDSC). Construction and validation of an instrument to evaluate sleep disturbances in childhood and adolescence. In: Journal of Sleep Research. Volume 5, Issue 4, Pages 251-261. John Wiley & Sons, December 1996.

Schlafqualitäts-Fragebogen (PSQI)

1

Die folgenden Fragen beziehen sich auf Ihre üblichen Schlafgewohnheiten und zwar *nur während der letzten vier Wochen.* Ihre Antworten sollten möglichst genau sein und sich auf die Mehrzahl der Tage und Nächte während der letzten vier Wochen beziehen. Beantworten Sie bitte alle Fragen.

1. Wann sind Sie während der letzten vier Wochen gewöhnlich abends zu Bett gegangen?	übliche Uhrzeit:
2. Wie lange hat es während der letzten vier Wochen gewöhnlich gedauert, bis Sie nachts eingeschlafen sind?	in Minuten:
3. Wann sind Sie während der letzten vier Wochen gewöhnlich morgens aufgestanden?	übliche Uhrzeit:
4. Wieviele Stunden haben Sie während der letzten vier Wochen pro Nacht tatsächlich geschlafen? (Das muß nicht mit der Anzahl der Stunden, die Sie im Bett verbracht haben, übereinstimmen.)	Effektive Schlafzeit (Stunden) pro Nacht:

Kreuzen Sie bitte für jede der folgenden Fragen die für Sie zutreffende Antwort an. Beantworten Sie bitte alle Fragen.

5. Wie oft haben Sie während der letzten vier Wochen schlecht geschlafen, ...

a) ... weil Sie nicht innerhalb von 30 Minuten einschlafen konnten?	❍ Während der letzten vier Wochen gar nicht ❍ Weniger als einmal pro Woche ❍ Einmal oder zweimal pro Woche ❍ Dreimal oder häufiger pro Woche
b) ... weil Sie mitten in der Nacht oder früh morgens aufgewacht sind?	❍ Während der letzten vier Wochen gar nicht ❍ Weniger als einmal pro Woche ❍ Einmal oder zweimal pro Woche ❍ Dreimal oder häufiger pro Woche
c) ... weil Sie aufstehen mußten, um zur Toilette zu gehen?	❍ Während der letzten vier Wochen gar nicht ❍ Weniger als einmal pro Woche ❍ Einmal oder zweimal pro Woche ❍ Dreimal oder häufiger pro Woche

Aus: Wiater, A.; Lehmkuhl, G.; Alfer, D.: Praxishandbuch Kinderschlaf. Elsevier GmbH, München 2020.
Urspungsquelle: Buysse, D. J./et al.: The Pittsburgh sleep quality index: A new instrument for psychiatric practice and research. In: Psychiatry Research. Volume 28, Issue 2, Pages 193-213. Elsevier, May 1989.

d) ... weil Sie Beschwerden beim Atmen hatten?	❍ Während der letzten vier Wochen gar nicht ❍ Weniger als einmal pro Woche ❍ Einmal oder zweimal pro Woche ❍ Dreimal oder häufiger pro Woche
e) ... weil Sie husten mußten oder laut geschnarcht haben?	❍ Während der letzten vier Wochen gar nicht ❍ Weniger als einmal pro Woche ❍ Einmal oder zweimal pro Woche ❍ Dreimal oder häufiger pro Woche
f) ... weil Ihnen zu kalt war?	❍ Während der letzten vier Wochen gar nicht ❍ Weniger als einmal pro Woche ❍ Einmal oder zweimal pro Woche ❍ Dreimal oder häufiger pro Woche
g) ... weil Ihnen zu warm war?	❍ Während der letzten vier Wochen gar nicht ❍ Weniger als einmal pro Woche ❍ Einmal oder zweimal pro Woche ❍ Dreimal oder häufiger pro Woche
h) ... weil Sie schlecht geträumt hatten?	❍ Während der letzten vier Wochen gar nicht ❍ Weniger als einmal pro Woche ❍ Einmal oder zweimal pro Woche ❍ Dreimal oder häufiger pro Woche
i) ... weil Sie Schmerzen hatten?	❍ Während der letzten vier Wochen gar nicht ❍ Weniger als einmal pro Woche ❍ Einmal oder zweimal pro Woche ❍ Dreimal oder häufiger pro Woche
j) ... aus anderen Gründen? Bitte beschreiben:	Und wie oft während des letzten Monats konnten Sie aus diesem Grund schlecht schlafen? ❍ Während der letzten vier Wochen gar nicht ❍ Weniger als einmal pro Woche ❍ Einmal oder zweimal pro Woche ❍ Dreimal oder häufiger pro Woche
6. Wie würden Sie insgesamt die Qualität Ihres Schlafes während der letzten vier Wochen beurteilen?	❍ Sehr gut ❍ Ziemlich gut ❍ Ziemlich schlecht ❍ Sehr schlecht

Aus: Wiater, A.; Lehmkuhl, G.; Alfer, D.: Praxishandbuch Kinderschlaf. Elsevier GmbH, München 2020.
Urspungsquelle: Buysse, D. J./et al.: The Pittsburgh sleep quality index: A new instrument for psychiatric practice and research. In: Psychiatry Research. Volume 28, Issue 2, Pages 193-213. Elsevier, May 1989.

7. Wie oft haben Sie während der letzten vier Wochen Schlafmittel eingenommen (vom Arzt verschriebene oder frei verkäufliche)?

- ❍ Während der letzten vier Wochen gar nicht
- ❍ Weniger als einmal pro Woche
- ❍ Einmal oder zweimal pro Woche
- ❍ Dreimal oder häufiger pro Woche

8. Wie oft hatten Sie während der letzten vier Wochen Schwierigkeiten wachzubleiben, etwa beim Autofahren, beim Essen oder bei gesellschaftlichen Anlässen?

- ❍ Während der letzten vier Wochen gar nicht
- ❍ Weniger als einmal pro Woche
- ❍ Einmal oder zweimal pro Woche
- ❍ Dreimal oder häufiger pro Woche

9. Hatten Sie während der letzten vier Wochen Probleme, mit genügend Schwung die üblichen Alltagsaufgaben zu erledigen?

- ❍ Keine Probleme
- ❍ Kaum Probleme
- ❍ Etwas Probleme
- ❍ Große Probleme

10. Schlafen Sie allein in Ihrem Zimmer?

- ❍ Ja
- ❍ Ja, aber ein Partner/Mitbewohner schläft in einem anderen Zimmer
- ❍ Nein, der Partner schläft im selben Zimmer, aber nicht im selben Bett
- ❍ Nein, der Partner schläft im selben Bett

Falls Sie einen Mitbewohner / Partner haben, fragen Sie sie/ihn bitte, ob und wie oft er/sie bei Ihnen folgendes bemerkt hat.

a) Lautes Schnarchen

- ❍ Während der letzten vier Wochen gar nicht
- ❍ Weniger als einmal pro Woche
- ❍ Einmal oder zweimal pro Woche
- ❍ Dreimal oder häufiger pro Woche

b) Lange Atempausen während des Schlafes

- ❍ Während der letzten vier Wochen gar nicht
- ❍ Weniger als einmal pro Woche
- ❍ Einmal oder zweimal pro Woche
- ❍ Dreimal oder häufiger pro Woche

c) Zucken oder ruckartige Bewegungen der Beine während des Schlafes

- ❍ Während der letzten vier Wochen gar nicht
- ❍ Weniger als einmal pro Woche
- ❍ Einmal oder zweimal pro Woche
- ❍ Dreimal oder häufiger pro Woche

Aus: Wiater, A.; Lehmkuhl, G.; Alfer, D.: Praxishandbuch Kinderschlaf. Elsevier GmbH, München 2020.
Urspungsquelle: Buysse, D. J./et al.: The Pittsburgh sleep quality index: A new instrument for psychiatric practice and research. In: Psychiatry Research. Volume 28, Issue 2, Pages 193-213. Elsevier, May 1989.

Semistrukturiertes Interview für Insomnien

Name: ______________________ Alter: ____________

Zubettgehzeit: ____________________

Dauer bis zum Einschlafen nach dem Zubettgehen:

____

Aufwachzeit: ____________________

Wie schläft Ihr Kind ein? ______________________________

Wie oft wird Ihr Kind im Durchschnitt nachts wach?

____

Wie lange schläft Ihr Kind nachts? Stunden ________ Minuten ________

Schläft Ihr Kind tagsüber (wann, wie oft, wie lange)?

____

Hat oder hatte Ihr Kind Probleme mit:

Koliken	☐
Bein- oder Armschmerzen	☐
Allergien	☐
Nahrungsmittelunverträglichkeiten	☐
Neurodermitis	☐
Gastroösophagialem Reflux	☐
Anämie oder Eisenmangel	☐

Anderen Erkrankungen ______________________________

Die Schlafstörung Ihres Kindes ist bestimmt durch:

Einschlafschwierigkeiten	☐
Einschlafschwierigkeiten mit Unruhezuständen	☐
Nächtliche Unruhezustände	☐
Frühmorgendliches oder mitternächtliches Erwachen	☐
Häufigeres nächtliches Erwachen (jede Nacht)	☐

Krankheiten in der Familie:

	Mutter	Vater	Großeltern	Verw. 2. Gr.
Insomnie	☐	☐	☐	☐
Parasomnien	☐	☐	☐	☐
Kopfschmerzen/Migräne	☐	☐	☐	☐
Depression oder Depressionssymptome	☐	☐	☐	☐
Stimmungsschwankungen	☐	☐	☐	☐
Anämie oder Eisenmangel	☐	☐	☐	☐
Missempfindungen oder Schmerzen in den Beinen mit Bewegungsdrang	☐	☐	☐	☐
Allergien/Nahrungsmittelunverträglichkeiten	☐	☐	☐	☐

Aus: Wiater, A.; Lehmkuhl, G.; Alfer, D.: Praxishandbuch Kinderschlaf. Elsevier GmbH, München 2020.
Ursprungsquelle: Bruni, O./et al.: Clinically Oriented Subtyping of Chronic Insomnia of Childhood. The Journal of Pediatrics, Volume 196, Pages 194–200.e1. Elsevier, May 2018.

Anamnestische Fragen zum Schlaf-wach-Verhalten bei Säuglingen

I. Familie

Gibt es in der Familie Erbkrankheiten (z. B. Fehlbildungen)?
Wenn ja, welche und bei wem?

Leidet jemand an chronischen Erkrankungen?
Wenn ja, wer und an welchen?
- HNO-Bereich
- Atmung
- Herz-Kreislauf
- Migräne
- Allergien
- Stoffwechselerkrankungen
- Neurologische Erkrankungen
- Konzentrations-/Verhaltensstörungen

Gibt es in der Familie unklare Todesfälle bei Kindern?
Wenn ja, wer und in welchem Alter?

Ist eines Ihrer Kinder verstorben?
Wenn ja: Alter des Kindes – Geschlecht – Tageszeit – mögliche Ursache

Hat eines Ihrer Kinder ein für Sie lebensbedrohlich erscheinendes Ereignis durchgemacht? Wenn ja, wer und in welchem Alter?

Leidet in Ihrer Familie jemand an einer chronischen Magenschleimhautentzündung, an chronischem Husten oder häufigem Sodbrennen? Wenn ja, wer?

Gibt es in Ihrer Familie Schlafstörungen, z. B. Schnarchen, Atemaussetzer, häufige Kopfschmerzen beim Aufstehen, Schlafwandeln oder Albträume? Wenn ja, welche und bei wem?

Raucht jemand in der Familie?
Wenn ja, wer und wie viele Zigaretten pro Tag? Wo wird überwiegend geraucht?

II. Schwangerschaft

Gab es während dieser Schwangerschaft Besonderheiten?
Wenn ja, welche (Infektionen, Ultraschallbefunde)?

Hat sich Ihr Kind im Mutterleib wenig bewegt?

Wurden Medikamente eingenommen?
Wenn ja, welche?

Wurden Drogen oder Alkohol eingenommen?

Haben Sie geraucht?
Wenn ja, wie viele Zigaretten pro Tag?

III. Geburt (gelbes Heft)

In welcher Schwangerschaftswoche wurde Ihr Kind geboren? ________ SSW

Maße des Kindes bei Geburt: Gewicht ________ g (___.P), Länge ________ cm (___.P), Kopfumfang ________ cm (___.P)

Apgar-Werte: ____/____/____, Nabelschnur-pH ________

Gab es bei der Geburt Probleme (sehr lange Dauer, Sauerstoffmangel, Sectio, Zange, Saugglocke)? Wenn ja, welche?

Traten nach der Geburt Probleme auf?
Wenn ja, welche (Infektionen, Gelbsucht, Unterzuckerung, Atmungsstörungen, Krampfanfälle)?

Vorausgehende Geburten:
Geburtsjahr, SSW, Geschlecht, gesund ja/nein, Besonderheiten

IV. Eigenanamnese des Säuglings

Welche Ereignisse oder Probleme bestehen? Bitte beschreiben Sie kurz die beobachteten Symptome oder Ereignisse: Zeit, Dauer, Vorfinden Ihres Kindes, Abstand zur letzten Mahlzeit und die von Ihnen ergriffenen Maßnahmen.

Sind bei Ihrem Kind schon andere spezielle Untersuchungen durchgeführt worden (EEG, Herzkreislaufüberwachung, Ultraschall Herz und Kopf, Röntgen, HNO-ärztliche Untersuchung, Genetik, Psychologe)? Wenn ja, wann und mit welchem Ergebnis?

Anamnestische Fragen zum Schlaf-wach-Verhalten bei Säuglingen *(Forts.)*
Sind bei Ihrem Kind Vorerkrankungen (Herz, Lunge, Allergien, chronische Infektionen, Stoffwechsel, Nervensystem) bekannt? Wenn ja, welche und seit wann?
Ist Ihr Kind zurzeit körperlich gesund und fieberfrei?
Nimmt Ihr Kind zurzeit oder regelmäßig Medikamente ein? Wenn ja, welche, wie oft, seit wann?
Stillen Sie Ihr Kind bzw. wie lange haben Sie Ihr Kind gestillt?
Ab welchem Alter wurden kuhmilchhaltige Nahrungen gefüttert?
Nehmen Sie Medikamente ein?
Rauchen Sie? Wenn ja, wie viel?
Ist Ihr Kind schon einmal operiert worden? Gab es Komplikationen? Wenn ja, was und wann?
Wurden die empfohlenen Impfungen durchgeführt? Gab es dabei Komplikationen?
Wie ist die überwiegende Schlafposition Ihres Kindes? Rücken – Bauch – Seite?
Schläft Ihr Kind im Elternschlafzimmer?
Schläft Ihr Kind in einem eigenen Bett?
Haben Sie folgende Auffälligkeiten bei Ihrem Kind beobachtet? • Schnarchen? • Starkes Schwitzen am Körper im Schlaf? • Übermäßiges Spucken? • Trinkstörungen? • Atempausen? • Blässezustände – wenn ja, wie oft? • Blauverfärbung der Haut – wenn ja, wie oft? • Krampfanfälle? • Vermehrte Unruhe im Schlaf? • Andere merkwürdige Bewegungen (z. B. Zuckungen) im Schlaf – wenn ja, auch im Wachen? • Besonders wenige Bewegungen im Schlaf? • Häufiges Aufwachen aus dem Schlaf – wenn ja, wie oft? • Häufige Geräusche während des Schlafens (Schreien, Weinen, Grunzen, geräuschvolle Atmung)? • Schlafen mit nach hinten überstrecktem Kopf? • Häufige Infekte – wenn ja, welche besonders oft?
Durchschnittliche Gesamtschlafdauer ________ Stunden / 24 Stunden
Anzahl der Schlafphasen pro 24 Stunden
Anzahl der Schlafunterbrechungen mit Schreien und / oder kurzem Aufwachen während der Schlafphasen
Schläft Ihr Kind alleine ein und nach dem Aufwachen innerhalb einer Schlafphase wieder ein oder benötigt es Ihre Hilfe? Wenn ja, für wie lange dauert es durchschnittlich, bis Ihr Kind mit Ihrer Hilfe eingeschlafen ist?
Anzahl und Dauer der Stillzeiten pro 24 Stunden
Dauer und Zeitpunkt der längsten Schlafphase innerhalb von 24 Stunden
Ist Ihr Kind, wenn es wach ist, häufiger unruhig, unzufrieden und schreit es viel?

Mustervordruck Schlaf-wach-Tagebuch (Säuglinge)

Datum / Uhrzeit	06	07	08	09	10	11	12	13	14	15	16	17	18	19	20	21	22	23	24	01	02	03	04	05

Bitte einzeichnen: Wachphase (freilassen), Schlafphase (----), Schreien (///), Mahlzeit (xxx)

Mustervordruck Schlaf-wach-Tagebuch (Kinder)

Datum:	Montag	Dienstag	Mittwoch	Donnerstag	Freitag	Samstag	Sonntag
Aufwachzeit morgens							
War Wecken erforderlich?							
Schlaf am Tag Dauer / Uhrzeit							
Tagesbefinden 1–5 (1 = gut – 5 = schlecht)							
Aktivität abends vor dem Zubettgehen (Art / Dauer)							
Zubettgehzeit							
Aktivität nach dem Zubettgehen (Ritual / Art / Dauer)							
Einschlafzeit							
Nächtliches Aufwachen (Aktivität / Dauer / Uhrzeit)							
Auffälligkeiten im Schlaf							
Gesamtschlaf nachts							
Besonderheiten (z. B. Einnässen)							

Der Abdruck weiterer Fragebögen und Auswertungsanleitungen ist aus Gründen des Copyrights nicht möglich. Diesbezüglich wird auf die Originalliteratur verwiesen.

Register